Y. van Leeuwen
M. Van den Maegdenbergh
B.A.E. van der Pol
J. de Waard

Oogheelkunde

Praktische huisartsgeneeskunde

Redactie:
Prof. dr. P.J.E. Bindels
Dr. M.M.M. Brueren
Prof. dr. J.W.M. Muris
Prof. dr. A. De Sutter
Prof. dr. N.J. de Wit

Reeds verschenen:
- Gynaecologie
- Keel-neus-ooraandoeningen
- Kindergeneeskunde
- Klinische genetica
- Longziekten
- Maag-, darm- en leverziekten
- Neurologie
- Ouderengeneeskunde
- Psychiatrie
- Reizen en ziekte
- Reumatologie
- Sportgeneeskunde
- Urologie
- Vasculaire aandoeningen
- Cardiologie

In voorbereiding:
- Oncologie
- Somatisch Onvoldoende verklaarde Lichamelijke Klachten (SOLK)

onder redactie van:

Y. van Leeuwen

M. Van den Maegdenbergh

B.A.E. van der Pol

J. de Waard

Oogheelkunde

Derde, herziene druk

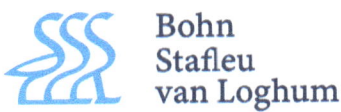
Bohn
Stafleu
van Loghum

Houten 2016

ISBN 978-90-313-9925-3   ISBN 978-90-313-9926-0 (eBook)
DOI 10.1007/978-90-313-9926-0

NUR 890
Basisontwerp omslag: Studio Bassa, Culemborg
Automatische opmaak: Crest Premedia Solutions (P) Ltd., Pune, India

Eerste druk 2002
Tweede, herziene druk 2008
Derde, herziene druk 2016

Bohn Stafleu van Loghum
Het Spoor 2
Postbus 246
3990 GA Houten

www.bsl.nl

Voorwoord

Voor u ligt een nieuw Nederlands oogheelkundeboek voor huisartsen. Het is een handzaam en compact naslagwerk voor de dagelijkse praktijk. Het boek is tot stand gekomen dankzij een unieke samenwerking tussen oogartsen en oogheelkundig bekwame huisartsen.

De huisarts wordt met vrijwel alle facetten van de oogheelkunde geconfronteerd en dient deze uit te oefenen met als basispakket de kennis en kunde zoals omschreven in de eindtermen van de huisartsopleiding en de NHG-standaarden.

Oogheelkunde is echter een 'klein' vak en komt weinig aan bod in de initiële opleiding geneeskunde en bij de opleiding tot huisarts. U kunt (huis)arts worden zonder ooit de polikliniek oogheelkunde van binnen te hebben gezien. Laat staan dat u ooit echt met oogspiegelen geoefend heeft.

Dit boek is daarom een waardevolle aanvulling voor uw dagelijkse praktijk. Uitgaande van een klacht waarmee de patiënt in uw spreekkamer komt kunt u aan de hand van dit boek beter tot een differentiaaldiagnose komen. De achterliggende theorie wordt door de gebruikte casuïstiek helder ingebed. Het biedt u daarmee de mogelijkheid om de oogheelkunde op een hoger professioneel niveau uit te oefenen.

Als medeontwikkelaar en cursist van de Verdiepingscursus Oogheelkunde van het Wenckebach Instituut én mede-initiator van het Register Bijzondere Bekwaamheden Oogheelkunde wil ik dit boek graag onder uw aandacht brengen en van harte aanbevelen.

Ik wens u veel lees- en verdiepingsplezier! En mocht dit boek u enthousiast gemaakt hebben voor het oogheelkundige vak binnen de huisartspraktijk dan zijn er praktische cursussen voor huisartsen om zich in de oogheelkunde verder te bekwamen. Dit kan bij de Stichting Onderwijs Oogheelkunde aan Huisartsen (STOOHN), bij een Verdiepingscursus Oogheelkunde voor Huisartsen van het Wenckebach Instituut UMCG of bij het PAO-Heyendael-UMC St Radboud. Bij succesvolle afronding hiervan kan men zich dan registreren in het Register Bijzondere Bekwaamheden Oogheelkunde.

Bert Tent

huisarts en sinds 2008 geregistreerd in het Register Bijzondere Bekwaamheden Oogheelkunde

Over de redactie en auteurs

Redactie

Yvonne van Leeuwen is hoofddocent bij de vakgroep huisartsgeneeskunde van de Universiteit Maastricht. Ze is dertig jaar huisarts geweest en heeft daar de oogheelkunde in volle breedte gepraktiseerd. Zij was zeven jaar hoofd van de huisartsopleiding in Maastricht en is daaraan nog steeds verbonden. Zij is sinds de jaren tachtig van de vorige eeuw actief betrokken bij oogheelkundig onderwijs aan huisartsen, aanvankelijk samen met Jo Baggen, later als docent van Stichting Onderwijs in de Oogheelkunde aan huisartsen in Nederland. Ze heeft veel geschreven over eerstelijns oogheelkunde.

Marianne Van den Maegdenbergh werkt als oogarts bij Orbis-Eyescan in Sittard-Geleen. Ze is erkend stagebegeleider AIOS huisartsgeneeskunde. Daarnaast is ze als oogarts nauw betrokken bij STOOHN: Stichting Onderwijs Oogheelkunde Huisartsen Nederland. Ook levert ze een bijdrage aan huisartsen-gradersbijeenkomsten in het kader van eerstelijns fundusfotografie bij diabetespatiënten. Ze participeert in wetenschappelijk onderzoek met betrekking tot de kwaliteit van oogheelkundig onderzoek in de eerste lijn.

Bert A.E. van der Pol was tot juni 2015 oogarts-chef de clinique van de afdeling Oogheelkunde van het UMC Groningen. Hij werd hier ook opgeleid in de jaren zeventig van de vorige eeuw, waarna hij in het noorden van het land op verschillende plaatsen (Leeuwarden, Stadskanaal en Groningen) in vrije vestigingen werkte, voordat hij als chef aantrad in het UMCG. Naast de algemene oogheelkunde heeft hij als interessegebieden de uveïtis, kinderoogheelkunde, neuro-ophthalmologie en vergelijkende oogheelkunde (niet enkel humane oogheelkunde).

Jan de Waard volgde de huisartsopleiding in Rotterdam en is sinds 1992 huisarts in het Friese Kollum. In 2000 heeft hij de oogheelkundecursus voor huisartsen onder de inspirerende leiding van Jo Baggen gevolgd en was hij enkele jaren actief als huisartsdocent bij STOOHN. Daarna heeft hij meegewerkt aan de start van het oogheelkundeprogramma voor huisartsen bij het Wenckebach Instituut met onder anderen Bert van der Pol en is daar tot nu toe actief betrokken bij onderwijs om oogheelkunde door huisartsen te bevorderen.

Over de auteurs

Henny J.M. Beckers is oogarts en glaucoomspecialist bij de Universiteitskliniek voor Oogheelkunde van het UMC Maastricht. Sinds 2012 is ze universitair hoofddocent medisch onderwijs en sinds 2013 plaatsvervangend opleider.

Ronald L.A.W. Bleys is hoogleraar klinische anatomie in het UMC Utrecht. Na zijn artsexamen koos hij voor een carrière binnen de anatomie, promoveerde op een proefschrift over de innervatie van de hersenarteriën en is sinds 2000 hoofd van de afdeling anatomie van het UMC Utrecht. Hij heeft uitgebreide ervaring met alle aspecten van het anatomieonderwijs en heeft zich daarbij tevens toegelegd op onderwijs aan artsen in opleiding tot specialist en nascholingen van medisch specialisten. Voorts is hij betrokken bij onderwijsvernieuwingen, waaronder de ontwikkeling en inpassing van virtuele anatomische 3D-modellen. Zijn onderzoek is gericht op bloedvaten en het autonome zenuwstelsel, vooral in een klinische context. Hij participeert tevens in klinisch-anatomische onderzoeksprojecten in samenwerking met clinici van diverse disciplines.

Jan Geert Bollemeijer volgde zijn opleiding tot oogarts in Leiden waarna hij vervolgens werkzaam was in Leiden, Zimbabwe, Utrecht, Den Haag en opnieuw in Leiden. Sinds 2013 werkt hij in Het Oogziekenhuis Rotterdam met als aandachtsgebieden algemene oogheelkunde en glaucoom. Al vele jaren speelt onderwijs aan zowel studenten, optometristen, assistenten, huisartsen alsook specialisten in zowel binnen- als buitenland een belangrijke rol in zijn werkzaamheden.

Martin M.J.M. Brassé is sinds 1990 werkzaam als huisarts(-opleider) in Vlodrop, huisartspraktijk St. Martinus. In 2007 was hij de initiator van het CHBB-register Oogheelkunde. Sinds 2011 is hij voorzitter van STOOHN (Stichting Onderwijs Oogheelkunde Huisartsen Nederland), sinds is hij 2008 medisch manager van het fundus-screeningproject Meditta (ondersteuningsorganisatie voor huisartsen in de westelijke Mijnstreek en Midden-Limburg).

Anneke M.M. Hooymans is hoogleraar oogheelkunde aan de RU Groningen. Tot 1 juni 2014 was zij hoofd van de afdeling oogheelkunde en opleider oogheelkunde van het UMC Groningen. Haar bijzondere belangstelling heeft de retina, zowel het chirurgische als het beschouwende aspect ervan. Ze begeleidt promovendi, is betrokken bij de ontwikkeling van richtlijnen en is voorzitter van UITZICHT.

Saskia M. Imhof is oogarts bij de afdeling Oogheelkunde, UMC Utrecht. Zij is hoogleraar, medisch afdelingshoofd Oogheelkunde in het UMC Utrecht en opleider oogheelkunde sinds 2009. Haar klinische taken zijn gericht op het voorsegment en met name de complexe cataractchirurgie en echografie van het oog. Zij begeleidt promovendi en is betrokken bij het opzetten van een stichting (▶ www.nietblind.nl) voor fondsenwerving voor wetenschappelijk onderzoek.

Jan E.E. Keunen is oogarts, afdeling Oogheelkunde, UMC St Radboud, Nijmegen. Hij bekleedt vele posities, die de maatschappelijke rol van de oogheelkunde betreffen. Onder andere is hij een van de belangrijkste ambassadeurs van het Vision 2020 initiatief.

Carroll A.B. Webers is hoofd van de Universiteitskliniek voor Oogheelkunde van het Maastricht UMC+, een euregionale kliniek met vestigingen in Maastricht, het Atrium Medisch Centrum Parkstad (Heerlen), het St. Jans Gasthuis (Weert) en de Polikliniek Oogheelkunde Sint-Truiden (België). Tevens is hij opleider. Zijn oogheelkundig aandachtsgebied is glaucoom en zijn wetenschappelijk onderzoek richt zich op progressie en prognostische factoren, de medicamenteuze en chirurgische behandeling en de gevolgen van deze ziekte voor de kwaliteit van leven van patiënten.

Inhoud

Bijlagen

Van klacht naar diagnose

Y. van Leeuwen, J. de Waard, M. Van den Maegdenbergh en B.A.E. van der Pol

Samenvatting

De klacht is de rode draad in de ziektegeschiedenis van de patiënt en dient de huisarts primair te sturen in zijn handelen. Dat handelen zal in belangrijke mate bestaan uit diagnostiek, hét primaat van de dokter. De weg van klacht naar (werk)diagnose is een spannende – voor dokter en patiënt – en vereist vertrouwen en coöperatie van de patiënt en kennis en ervaring van de huisarts. Het eerste hoofdstuk van dit boek geeft een beknopt overzicht van klachten en diagnostische benaderingen bij oogheelkundige problemen in de huisartspraktijk.

Y. van Leeuwen et al. (Red.), *Oogheelkunde*, Praktische huisartsgeneeskunde,
DOI 10.1007/978-90-313-9926-0_1, © 2016 Bohn Stafleu van Loghum, onderdeel van Springer Media BV

1.1   Inleiding

Wanneer een patiënt met oogklachten op het spreekuur komt heeft de huisarts soms het gevoel niet zo veel te bieden te hebben. Hoewel het oog zeer toegankelijk is voor aanvullend onderzoek, beschikken de meeste huisartsen niet over apparatuur of vaardigheden om meer details waar te nemen. Het oog wordt door patiënt ('ik heb er maar twee van') en de huisarts als een kwetsbaar en zeer belangrijk orgaan beschouwd waarmee men geen risico wil lopen. Natuurlijk geeft bij een vermoedelijke conjunctivitis de NHG-Standaard *Het rode oog* voldoende houvast en kan uitleg of een antibiotische oogdruppel het probleem goed oplossen, maar komt de patiënt met een pijnlijk rood oog of met een briefje van de opticien voor doorverwijzing naar de oogarts, dan is het dikwijls lastig om te beoordelen of deze patiënt veilig en adequaat in de eerste lijn kan worden behandeld.

Uit de NIVEL-zorgregistraties eerste lijn van 2012 blijkt dat de huisarts niet zo vaak een patiënt met een oogklacht op het spreekuur ziet. Voor een normpraktijk zijn dit ongeveer 270 gevallen per jaar, 2,3 % van het aantal contacten per jaar, maar toch ruim vijf per week. De huisarts verwijst relatief veel patiënten naar de oogarts, in vergelijking met andere specialismen. Het aantal verwijzingen oogheelkunde is 40 per normpraktijk en staat hiermee in de top vijf van het totale aantal verwijzingen door de huisarts naar de tweede lijn.

De vraag is of de huisarts in staat is dit relatief hoge percentage verwijzingen te beïnvloeden. De huisarts kan overwegen een bescheiden investering te doen in een spleetlamp en lenzen om de diagnostische winst van het onderzoek verder te vergroten, maar dat vraagt wel om aanvullende training en tijd om de extra waarnemingen te leren interpreteren. Anderzijds versterkt het gedetailleerde onderzoek de kennis van diverse oogziekten en daarmee ook de specificiteit van de anamnese en de uiteindelijke diagnose.

Het is niet realistisch om te verwachten dat elke huisarts over deze extra diagnostische middelen en vaardigheden beschikt. De combinatie van anamnese, goede kennis van oogpathologie en adequaat onderzoek, uitgevoerd met eenvoudige, in elke praktijk aanwezige middelen, geeft de huisarts al veel mogelijkheden om met meer vertrouwen de patiënt niet onmiddellijk door te verwijzen. Een goed geoutilleerde en geschoolde huisarts per HOED (Huisartsen Onder Eén Dak) of HAGRO (Huisartsengroep) is een voordeel. Ook het zoeken van samenwerking met een eerstelijns optometrist kan hierbij nuttig zijn.

1.2   Klacht en anamnese

Zoals altijd dient de klacht waarmee een patiënt zich presenteert goed uitgediept te worden. Naast een algemene anamnese moet een speciële anamnese afgenomen worden met de oogheelkundige voorgeschiedenis en de familieanamnese.

Voor de huisarts zijn twee typen klachten met name belangrijk: (1) Visusvermindering en abnormale visuele fenomenen zoals het zien van vlekken en flitsen; (2) Pijn of onaangename sensaties.

Niet alle patiënten kunnen hun klachten goed onder woorden brengen en het is dan ook verstandig om door te vragen en de patiënt te verzoeken zijn klacht te omschrijven. Zo wordt nogal eens geklaagd over 'dubbelzien' als men feitelijk bedoelt slechter zien of een vertekend beeld zien. Als iemand klaagt over het zien van een vlek of meerdere vlekken voor het oog, is het zaak te achterhalen of die vlek op dezelfde plaats blijft bij bewegen van het oog of dat de vlek met enige vertraging door het beeld zweeft. In de laatste situatie zal er waarschijnlijk sprake zijn van glasvochttroebelingen, in de eerste situatie van een afwijking in een andere oogstructuur.

Het komt ook regelmatig voor dat patiënten zich niet goed realiseren welk oog het probleem veroorzaakt.

Het afnemen van een effectieve oogheelkundige anamnese moet geoefend worden om ervaring te krijgen en steeds beter tot een eerste goede differentiaaldiagnose te komen.

1.2.1   Visusvermindering en visuele fenomenen

Verslechtering van de visus en de waarneming van ongebruikelijke visuele fenomenen zijn belangrijke klachten, zo niet de belangrijkste klachten, waarmee een patiënt met een oogheelkundig probleem zich kan presenteren. De klacht 'ik zie minder' betekent eigenlijk altijd dat er sprake is van defecten in het centrale gezichtsveld, corresponderend met een afwijking in of rond de macula of een andere stoornis in de visuele as. Defecten in de periferie van het gezichtsveld ontgaan de meeste mensen in eerste instantie. Patiënten met een primair open-kamerhoekglaucoom merken de schade in hun gezichtsveld zelfs meestal pas op, wanneer al een groot deel van het gezichtsveld verwoest is. De centrale vlek of centrale beeldvertekening in geval van een maculadegeneratie worden vrijwel onmiddellijk waargenomen. Bewegende vlekken worden dikwijls wel snel gedetecteerd door de patiënt, ook als die zich meer in de periferie manifesteren.

1.2.2   Pijn of onaangename sensaties

Pijn of onaangename sensaties duiden meestal op aandoeningen van het voorsegment: de oogleden, de conjunctiva, de cornea en de iris. In het merendeel van de gevallen zal er sprake zijn van een ontsteking, maar men moet ook op een (perforerend) trauma bedacht zijn. Snel handelen is dan dikwijls geboden.

Onschuldige ontstekingen van adnexa en conjunctivae komen veel voor in de huisartspraktijk. De kunst is dan om de ernstige aandoeningen niet te missen. Het is belangrijk om bij inspectie met name aandoeningen uit te sluiten als uveïtis anterior, corneale infiltratie, herpetische keratitis en ulcus corneae.

1.3   De oogheelkundige voorgeschiedenis

De huisarts doet er goed aan mensen die bekend zijn bij de oogarts met een chronische aandoening of een ernstige oogziekte in het verleden niet zelf te behandelen, maar deze patiënten terug te verwijzen naar de oogarts. Dit geldt ook voor recent geopereerde patiënten.

Het is zaak te achterhalen of er in de voorgeschiedenis aandoeningen of omstandigheden voorkomen die op oogheelkundige aandoeningen wijzen. Zo kan het zijn dat het slechtziende oog amblyoop is. Een dergelijke constatering kan de patiënt behoeden voor overbodig onderzoek en leiden tot proactieve zorg voor het andere, wel goede oog.

Veel mensen hebben geen idee wat voor bril ze dragen en wat de sterkte van de correctie is. Een bij de bril horende nota van de opticien is dan gemakkelijk. Over brilcorrecties heerst veel verwarring en vaak haalt men visus en refractie door elkaar.

De meeste refractieanomalieën worden als niet-pathologisch beschouwd. Globale kennis van de refractie is voor de huisarts toch van belang, om bij een visusvermindering te bepalen of die veroorzaakt wordt door een tekortschietende brilcorrectie of door een oogafwijking.

1.4 Niet-oogheelkundige aandoeningen en medicamenten met potentiële invloed op het oog

Verschillende niet-oogheelkundige aandoeningen kunnen de visus beïnvloeden en soms blijvend beschadigen. Belangrijke voorbeelden zijn diabetes mellitus (retinopathie), cardiovasculaire aandoeningen (vaatocclusies), multipele sclerose (neuritis optica), systeemaandoeningen als reumatoïde artritis, ziekte van Wegener enzovoort (uveïtiden en scleritiden), infecties (infectieuze uveïtiden) en schildklieraandoeningen (Graves' orbitopathie).

Diverse geneesmiddelen kunnen in potentie invloed hebben op het zien. In veel gevallen zal het gaan om reversibele beïnvloeding, maar soms kan de visus permanent verminderen door de inwerking van bepaalde verbindingen. Zo slaat amiodaron al snel neer in de cornea, waar het subepitheliale waaiervormige deposities geeft, die na staking weer verdwijnen, meestal zonder restverschijnselen. Systemische steroïden kunnen cataract veroorzaken en veel middelen, zoals sommige psychofarmaca, antihistaminica en middelen voor behandeling van COPD, hebben een anticholinerg effect, ook op het oog. Anticholinergica werken als parasympathicolytica, stoffen die de parasympathicus blokkeren. In het oog veroorzaken ze pupilverwijding en verlamming van de accommodatie (cycloplegie). Evaluatie van de actuele medicatie en langdurige medicaties in het verleden is dan ook noodzakelijk.

1.5 Oogheelkundige aandoeningen in de familie

Verschillende oogaandoeningen kennen een erfelijke achtergrond en de familieanamnese is dan ook een essentieel onderdeel van de anamnese. Zo zijn vrijwel alle retinale dystrofieën erfelijk, maar ook het primair openkamerhoekglaucoom heeft een duidelijk familiaire tendens. Een positieve familieanamnese voor glaucoom is een risicofactor op het krijgen van deze oogziekte. Vaak weten mensen niet goed wat hun familieleden mankeren of in het verleden mankeerden, zeker als het glaucoom betreft. Een slechtziende voorouder, die dagelijks moest druppelen, geeft dan wel een aanwijzing.

Ook scheelzien en amblyopie hebben een duidelijke familiaire voorkeur. Kinderen van ouders die zelf als kind orthoptisch behandeld of geopereerd zijn, hebben verhoogd risico.

1.6 Het oogheelkundig onderzoek in de huisartspraktijk

Met een beperkt oogheelkundig onderzoek (zie ook ► H. 14) kan al snel een lijstje mogelijke oorzaken van de klacht opgesteld worden, zeker na een goede anamnese. In de meeste gevallen zal een optotypenkaart in de praktijk beschikbaar zijn, enkele proefglaasjes of een plus/min-dubbelglaasje, een stenopeïsche opening, een directe oogspiegel, een penlight en misschien een eenvoudige (voorhoofds)loep met ca. 3x vergroting. In een toenemend aantal groepspraktijken volgen één of meer collega's een gecertificeerde verdiepingscursus oogheelkunde. Om dit certificaat te verkrijgen moet de huisarts de cursus met succes doorlopen en een kleine oogheelkundige unit aanschaffen, onder meer een spleetlamp, een indirecte oogspiegel met een +20D-funduscopielens en enkele lenzen (+78D en +90D) voor binoculair oogspiegelen via de spleetlamp.

1.6.1 Het visusonderzoek

Wanneer een lage visus gevonden wordt met de brilcorrectie dan is de vraag of er sprake is van een probleem in de refractie of dat er iets aan de hand is in de diepere structuren in het oog. Een stenopeïsche opening kan de brekingsafwijkingen deels uitschakelen en met een diagnostische refractie kan bepaald worden of de visus verbeterd kan worden door een positief of negatief glas voor te zetten. Neemt de visus dan toe, dan is de oorzaak van het visusprobleem in ieder geval deels in de refractieve media te zoeken. Neemt de visus niet toe of zelfs af, dan wordt een afwijking in de retina of de rest van het visuele systeem waarschijnlijk.

1.6.2 Inspectie en funduscopie

Inspectie gebeurt met het ongewapende oog onder normale verlichting, met een penlight met of zonder een ca. 3x vergrotende loep en met de directe oogspiegel. Zijn een spleetlamp en een indirecte oogspiegel beschikbaar, dan betekent dat een aanzienlijke uitbreiding van de mogelijkheden.

Onder normale verlichting kunnen het gezicht, de oogstand, de oogbewegingen, de conjunctivae en de regulariteit van de corneae beoordeeld worden. De pupilreacties kunnen met een penlight getest worden. Direct oogspiegelen door een niet-verwijde pupil is voor veel niet-oogartsen lastig. Lukt het wel om beeld te krijgen van een deel van de fundus, dan voelt men zich vaak te onzeker om zich aan een interpretatie te wagen. De directe oogspiegel is echter ook geschikt om het oog coaxiaal mee te belichten. Tegen de oplichtende pupil kunnen op die manier troebelingen in de lens en het corpus vitreum soms fraai zichtbaar worden, vooral wanneer de pupil verwijd werd. Indirecte funduscopie heeft als voordeel dat een groter deel van de fundus in beeld gebracht kan worden, maar deze techniek vergt meer oefening.

Pupilverwijding met een druppel tropicamide 0,5 % vergemakkelijkt de inspectie van de media en de funduscopie aanzienlijk en er is geen reden om het in de huisartspraktijk niet toe te passen. De kans dat hierdoor een acute glaucoomaanval wordt uitgelokt door een kamerhoek-afsluiting is zeer klein. In dat geval heeft de patiënt, die de acuutglaucoomaanval toch ooit eens gekregen zou hebben, een uitstekende kans om zonder schade over de aanval heen te komen. Het is dan ook verstandig om bij pupilverwijding de patiënt, zeker de oude patiënt, te zeggen direct contact op te nemen als hij zich niet goed gaat voelen, hoofdpijn krijgt of halo's gaat zien. Onmiddellijke verwijzing naar de oogarts moet dan volgen, die door een YAG-laser-iridotomie de aanval effectief en zonder schade zal couperen, omdat de kamerhoekafsluiting nog zo kort bestaat.

Leesadvies

Keunen JEE, Verezen CA, Imhof SM, Rens GHMB van, Asselbergs MB, Limburg JJ. Toename in de vraag naar oogzorg in Nederland 2010–2020. Ned Tijdschr Geneeskd. 2011;155:A3461.

Limburg H. Epidemiologie van visuele beperkingen en een demografische verkenning. Den Haag: Stichting InZicht/ZonMw; 2007.

NHG-Werkgroep Visusklachten. NHG-Standaard Visusklachten (tweede herziening). Huisarts Wet. 2015;58(10):532–40.

Nielen MMJ, Spronk I, Davids R, Zwaansdijk M, Verheij RA, Korevaar JC. Incidentie en prevalentie van gezondheidsproblemen in de Nederlandse huisartsenpraktijk in 2013. Utrecht: NIVEL; 2014.

Rens GHM van, Vreeken HL, Nispen RMA van. Richtlijn visusstoornissen. Nijmegen: Nederlands Oogheelkundig Gezelschap; 2011.

Refractieafwijkingen

Y. van Leeuwen en B.A.E. van der Pol

Samenvatting

Refractieafwijkingen en de correctie daarvan behoren tot het domein van oogarts en optometrist/opticien. De huisarts heeft echter baat bij kennis van het natuurlijk beloop van refractieafwijkingen en een daaruit voortvloeiende anamnese. Bestaat bovendien de mogelijkheid de visus met en zonder een licht-plus/min-glas te bepalen, dan is dikwijls goed onderscheid te maken tussen een oogaandoening en een refractieafwijking bij klachten over het zien. Rond het 45e levensjaar wordt zien dichtbij moeilijk, hetgeen vraagt om een leesadditie.

Dit hoofdstuk is een bewerking van het hoofdstuk Refractieafwijkingen van B.A.E. van der Pol dat eerder is verschenen in het *Leerboek oogheelkunde*, onder redactie van H. Tan, B.A.E. van der Pol en J.S. Stilma. Houten: Bohn Stafleu van Loghum, 2013.

Y. van Leeuwen et al. (Red.), *Oogheelkunde*, Praktische huisartsgeneeskunde,
DOI 10.1007/978-90-313-9926-0_2, © 2016 Bohn Stafleu van Loghum, onderdeel van Springer Media BV

2.1   Inleiding

Kennis van refractieafwijkingen en de relatie met leeftijd is voor de huisarts belangrijk om te kunnen differentiëren tussen een refractieanomalie en pathologische veranderingen in het oog. Bij een vrouw van 26 of een myope man van 40 verwacht men geen veranderingen van betekenis in de refractie. Een 'niet pluis'-gevoel is dan ook op zijn plaats wanneer dat wel het geval is. In tegenstelling daarmee behoeft de klacht van een kind van negen dat vertelt moeilijker op het bord te kunnen zien, geen verbazing te wekken, omdat dit de leeftijd is waarop myopie ontstaat of verergert.

2.2   Refractie, emmetropie en ametropie

Onder refractie worden de lichtbrekende eigenschappen van het optisch stelsel verstaan wanneer het oog niet accommodeert. In feite worden afwijkingen van de refractie niet beschouwd als pathologisch, maar als corrigeerbare biologische variaties, anomalieën.

In het ideale geval produceert het optische stelsel van het oog een optimale afbeelding op de retina en in dat geval is er sprake van emmetropie. Het optische stelsel van het ideale oog vormt van een puntvormig object in het oneindige een puntvormige afbeelding op de retina. De retina ligt in dat geval precies in het brandpunt van het optische stelsel, dat zich als een sferisch systeem gedraagt en voorgesteld kan worden als een perfect ronde lens die in alle meridianen een gelijke breking heeft.

In werkelijkheid zijn humane ogen zelden perfect emmetroop. In de meeste ogen is er wel een verschil tussen de meridianen van het optische systeem met een sterkst en een zwakst brekende meridiaan. Als dat verschil klein is zal het effect op de retinale beeldvorming gering zijn en niet of nauwelijks opgemerkt worden.

Afwijkingen van de emmetrope situatie heten ametropie. Bij een ametropie kan het brandpunt van het optische systeem vóór de retina liggen of erachter. In het eerste geval wordt een object in het oneindige niet scherp afgebeeld op de retina maar daarvóór. Om het beeld wel op de retina af te beelden zal het object naar het oog toe moeten komen. Een dergelijk oog ziet dus in rust niet een object in het oneindige scherp, maar een object dat dichterbij gelegen is. Deze situatie heet bijziendheid of myopie. In geval een object in het oneindige niet op de retina wordt afgebeeld maar erachter dan zou in theorie de afstand tussen oog en object vergroot moeten worden, wat natuurlijk onmogelijk is. Een dergelijk oog ziet dus in rust verder dan het oneindige scherp en dat wordt verziendheid of hypermetropie genoemd (□ fig. 2.1).

In geval van emmetropie, simpele myopie en hypermetropie heeft het optische stelsel van het oog één brandpunt dat op (emmetropie), vóór (myopie) of achter (hypermetropie) de retina ligt. Een optisch stelsel dat een puntvormig brandpunt heeft zal in alle meridianen even sterk de lichtstraal breken. We kunnen voor een dergelijk stelsel in een eenvoudig schema een mooie ronde lens tekenen, een sferische lens (□ fig. 2.2). In werkelijkheid is het optische stelsel van een oog zelden perfect sferisch. In dat geval is er niet langer één puntvormig brandpunt, maar zijn er meerdere of eigenlijk ontelbare. Eén van die brandpunten wordt gevormd door de kortste meridiaan en één door de langste, en daartussen kunnen brandpunten gevonden worden voor alle meridianen tussen de kortste en langste. Deze situatie heet astigmatisme (letterlijk: niet-puntvormige afbeelding), dat voorgesteld kan worden als een niet-ronde maar ellipsoïde lens in het vereenvoudigde schema, waarin we enkel de twee hoofdbrandpunten, die van de kortste en die van de langste meridiaan, onderbrengen. Bij astigmatisme hebben we feitelijk niet meer te maken met brandpunten, maar met brandlijnen. De beide hoofdbrandpunten zijn eigenlijk

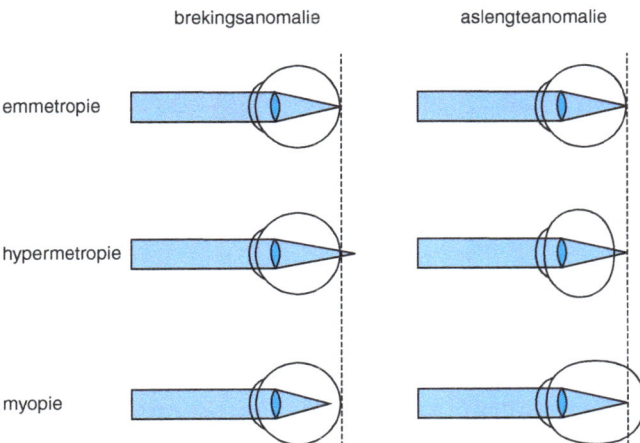

◘ Figuur 2.1 Sferische refractieanomalieën: rechter kolom: brekingsanomalieën; linker kolom: aslengteano-
malieën. *Bovenste rij*: emmetropie; *middelste rij*: hypermetropie; *onderste rij*: myopie.

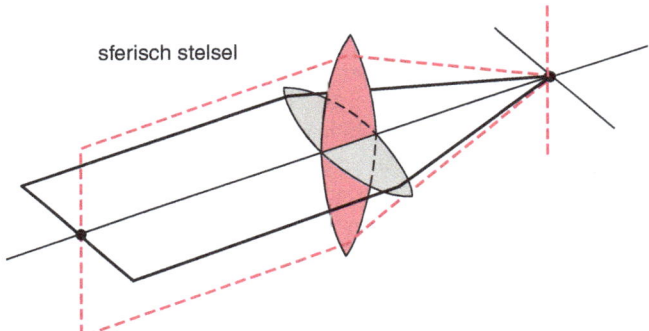

sferisch stelsel

◘ Figuur 2.2 Afbeelding in een sferisch stelsel. Alle meridianen breken even sterk en het oneindige wordt
afgebeeld in een brandpunt.

brandlijnen, die loodrecht op elkaar staan. Om een praktische voorstelling te krijgen van de
correctie van astigmate ametropie is het makkelijker om brandpunten in plaats van brandlijnen
voor te stellen (◘ fig. 2.3).

Het astigmate oog zal altijd één of beide andere (sferische) ametropieën in zich hebben. In
geval de beide hoofdbrandpunten van een astigmaat optisch stelsel vóór de retina vallen, spreken we van een myoop astigmatisme; als ze beide achter de retina vallen van een hypermetroop
astigmatisme en als één hoofdbrandpunt vóór en het ander achter de retina valt, spreken we
van een gemengd astigmatisme.

Als het optische stelsel geen twee hoofdbrandpunten heeft, maar zich als een irregulair
lichtbrekend systeem gedraagt dan is er sprake van een irregulair astigmatisme. Dit kan voorkomen als de cornea een irregulaire configuratie heeft, zoals bij keratoconus of een andere
aandoening die het corneaoppervlak geweld aandoet.

De meeste kinderen worden snel na de geboorte hypermetroop. Met het groeien van het
oog neemt de hypermetropie af en bij een normale ontwikkeling komen de meeste ogen uit
rond emmetropie (emmetropisatie). De refractie stabiliseert rond het twintigste levensjaar.

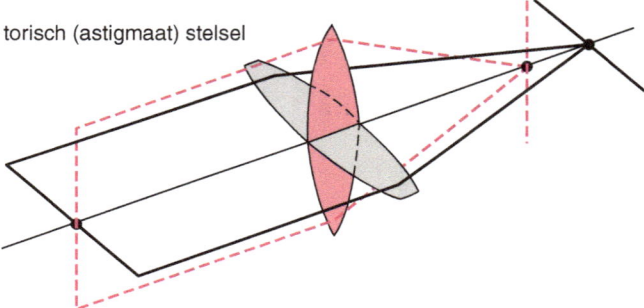

torisch (astigmaat) stelsel

☐ Figuur 2.3   Afbeelding in een astigmaat (torisch) stelsel. Er is een meridiaan met sterkste en een meridiaan met zwakste breking, die loodrecht op elkaar staan. Het oneindige wordt afgebeeld in brandlijnen, waarvan de lijn horend bij de sterkst brekende meridiaan het dichtst bij de lens ligt en die van de zwakst brekende meridiaan, loodrecht op de eerste, het verste weg.

Gedurende het verdere leven treden slechts langzaam verlopende en geringe veranderingen op in de cornea en de lens, met niet meer dan geringe verandering van de refractie.

Accommodatie en convergentie zijn gekoppelde systemen. Stagneert de emmetropisatie en moet het jonge kind meer dan normaal accommoderen (om hypermetropie te compenseren), dan kan ook convergentie optreden wanneer de situatie daar niet om vraagt, zoals bij het zien in de verte. Het gevolg is in dat geval een convergent strabisme en daarmee een kans op amblyopie: het brein accepteert geen dubbelbeelden, waardoor één beeld wordt onderdrukt.

Rond het vijfde levensjaar is het oog zover gegroeid dat het grootste gedeelte van de populatie licht hypermetroop of emmetroop is. Bij een aantal kinderen wordt het oog relatief 'te' groot, waardoor het brandpunt vóór de retina komt te liggen: bijziendheid of myopie. Zolang het kind groeit, groeit ook het oog. Myopie is blijvend en verandert nauwelijks meer na het twintigste levensjaar. Alleen degeneratieve, meestal hooggradige myopie neemt toe in het verdere leven. Ook astigmatisme ontstaat tijdens de groei, maar verandert nog gedurende de rest van het leven. Tussen de twintig en veertig jaar verandert de refractie normaal gesproken weinig. Een refractieverandering van enige orde in deze leeftijdscategorie verdient dan ook – behalve een gedegen refractieonderzoek – een medische evaluatie, zoals een beoordeling van media en fundi en bepaling van de bloedglucosewaarde.

Rond het veertigste jaar komen lichtgradige hypermetropen met klachten over vermoeide ogen, tranende ogen, geen zin in lezen 's avonds en dergelijke – zogenoemde astenope klachten. Bij intensief computerwerk wordt hypermetropie soms nog eerder hinderlijk. De hypermetropie lijkt 'erger' te worden in de loop van de jaren, uiteraard niet omdat de lengteas verandert, maar omdat de accommodatie afneemt en er te weinig accommodatieve reserve overblijft om de hypermetropie te compenseren. Na het 65e jaar is accommodatie helemaal niet meer mogelijk. Ook verzienden zien dan veraf niet meer goed.

2.3   Presbyopie

Rond het 45e levensjaar ontstaat ouderdomsleeszwakte, presbyopie. Dit heeft *alleen* betrekking op zien dichtbij. Men ziet niet meer goed, omdat de nog resterende accommodatie – altijd nodig voor zien dichtbij – tekortschiet en de lens stugger wordt. Presbyopie is feitelijk geen

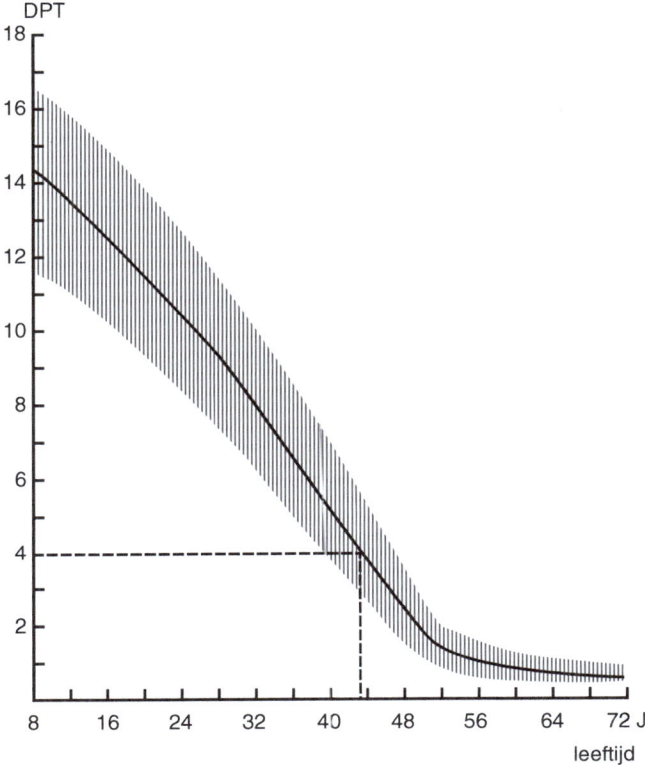

Figuur 2.4 Verloop van de accommodatie met toenemende leeftijd. Rond 45 jaar is de accommodatieve capaciteit nog net voldoende om op de leesafstand (ca. 35 cm) de benodigde drie dioptrieën te leveren.

afwijking van de refractie, maar een fysiologisch verouderingsproces, waarbij het instelvermogen op de korte afstanden afneemt met het vorderen van de jaren.

Op zichzelf is de menselijke lens geneigd om zo veel mogelijk een bolle vorm aan te nemen en hij krijgt die gelegenheid als de kringspier van het corpus ciliare aanspant. Daarmee neemt de diameter van het ophangsysteem van de lens af en kan de lens boller worden. Ontspant de musculus ciliaris, dan wordt de lens gedwongen om weer iets platter te worden.

Door gestage verandering van de lens gedurende het leven neemt het accommodatieve vermogen geleidelijk af. De lenskern wordt harder door sclerose en is steeds minder in staat van vorm te veranderen. Dit proces verloopt bijna wetmatig en vanaf ongeveer het 45e jaar krijgt het oog moeite om scherp te stellen op de leesafstand van ca. 35 cm. Zie ☐ fig. 2.4 voor het verloop van de accommodatiereserve in de loop van het leven. Presbyopie is dus geen ametropie, maar een fysiologisch involutieproces. Ieder emmetroop oog zal vanaf het 45e levensjaar een nabijziensadditie nodig hebben. De myoop echter kan de leesbril nog uitstellen door zijn vertebril af te zetten. De hypermetroop zal al op jongere leeftijd dan 45 jaar merken dat het nabijzien problematischer wordt, doordat hij zijn accommodatiereserve al deels opgebruikt heeft voor het scherpstellen op afstand. De behoefte aan een 'leesbril' gerelateerd aan de leeftijd geeft dus een indicatie van de bestaande refractieafwijking. Enige biologische variabiliteit daargelaten is de volgorde: vóór 45 jaar hypermetropie, rond 45 jaar emmetropie, na 45 jaar myopie.

2.4   Meten van de refractie

Het brekend vermogen van het oog kan subjectief en objectief gemeten worden. Bij subjectief refractioneren worden corrigerende glazen voor het oog geplaatst, net zolang totdat de patiënt een optimale visus aangeeft. Dit gebeurt niet willekeurig maar volgens een strikt protocol. Een goede refractionist kan op deze manier een zeer nauwkeurige sterktebepaling uitvoeren.

Objectieve refractie berust op waarneming van het gedrag van de weerkaatsing van een lichtbundel die in het oog geworpen wordt bij voorzetten van een serie lenzen. Dat kan handmatig (skiascopie), maar tegenwoordig staan in alle oogheelkundige praktijken en optiekzaken automatische refractometers die redelijk nauwkeurige objectieve bepaling van de refractie mogelijk maken.

In de huisartspraktijk dient (diagnostisch) refractioneren er alleen toe om na te gaan of:
— er sprake is van een refractieafwijking;
— het objectieve gegeven past bij het verhaal van de patiënt.

Voorbeelden   Jolanda, 10 jaar, kan van achter uit de klas niet meer op het bord lezen.

	zonder glas	met S. + 0,5	met S. – 0,5
VOD	0,6	0,4	0,8
VOS	0,6	0,4	0,8

— Interpretatie: verminderde visus verslechterend met een positieve lens (plus-glas, dat het oog feitelijk nog iets meer bijziend maakt) en verbeterend met een negatieve lens (min-glas).
— Conclusie: leeftijd, verhaal en bevinding passen bij elkaar: schoolmyopie.

De heer Frijns, 40 jaar, ziet 's avonds en als hij erg moe is niet goed – 'een beetje dubbel'.

	zonder glas	met S. + 0,5	met S. – 0,5
VOD	1,25	1,25	1,25
VOS	1,25	1,25	1,25

— Interpretatie: goede visus, noch met een plus-glas noch met een min-glas verslechterend.
— Conclusie: leeftijd, verhaal en bevinding passen bij elkaar. Er is sprake van een lichte hypermetropie. Met 'een beetje dubbel zien' bedoelt men vaak (wisselend) wazig zien of een soort schaduwbeeld achter de letters, vooral als men moe is. Dit is het gevolg van de extra accommodatie-inspanning waardoor het wisselen tussen verte- en nabijzien lastiger wordt.
— De visus is goed, mogelijk niet goed bij zien dichtbij, ofwel het kost moeite, maar dat is hier niet getest. Met een plus-glas kan de accommodatie worden losgelaten en 'doet het glas het werk'. Met een min-glas wordt meneer Frijns extra op de proef gesteld, maar voor korte tijd 'trekt hij het'.

Mevrouw Spigt, 47 jaar, ziet de verkeersborden minder goed, de laatste weken. 'Ik zal wel aan een nieuwe bril toe zijn', zegt ze. Ze is bijziend.

	met eigen bril	S. + 0,5 extra	S. – 0,5 extra
VOD	0,6	0,4	0,8
VOS	0,6	0,4	0,8

- Interpretatie: verminderde visus verbeterend met een negatieve lens (min-glas).
- Conclusie: leeftijd, verhaal en bevinding passen niet bij elkaar. Een (lichte) myopie ont-staat of verergert niet na het twintigste jaar. In dit geval bleek het om een beginnende diabetes type 2 te gaan.

De heer Keulers, 70 jaar, ziet toch wel minder goed, de laatste tijd.

	met eigen bril	S. + 0,5 extra	S. – 0,5 extra
VOD	0,3	0,2	0,2
VOS	0,4	0,3	0,3

- Interpretatie: sterk verminderde visus niet verbeterend met sferische lenzen.
- Conclusie: leeftijd, verhaal en bevinding passen bij elkaar. Het verhaal doet niet een der-gelijke slechte visus verwachten. Dit gebeurt echter wel vaker bij een langzame achteruit-gang. Men merkt niet meer hoe slecht men ziet. Ook de niet-verbeterende visus past bij een oogaandoening, bijvoorbeeld een cataract of een maculadegeneratie.
- Naast een wentelglas met + 0,5 en – 0,5 sferische lenzen, geeft de stenopeïsche opening, *pinhole*, een indicatie voor een probleem in de optische media. Het gaatje werkt als ex-treem diafragma dat alleen de centrale stralen doorlaat en niet de perifere en meer aber-rerende. Ook zal de scherptediepte toenemen, overigens ten koste van de helderheid. Als de visus toeneemt via een stenopeïsch gaatje, kunnen we concluderen dat de oorzaak van het probleem op zijn minst gedeeltelijk door de optiek veroorzaakt wordt en dat de centrale retina redelijk zal functioneren. Neemt de visus niet toe bij kijken door een pinhole, dan moeten we een niet-optische oorzaak, bijvoorbeeld een maculaprobleem, verwachten.

2.5 Correctie van ametropie

Ametropieën worden gecorrigeerd door de optiek van het oog te veranderen. De eenvoudigste manier van correctie is het toevoegen van een passende lens aan het optisch stelsel van het oog, door een lichtbrekend glas vóór de cornea te plaatsen in de vorm van een bril. De corrigerende lens kan ook op de cornea geplaatst worden met een contactlens; bovendien kan het optische stelsel chirurgisch gewijzigd worden met refractiechirurgie.

De sferische component kan gecorrigeerd worden door een sferisch glas. In geval van my-opie zal een dergelijk glas de stralen moeten divergeren. In een bijziend oog worden de stralen uit het oneindige immers te sterk gebroken, waardoor het brandpunt vóór de retina valt. Een divergerend glas is een beeldverkleinend glas en wordt negatief brekend genoemd. Een glas dat hypermetropie corrigeert moet convergeren, omdat het brandpunt van een verziend oog achter de retina ligt. Een dergelijk glas is vergrotend en positief (◘ fig. 2.5). Als er sprake is van astigmatisme bestaan er twee hoofdbrandpunten. Voor de correctie daarvan is een cilindrisch glas nodig.

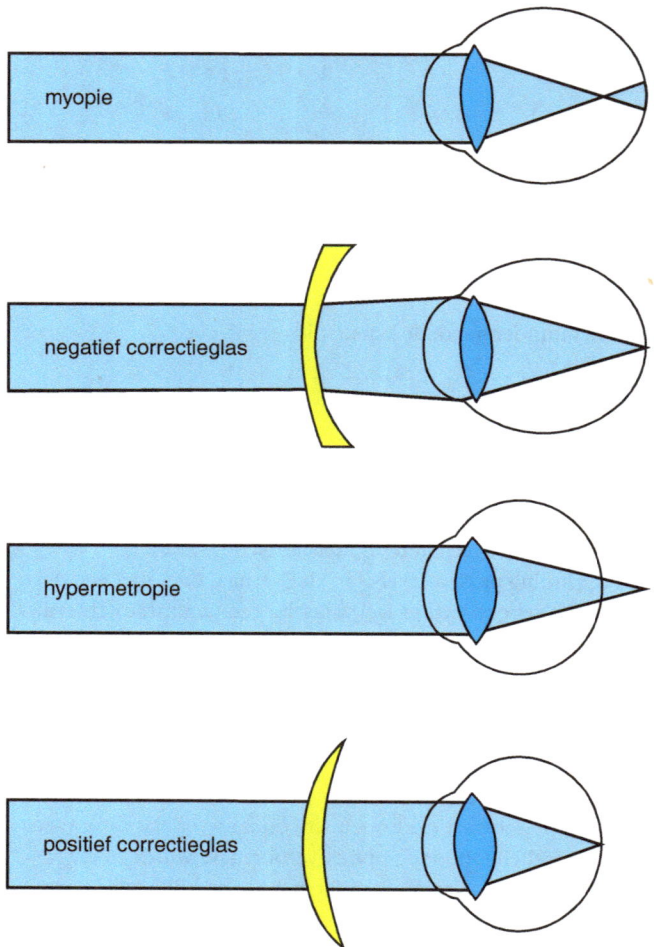

Figuur 2.5   Brilcorrectie van myopie met een divergerend, verkleinend glas (*centraal dunner dan perifeer*) en hypermetropie met een convergerend, vergrotend glas (*centraal dikker dan perifeer*).

Er zijn verschillende manieren om een ametropie te corrigeren, de bril is de eerste en oudste. Om een goede bril aan te meten volstaat een objectieve meting (bijvoorbeeld met een automatische refractometer) niet; er zal altijd ook nauwgezet subjectief gerefractioneerd moeten worden, waarbij de objectief gemeten waarden als uitgangspunt dienen.

Niet alleen is de subjectieve refractie een kunst, het aanmeten van een goed passend montuur en het nauwkeurig inslijpen van het brillenglas zijn dat ook.

Een ametropie kan dikwijls ook goed gecorrigeerd worden met contactlenzen. Omdat de contactlens dichter tegen de cornea zit neemt de beeldkwaliteit in geval van bijziendheid iets toe, bij verziendheid echter iets af. Niet al te grote astigmatismen kunnen door een sferische contactlens gecorrigeerd worden, omdat de ruimte tussen cornea en contactlens netjes opgevuld wordt met traanvocht waardoor het geheel sferisch wordt. Bij grotere astigmatismen werkt dat niet meer en zal er dus astigmatisme blijven bestaan als een sferische contactlens gebruikt wordt. In dit soort gevallen kan een torisch (cilindrisch) gevormde contactlens uitkomst bieden.

Er zijn verschillende materialen waaruit contactlenzen gefabriceerd kunnen worden en verschillende fabricageprocedés. De echte harde contactlenzen worden zelden meer aangetroffen; het merendeel van de contactlensdragers gebruikt zachte varianten. De belangrijkste voorwaarde om zo veilig mogelijk contactlenzen te dragen is een zeer goede hygiëne. Met name de bewaarvloeistoffen kunnen gecontamineerd raken met zeer gemene pathogene micro-organismen die bijzonder nare keratitiden kunnen veroorzaken.

Een nieuwe correctiemethode, die aan populariteit wint, is de nachtlens. Deze vrij grote, zachte contactlens wordt alleen 's nachts gedragen en wordt zodanig aangepast, dat de cornea enigszins vervormd wordt. Hierdoor is overdag de refractie van het oog tijdelijk veranderd en bij juiste aanpassing min of meer emmetroop. Het aanpassen en controleren van deze contactlenzen dient door een ervaren optometrist/contactlensspecialist gedaan te worden. Het is in principe een techniek met risico's op corneabeschadiging.

Voor alle contactlenzen geldt dat ze comfortabel moeten zijn voor de drager. Irritatie en zeker een rood oog zijn tekenen dat de lens niet goed verdragen wordt. Ook moet men zich realiseren dat een zachte lens de corneasensibiliteit vermindert en daarmee de pijnsensatie in eerste instantie. Altijd geldt dat een contactlens niet hoort in een oog dat rood of geïrriteerd is.

Sinds ruim een decennium is ook refractieve chirurgie mogelijk, inmiddels in vele varianten. Hierbij kunnen verschillende technieken toegepast worden, onder meer afhankelijk van de originele refractie van het te behandelen oog. Bij de meest toegepaste technieken wordt met een laser (excimer-laser) de cornea op bepaalde plaatsen afgeplat, waardoor de brekende sterkte van het hoornvlies verandert. Dit wordt vaak gedaan onder een lapje corneaweefsel, dat eerst als een dekseltje wordt losgeprepareerd en na de laserbehandeling weer wordt teruggelegd. Bij hogere ametropieën kan een implantlens vóór de eigen, natuurlijke lens geplaatst worden, de zogenoemde *phakic intraocular lens implantation*.

Patiënten die refractiechirurgie hebben ondergaan, kunnen bij problemen het beste direct doorgestuurd worden naar de oogarts. Ook corneale corpora aliena kunnen in dit geval beter niet door een niet-oogarts verwijderd worden. Als er een techniek toegepast werd waarbij een corneaflapje gemaakt werd, bestaat het risico het flapje los te maken bij manipulatie.

Hoewel presbyopie geen ametropie is, vraagt ook deze situatie om een correctie: de leescorrectie of nabijheidscorrectie. Rond 45 jaar gaat het moeite kosten voor het optimaal gecorrigeerde of emmetrope oog om op de leesafstand van ca. 35 cm de accommodatie nog vol te houden. Een additie van ca. S. +1,0 is dan nodig. De accommodatie neemt verder af tot ongeveer 65 jaar en dan is S. +3,0 nodig om op 35 cm scherp te kunnen zien.

Leesadvies

NGRC. Consensus refractiechirurgie. Nederlands Gezelschap voor Refractie Chirurgie; 2013. ▶ www.oogheelkunde. org/uploads/Do/0O/Do0OYjkWSFxR7ZC01tmQjw/ConsensusRC2013.pdf.

Walland SC. Refractieafwijkingen door geneesmiddelen. Geneesmiddelenbulletin (Gebu). 2011;45:13–8.

Cataract

M. Van den Maegdenbergh en J. G. Bollemeijer

Samenvatting

Cataract is een troebeling in de ooglens. Het geeft altijd visusklachten, die zich echter wisselend kunnen presenteren: Wazig zien, 'dubbel' zien, strooilicht-effect. Het komt veel voor en kan goed operatief worden behandeld. Doordat de ooglens uit drie lagen is opgebouwd – kern, schors en lenskapsel – kan het cataract zich in ieder van deze drie lagen manifesteren. Vaak zien we mengvormen. De belangrijkste vorm van cataract is het ouderdomscataract. Het komt echter ook aangeboren of op jonge leeftijd voor. Een bijzondere vorm van cataract is het secundaire cataract, waarbij de lenstroebeling wordt veroorzaakt door een andere (oog)ziekte.

Dit hoofdstuk is een bewerking van het hoofdstuk Cataract van J.G. Bollemeijer dat eerder is verschenen in het *Leerboek oogheelkunde*, onder redactie van H. Tan, B.A.E. van der Pol en J.S. Stilma. Houten: Bohn Stafleu van Loghum, 2013.

Y. van Leeuwen et al. (Red.), *Oogheelkunde*, Praktische huisartsgeneeskunde,
DOI 10.1007/978-90-313-9926-0_3, © 2016 Bohn Stafleu van Loghum, onderdeel van Springer Media BV

3.1   Inleiding

Cataract is een troebeling in de ooglens, resulterend in klachten van het zien. Door veranderingen in de normale stofwisseling van de lens neemt de transparantie van de ooglens af bij het ouder worden. Cataract komt veel voor: ruim 40 % van de mensen tussen de 52 en 64 jaar heeft cataract. Van de bevolking ouder dan 75 jaar is dit meer dan 90 %. Cataract is verantwoordelijk voor ongeveer de helft van de behandelbare blindheid. De diagnose cataract wordt niet alleen vaker gesteld in verband met de vergrijzing van de bevolking, maar ook omdat de diagnose in een vroeger stadium gesteld wordt. Mensen zoeken sneller hulp bij visusklachten, omdat ze hogere eisen stellen aan hun visuele functioneren: ze willen ook op oudere leeftijd blijven autorijden, lezen, computerwerkzaamheden verrichten enzovoort. Gelukkig is een cataractoperatie in deze tijd een veilige ingreep; er gebeuren in Nederland ruim 160.000 cataractoperaties per jaar. Het is daarmee verreweg de meest uitgevoerde operatieve ingreep in Nederland.

3.2   Casus

Casus		

Mevrouw Miedema, een 70-jarige vitale weduwe, meldt zich bij de huisarts op het spreekuur. Ze vertelt sinds enkele maanden het idee te hebben minder goed veraf te zien. Vooral het rechter oog is slecht. Met name bij het autorijden 's avonds ondervindt ze veel hinder, ze ziet dan soms ook dubbel en lichtbronnen lijken wel te stralen. Ze heeft alleen een leesbril. Vreemd genoeg gaat het dichtbij juist beter, met goed licht kan ze zelfs lezen zonder bril.

3.2.1   Subjectief

Het betreft hier dus een patiënte met visusklachten die als hinderlijk worden ervaren, langzaam zijn ontstaan, vooral storend zijn met tegenlicht en haar belemmeren bij autorijden. Verder is mevrouw Miedema een gezonde zeventiger, die geen medicatie gebruikt. In haar familie komen geen oogaandoeningen voor.

3.2.2   Onderzoek

- Visusonderzoek

	zonder correctie	S + 0,5	S – 0,5	stenopeïsch
visus OD	0,4	0,3	0,6	0,8
visus OS	0,8	0,8	0,7	0,8

Mevrouw Miedema heeft geen bril voor veraf. De huisarts meet haar gezichtsscherpte dus zonder correctie. De visus OD is inderdaad slechter dan OS. Bij OD is er wel geringe verbetering met S –0,5. De refractie is dus naar de min(myope)kant veranderd. Met de stenopeïsche opening is de visus zelfs nog 0,8. Voor OS is verbetering met plus of min 0,5 niet mogelijk. De huisarts vermoedt dat de visusdaling veroorzaakt wordt door cataract. Immers, er is sprake van klachten van strooilicht en er heeft een myopisatie plaatsgevonden.

■ **Spleetlamponderzoek**

Troebelingen in de ooglens kunnen worden opgemerkt door, met de directe oogspiegelkop met de S+5 lens voor gedraaid, de rode lichtreflex van de gedilateerde pupil te bekijken (zie ▶ par. 8.4.4.). Beter nog kan het onderzoek van de ooglens worden uitgevoerd met een spleetlamp. Het is dan mogelijk met een vergroting en een smalle lichtbundel de laagjes van de ooglens goed in beeld te brengen. U ziet bij mevrouw Miedema een corticaal spakencataract, waarbij in het rechter oog de spaken tot in het centrum komen. Links zijn de spaken nog alleen aan de randen van de ooglens te zien. Verder is er in het rechter oog sprake van een gele verkleuring van de kern. Het lenskapsel is helder.

■ **Fundusonderzoek**

Geen afwijkingen aan papil en netvlies.

3.2.3 Evaluatie

Gezien de bevindingen bij anamnese en onderzoek stelt de huisarts vast dat het hier gaat om een visusverklarend cortico-nucleair cataract van het rechter oog. U bespreekt uw bevindingen met mevrouw Miedema. Zij wil graag iets aan haar klacht laten doen, ook als daar een staaroperatie voor nodig is. Ze wil immers graag blijven autorijden om op die manier haar (klein)-kinderen, die verspreid over het land wonen, te kunnen blijven bezoeken.

3.2.4 Plan

De huisarts verwijst mevrouw Miedema naar de oogarts, waarbij hij aangeeft dat het waarschijnlijk om een cataractoperatie gaat. Het secretariaat van de oogheelkunde kan mevrouw dan zodanig inplannen dat tijdens één bezoek aan de poli alle onderzoeken die nodig zijn als voorbereiding op de operatie, verricht kunnen worden.

3.3 Differentiaaldiagnose

De casus van mevrouw Miedema lijkt redelijk recht-toe-recht-aan. Toch is het op de leeftijd van mevrouw Miedema goed om ook andere oorzaken van langzame visusdaling te betrekken in de differentiaaldiagnose. Zo kan ook een droge leeftijdgebonden maculadegeneratie (LMD) voor langzame visusdaling zorgen. Meestal is hierbij echter het lezen erger aangedaan dan het zien in de verte. Ook andere oorzaken van afwijkingen in de macula, zoals oedeem bij Diabetische Retinopathie (DRP) of veneuze retinale occlusie moeten worden uitgesloten. Het strooilichtprobleem zou verder ook kunnen passen bij corneapathologie, bijvoorbeeld een Fuchse endotheeldystrofie. Bij onderzoek met de spleetlamp en fundoscopie bent u echter tot de conclusie gekomen dat er, behalve cataract, geen sprake is van andere oogheelkundige aandoeningen. Ook de anamnese past erbij: de klachten zijn langzaam verergerd. Cataract ontwikkelt zich geleidelijk, bij (sub)acute visusklachten moet u dus zeker ook andere oorzaken uitsluiten. Het subcapsulair cataract kan hierop een uitzondering vormen. Deze vorm van lenstroebeling ter hoogte van het achterste lenskapsel kan in korte tijd forse visusklachten geven, waarbij met name het strooilichteffect (visusdaling bij het kijken tegen het licht in) op de voorgrond staat. Subcapsulair cataract komt vaker voor bij jongere patiënten en is soms het gevolg van medicatie, zoals corticosteroïden, of diabetes mellitus. Verder is cataract pijnloos, dus als er visusklachten zijn in combinatie met pijn, dan is het onwaarschijnlijk dat cataract de enige oorzaak is van de klacht.

3.4   Beleid

Bij de diagnose cataract zijn er drie mogelijkheden. Bij geringe klachten kan rustig worden afgewacht.

Als bij diagnostische refractie een verbetering van de visus wordt geconstateerd, kan ook een verwijzing naar de opticien een optie zijn. Zeker bij een nucleair cataract kan, met het meer min, of minder plus maken van de brilsterkte, soms een goede visuswinst worden behaald: de refractie 'myopiseert'. De patiënt moet wel verteld worden dat de verbetering maar tijdelijk zal zijn en dat bij voortschrijden van het cataract het zien opnieuw zal verslechteren.

Indien de visus bij refractie niet voldoende te verbeteren is en er bij patiënt een behandelwens is, is een cataractoperatie het meest voor de hand liggend. Bij een cataractoperatie wordt de troebele ooglens vervangen door een kunstlens, die zijn transparantie gedurende het verdere leven zal behouden. Een complicatie die op lange termijn kan optreden is de vorming van nastaar, dat echter eenvoudig en zonder al te veel risico's met een YAG-laser kan worden behandeld. Lees voor cataractoperatie, opties met betrekking tot lenskeuzes en nastaarbehandeling verder in ▸ H. 15.

3.5   Achtergrondinformatie

De lens is avasculair en bevat hoge concentraties eiwitten en antioxidantia zoals glutathion en ascorbinezuur. De etiologie van cataract is nog niet opgehelderd. In de cataracteuze lens zien we biochemische veranderingen ontstaan, waarbij het de vraag is of deze veranderingen de lenstroebelingen veroorzaken, dan wel het gevolg zijn van de afwijkingen in de lens. Cataract is op meerdere manieren in te delen. Er kan een indeling gemaakt worden aan de hand van de locatie van de troebeling in de lens. Ook kan er een onderverdeling worden gemaakt naar tijdstip van ontstaan: oudere leeftijd of congenitaal. Er blijft dan nog een restgroep over waarbij het cataract niet aangeboren of leeftijdgebonden is: het zogenoemde secundaire cataract. Hierbij kan sprake zijn van een oogtrauma of ontsteking als oorzaak.

3.5.1   Nucleair, corticaal, subcapsulair

De meest gebruikte indeling is die naar de plaats van de troebeling in de ooglens. Dit is belangrijk omdat de verschillende vormen, verschillende klachten kunnen geven en ook een verschillend beloop kunnen hebben. Op deze manier kunnen we onderscheid maken tussen het corticaal (schors)cataract (◘ fig. 3.1a), het nucleair (kern)cataract (◘ fig. 3.1b) en het subcapsulair (tegen het kapsel gelokaliseerd) cataract (◘ fig. 3.1c). Mengvormen komen vaak voor.

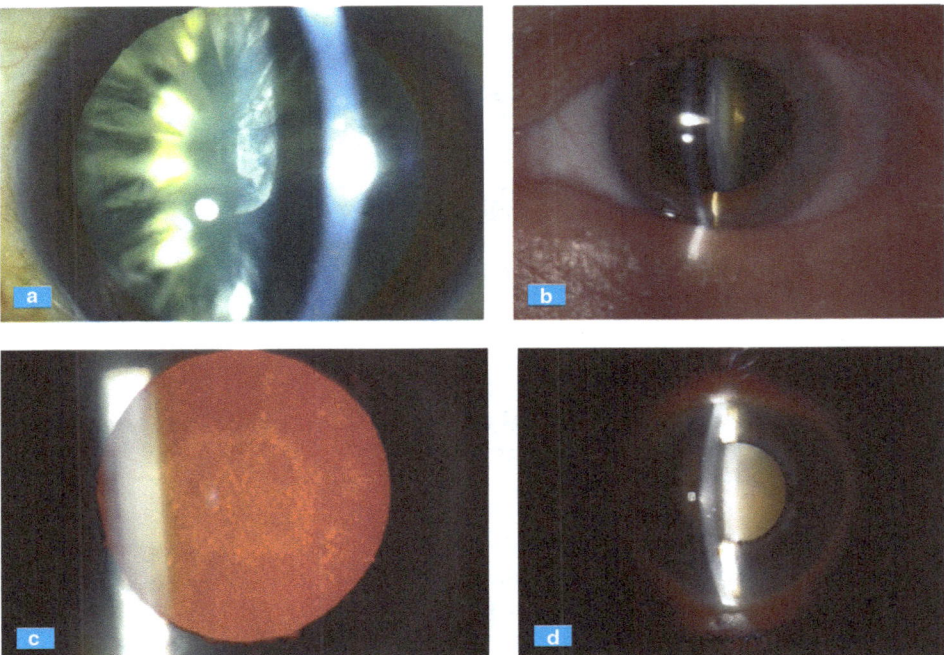

🔲 **Figuur 3.1** **a** Corticaal cataract; **b** Nucleair cataract; **c** Subcapsulair cataract; **d** Matuur cataract.

Het corticaal cataract bevindt zich in de gelaagde cortex van de lens. Meest voorkomend is het spakencataract, beginnende in de lensequator en uitbreidend naar het centrum. Indien een spaak zich tot in de visuele as uitbreidt, kan dit monoculaire dubbelbeelden geven. Ook klachten van verblinding bij tegenlicht passen bij deze vorm van cataract. Indien de gehele cortex van kapsel tot kern troebel is, hebben we te maken met een matuur cataract (🔲 fig. 3.1d).

Het nucleair cataract ontstaat door verharding, ook wel lenssclerose genoemd, en toename van pigmentatie van de lenskern. Van subtiele vergeling kan de kern naar roodbruin verkleuren. Doordat de lenskern bij dit proces dikker wordt, neemt de breking van de lens toe, waardoor een myopisatie optreedt. Er zijn dan ook meestal meer klachten bij veraf kijken dan nabij. Bij toename van vergeling van de lens kan tevens een verminderd kleurenzien ontstaan. Een patiënt met nucleair cataract kan, tenzij er ook sprake is van een corticale troebeling, lange tijd met aanpassingen van de bril een goede visus behouden.

Het subcapsulair cataract is gelokaliseerd ter hoogte van het achterste of voorste lenskapsel. Meest voorkomend is het achterste subcapsulaire cataract. Het wordt veroorzaakt door migratie van lensepitheelcellen vanuit het voorste lenskapsel naar het achterste kapsel. In die zin lijkt het op de ontwikkeling van nastaar. Het is een vorm van cataract die geassocieerd kan zijn met diabetes mellitus, ontstekingen, corticosteroïdgebruik, trauma of straling. Het komt vaker voor bij jongere patiënten. In het begin van een subcapsulair cataract is er sprake van een subtiele matte schijn op het achterste kapsel. Uiteindelijk ontwikkelt het zich tot een dichte korrelige plaque die vooral met de spleetlamp met doorvallend licht goed te zien is (🔲 fig. 3.1c). Als deze plaque het centrum bereikt, is er vaak sprake van snel ontwikkelende forse visusklachten. Met name het lezen wordt, door vernauwing van de pupil bij accommodatie, erg bemoeilijkt. De vertevisus kan, zeker in het halfdonker, nog heel goed zijn. Wel zijn er forse klachten van verblinding bij tegenlicht.

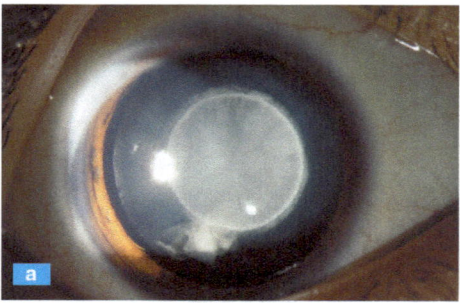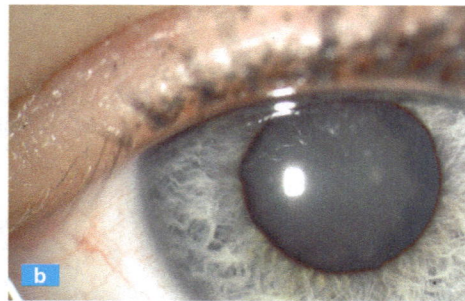

🔲 **Figuur 3.2**   **a** Juveniel cataract; **b** Traumatisch cataract.

3.5.2   Seniel, congenitaal/juveniel cataract en secundair cataract

Als we een indeling willen maken naar de levensfase waarin het cataract optreedt, spreken we van een congenitaal, een juveniel of een seniel cataract. Ook zijn er vormen van cataract die terug te voeren zijn op een oorzaak, anders dan aangeboren of veroudering: secundair cataract.

Het seniele cataract is de meest voorkomende vorm van cataract. Het laat zich beschrijven aan de hand van de eerdergenoemde indeling van nucleair, corticaal of subcapsulair. Meestal is er sprake van een mengvorm: een cortico-nucleair cataract. Soms is er ook sprake van alleen een subcapsulair cataract met nog heldere schors en kern.

Het congenitale of juveniele cataract (🔲 fig. 3.2a) kan zich in alle lagen van de lens manifesteren. Meest voorkomende vorm van congenitaal cataract is de 'Mittendorf dot'. Dit wordt bij ongeveer 3 % van de mensen gezien en is een overblijfsel van de embryonale arteria hyaloidea. Het is zichtbaar als een kleine ronde opaciteit, inferonasaal tegen het achterste kapsel. Het heeft geen consequenties voor het zien. Het meest voorkomend visusbeperkend congenitaal cataract wordt veroorzaakt door een intra-uteriene infectie met bijvoorbeeld Rubella of Toxoplasmose. Juveniele cataracten kunnen ontstaan bij metabole stoornissen zoals galactosemie, maar ook bij syndromen zoals myotone dystrofie (Steinert) of het Down-syndroom.

Het secundair cataract ontstaat door een andere oorzaak dan leeftijd of aangeborenheid. Denk dan bijvoorbeeld aan het traumatische cataract (🔲 fig. 3.2b), waarbij zowel van een stomp als van een perforerende oogtrauma sprake kan zijn. Verder ontstaat cataract soms als gevolg van oogziekten als uveïtis of glaucoom. Ook op oudere leeftijd kan cataract veroorzaakt worden door metabole stoornissen, belangrijkste hierbij is diabetes mellitus. Ook kan cataract veroorzaakt worden door maligniteit of bestraling. Toxische stoffen of geneesmiddelen kunnen eveneens aanleiding geven tot cataractvorming. Bekendste hier zijn de corticosteroïden, maar ook nicotine of hyperbare zuurstof kunnen cataract veroorzaken.

Leesadvies

NOG. Richtlijn Cataract. Nederlands Oogheelkundig Gezelschap; 2013. ▶ www.oogheelkunde.org/uploads/gX/-d/gX-dFtvAMaVXnZmynfZvYg/Definitieve-versie-richtlijn-Cataract-2013.pdf.

Websites
▶ www.escrs.org.
▶ www.ascrs.org.
▶ www.oogheelkunde.org.

Glaucoom

M. Van den Maegdenbergh en C.A.B. Webers

Samenvatting

Glaucoom is een ziekte van de oogzenuw (opticopathie) en is multifactorieel bepaald. De opticopathie geeft typische afwijkingen aan het gezichtsveld. Het is de tweede oorzaak voor blindheid wereldwijd. De belangrijkste risicofactoren zijn leeftijd, oogdruk en familiaire belasting.

Er bestaat een openkamerhoek- en een geslotenkamerhoekvariant. Diagnostiek en opvolging van de ziekte gebeurt vooral aan de hand van onderzoek van het gezichtsveld.

Behandeling bestaat uit het verlagen van de oogdruk. Dit kan met oogdruppels, laserbehandeling of operatieve ingreep.

Dit hoofdstuk is een bewerking van het hoofdstuk Glaucoom van C.A.B. Webers dat eerder is verschenen in het *Leerboek oogheelkunde*, onder redactie van H. Tan, B.A.E. van der Pol en J.S. Stilma. Houten: Bohn Stafleu van Loghum, 2013.

Y. van Leeuwen et al. (Red.), *Oogheelkunde*, Praktische huisartsgeneeskunde,
DOI 10.1007/978-90-313-9926-0_4, © 2016 Bohn Stafleu van Loghum, onderdeel van Springer Media BV

4.1 Inleiding

Glaucoom: bij *alle* vormen van glaucoom is sprake van een beschadiging van de oogzenuw door een *voor dat oog* te hoge oogdruk. Deze aantasting leidt tot typische verandering van de papil. Deze papilverandering wordt veroorzaakt door uitval van zenuwvezels waardoor gezichtsveld-uitval ontstaat. Dit gezichtsvelduitval heeft bij onderzoek een kenmerkende structuur.

Verhoogde intraoculaire druk (IOD) is de grootste risicofactor voor het ontstaan van glaucoom en de kans op gezichtsvelduitval neemt toe met het stijgen van de IOD. De gemiddelde IOD in een populatie bedraagt 16 mmHg met een standaarddeviatie van 2,5 mmHg. Dat betekent dat de statistisch normale bovengrens 21 mmHg bedraagt. De IOD is echter niet de enige risicofactor die bepaalt of iemand glaucoom krijgt. Een belangrijk deel van de mensen met een licht verhoogde IOD (tot 30 mmHg) krijgt nooit glaucoom (oculaire hypertensie) en omgekeerd heeft een derde van alle nieuwe glaucoompatiënten nooit een statistisch verhoogde IOD gehad (normaledruk-glaucoom).

Naast de IOD bepalen daarom ook andere factoren het risico op het ontstaan van glaucoom. Daarbij moeten we vooral denken aan een positieve familieanamnese voor glaucoom, de leeftijd, het negroïde ras, myopie van meer dan 6 dioptrie, hart- en vaatziekten, stoornissen in de doorbloeding van de oogzenuw en diabetes mellitus. Glaucoom komt meestal voor op oudere leeftijd. Boven het veertigste levensjaar bedraagt de incidentie ongeveer 1 op 1.000 per jaar.

Bij een bepaalde (al of niet verhoogde) IOD zal de co-existentie van andere risicofactoren de uiteindelijke kans op glaucoom bepalen. Daarom zal in het ene geval bij afwezigheid van andere risicofactoren een patiënt met oculaire hypertensie niet worden behandeld, terwijl bij een patiënt met normaledruk-glaucoom tot chirurgische IOD-verlaging kan worden besloten.

Glaucoom is wereldwijd de tweede oorzaak van blindheid. Glaucoom is zelfs de belangrijkste oorzaak van vermijdbare blindheid. In Nederland is de geschatte prevalentie van glaucoom iets meer dan 1%.

De diagnostiek van glaucoom en de opvolging van patiënten met glaucoom is voor de oogheelkundig professional al een forse uitdaging, voor de huisarts zal glaucoom vaak beperkt blijven tot *case finding*: enerzijds door het verwijzen van patiënten met een verhoogd risico, anderzijds door het verwijzen van patiënten met anamnestische indicaties dan wel bij onderzoek aanwijzingen voor glaucoom. Belangrijk hiervoor is op hoofdlijnen kennis te hebben van het ziektebeeld en risicofactoren bij patiënten te herkennen.

4.2 Risicomanagement

Casus

Meneer Abandai, 55 jaar oud, bezoekt het spreekuur voor een bloeddrukcontrole. Hij gebruikt zijn medicatie trouw en de bloeddrukmeting laat dan ook keurige waardes zien. Bij de vraag hoe het verder met hem gaat, zijn er toch nog twee dingen die hem dwars blijken te zitten. Zo merkt hij dat het lezen steeds lastiger gaat met zijn bril op. Als hij de bril afzet en het papier dichtbij houdt, gaat het wel weer. Verder maakt hij zich zorgen over zijn moeder die nog in Suriname woont. Ze wordt oud en gaat steeds slechter zien. Als de huisarts vraagt waarom ze slechter gaat zien, kan meneer Abandai daar geen duidelijk antwoord op geven. Wel weet hij dat ze de laatste jaren oogdruppels moet gebruiken, maar die helpen niet. Uit het dossier van meneer Abandai blijkt dat hij nog nooit bij de oogarts is geweest en de huisarts besluit hem daar alsnog, zonder spoed, naar te verwijzen.

Waarom wordt meneer Abandai naar de oogarts verwezen? Er is geen oogheelkundig onderzoek gedaan dat afwijkingen aan het licht heeft gebracht en meneer heeft, behalve van zijn beginnende presbyopie, eigenlijk geen klachten. Toch is de verwijzing terecht.

Meneer Abandai verenigt een aantal risicofactoren voor glaucoom in zich. Hij is 55 jaar en van Surinaams-Afrikaanse afkomst, hij is bijziend (kan zonder vertebril weer lezen) en het is goed mogelijk dat zijn moeder slechtziend is als gevolg van een vergevorderd glaucoom.

Risicofactoren bij glaucoom
- oogdruk;
- leeftijd;
- familiaire belasting;
- myopie;
- donker ras;
- hart/vaatziekte.

4.3   Oogheelkundig onderzoek in de huisartsenpraktijk bij verdenking glaucoom

Vervolg casus

Meneer Abandai kan over twee maanden bij de oogarts op consult komen. De huisarts besluit hem ook nog een keer bij zijn collega op het spreekuur te laten komen; deze is ervaren in oogheelkundig onderzoek en ziet meneer Abandai enkele dagen later.

Visusonderzoek
Meneer Abandai draagt een bril voor veraf. Hij heeft het briefje van de opticien van zijn laatste bril meegenomen. De brilsterkte is voor het rechter oog S − 6,5 voor het linker oog S − 6. Met zijn eigen bril is de visus voor de beide ogen 1,0.

Oogdrukmeting
Na verdoving van de cornea met oxybuprocaïne en kleuring van de traanfilm met fluoresceïne meet de collega applanatoir de oogdruk. Deze is OD: 22 mm Hg, OS: 21 mm Hg.

Spleetlamponderzoek
De voorste oogkamer is diep, de media zijn helder.

Funduscopie
Beiderzijds lijken de papillen fors geëxcaveerd. Met name in de verticale richting is de papilrand smal: cup-discratio 0,7.

De huisartsen bespreken de bevindingen. Hoewel de oogdruk niet erg hoog is, doen de papillen vermoeden dat er sprake is van glaucomateuze schade. Het consult bij de oogarts wordt vervroegd. Meneer Abandai kan daar nu over twee weken terecht en er is dan ook meteen gelegenheid voor een gezichtsveldonderzoek.

Het vervolg van de casus van meneer Abandai leest u in ▶ H. 15.

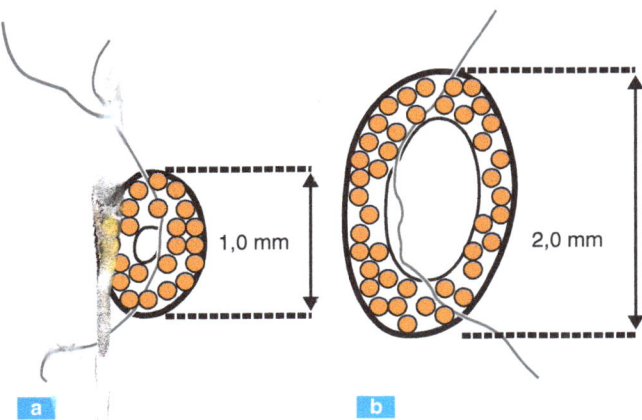

□ **Figuur 4 1**   Grootte van de papil is mede bepalend voor het oppervlak van neurale rim.

Een belangrijk oogheelkundig onderzoek bij verdenking op glaucoom is de oogdrukmeting. Is deze verhoogd, dan is er immers sprake van een risicofactor voor glaucoom. Verder is funduscopie, en daarbij het beoordelen van de papil, belangrijk. Hier immers manifesteert zich het ziektebeeld. Nu is het beoordelen van de papil niet eenvoudig. Bij voorkeur wordt de papil achter de spleetlamp met een +78D of +90D lens bekeken.

Een aantal zaken is bij de beoordeling van de papil op glaucomateuze schade van belang:

- Allereerst wordt de grootte van de papil ingeschat.
- Met het kijken naar papillen valt al snel op dat deze bij verschillende mensen verschillend van grootte kunnen zijn. Wetende dat er ongeveer één miljoen zenuwvezels door de papil gaan, is voorstelbaar dat een grote papil een grotere excavatie zal hebben dan een kleine papil, zonder dat dit pathologisch is. Immers: het oppervlak van de rand van de papil, de neurale rand, zal bepalen of er ruimte is voor alle zenuwvezels (□ fig. 4.1).
- Verder is van belang te weten dat de neurale rand niet in alle kwadranten even dik is. Een normale papilrand zal in dikte afnemen in de volgorde: inferior, superior, nasaal, temporaal (ISNT). Deze *ISNT-rule* wil zeggen dat bij een normale papil inferior de neurale rand het breedst is en temporaal het smalst. Zo kan een papil met overall een redelijk rand, maar een smalle rand inferior toch pathologisch zijn. Dit wordt een *inferior notch* genoemd. NB: Men dient er rekening mee te houden dat bij het beoordelen van de papil met een +20D, +78D of +90D lens het indirecte beeld van de papil getoond wordt: boven/onder en links/rechts zijn gespiegeld (□ fig. 4.2a en b).
- Peripapillaire atrofie is een risicofactor voor glaucomateuze schade.
- Een splinterbloedinkje op de papilrand is eveneens een risicofactor voor glaucomateuze schade (□ fig. 4.2c).

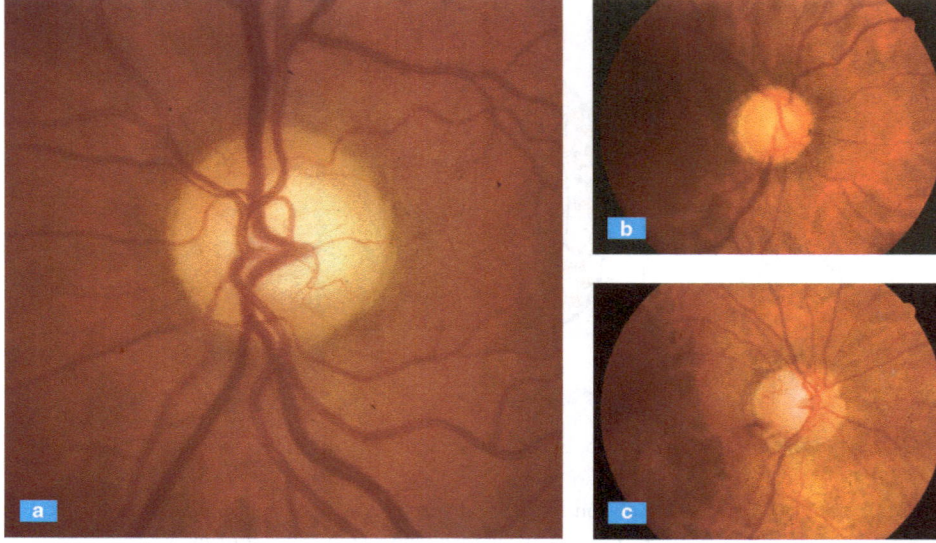

◻ **Figuur 4.2**   **a** Normale papil. **b** Glaucomateuze papil met *inferior notch*. **c** Splinterbloeding.

4.4   Classificatie van glaucoom

De meest gebruikte onderverdeling van glaucoom is gebaseerd op de wijdte van de kamerhoek. Dit geeft ook meteen het pathofysiologisch mechanisme aan. Verder is bij zowel open- en geslotenkamerhoekglaucoom een primaire en secundaire vorm te onderscheiden.

4.4.1   Primair openkamerhoekglaucoom

Dit is de meest voorkomende vorm van glaucoom. Er is een verhoogde oogdruk, in combinatie met een typische verandering van de papil en gezichtsvelduitval. Deze vorm van glaucoom komt soms familiair voor, waarbij sprake is van een multifactorieel overervingspatroon. Het betreft hier een verhoogde oogdruk bij een normale, open kamerhoek. De weerstand in het kamerwater zit dan ook ter hoogte van het trabekelsysteem of verderop in de afvloed.

Een bijzondere vorm van het primair openkamerhoekglaucoom is het normaledruk-glaucoom. Hiervoor geldt hetzelfde als bovenstaand, maar dan zonder dat de oogdruk bij herhaalde meting verhoogd is. Bij deze vorm van glaucoom spelen vaak andere risicofactoren (myopie, vasculair) een belangrijke rol.

4.4.2   Secundair openkamerhoekglaucoom

Ook hier treffen we dezelfde trias aan als bij het openkamerhoekglaucoom: verhoogde oogdruk, typische papilveranderingen en gezichtsvelduitval. Verschil is dat hier wel een oorzaak aan te wijzen is voor de verhoogde oogdruk en daarmee de glaucomateuze schade.

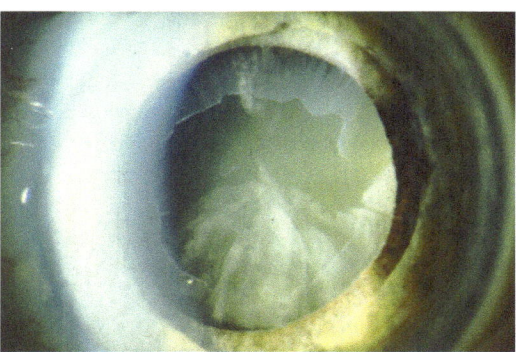

Figuur 4.3 Pseudo-exfoliatie.

Meestal bevindt de oorzaak van de verhoogde druk zich in een belemmering van de afvloed door het trabekelsysteem. De afvloed kan verstopt zijn door pigment of pseudo-exfoliatief materiaal (zie volgend kader). We spreken achtereenvolgens van een pigmentdispersieglaucoom of pseudo-exfoliatief glaucoom (■ fig. 4.3). Verder kan glaucoom bij een open kamerhoek ook secundair zijn aan een ontsteking van het trabekelsysteem of medicatie zoals corticosteroïden.

4.4.3 Primair geslotenkamerhoekglaucoom

Bij deze vorm van glaucoom is er sprake van een nauwe kamerhoek. Er kan sprake zijn van een ondiepe voorste oogkamer passend bij een korte oogas, zoals het geval is bij hoge hypermetropie. Ook kan de kamerhoek nauwer worden door zwelling van de ooglens, zoals bij cataract. Intermitterend of meer chronisch kan de kamerhoek dan worden afgesloten met belemmering van de afvloed van kamerwater en een oogdrukstijging als gevolg. Als deze blokkade acuut optreedt kan de oogdruk in korte tijd zeer fors oplopen en is er sprake van een acuut glaucoom. De kamerhoek, en hiermee de beoordeling open, nauw of gesloten, kan worden bekeken met een gonioscopielens en de spleetlamp. Ook kan de kamerhoekwijdte aan de spleetlamp geschat worden met de methode van Van Herick (zie hiervoor verder ► H. 8).

4.4.4 Secundair geslotenkamerhoekglaucoom

Secundair kan de kamerhoek worden afgesloten door verklevingen na een uveïtis, vorming van neovascularisatie in de kamerhoek bij bijvoorbeeld diabetische retinopathie of retinale veneuze occlusie.

4.4.5 Congenitaal glaucoom

Een bijzondere, weinig voorkomende vorm van glaucoom is aangeboren. Het betreft meestal een afwijkingen van het afvloedsysteem. Omdat bij pasgeborenen de sclera nog rekbaar is, zal een verhoogde oogdruk aanleiding geven tot 'groei' van het oog: de zogenoemde buphthalmus.

Pseudo-exfoliatie (PEX) en pigmentdispersie (PDS)

Deze 'syndromen' zijn bij spleetlamponderzoek te herkennen. Beide kunnen aanleiding geven tot verhoogde oogdruk en daarmee tot glaucoom. Pseudo-exfoliatie komt voor bij 1–10 % van de bevolking boven de 50 jaar. Percentage van voorkomen wordt vooral bepaald door regionale verschillen (noord meer dan zuid) en ras. Bij het syndroom wordt micro-elastische vezels gemaakt door de basaalmembranen in het oog. Dit materiaal slaat vervolgens neer op onder andere het lensoppervlak en in het trabekelsysteem. Doordat de iris over het lensoppervlak beweegt bij pupilbewegingen, schilfert het materiaal van het lensoppervlak af en geeft het typische beeld van 'pseudo-exfoliatie'. Door verstopping van het trabekelsysteem kan de afvloed verslechteren en de oogdruk stijgen. Indien dit tot de typische schade leidt zoals bij glaucoom, spreekt men van een pseudo-exfoliatief glaucoom.

Pigmentdispersie komt bij ongeveer 2,5 % van de blanke bevolking voor. Bij dit syndroom komt pigment vrij uit het pigmentblad van de iris. Het komt vooral voor bij myope mensen bij wie de iris dan ook nog een wat concave vorm heeft. Hierdoor 'hangt' de iris als het ware over de ophangbandjes (zonulae) van de lens en kan de iris bij pupilbewegingen pigmentcellen verliezen door schuren langs de zonulae. Deze pigmentcellen zetten zich af tegen het endotheel: de Krukenberg-spindle en in het trabekelsysteem. Hier kan het tot verstopping leiden met stijging van de oogdruk. Bij aanwijzingen van glaucomateuze schade spreekt men in dit geval van een pigmentdispersieglaucoom.

Classificatie glaucoom

- openkamerhoekglaucoom:
  - primair;
  - secundair: PEX, PDS, uveïtis, corticosteroïden, na trauma.
- geslotenkamerhoekglaucoom:
  - primair;
  - secundair: verklevingen bij uveïtis of neovascularisatie.
- congenitaal glaucoom.

4.5   Diagnostiek van glaucoom

4.5.1   Openkamerhoekglaucoom

Diagnostiek van een openkamerhoekglaucoom is niet iets waartoe de gemiddelde huisarts is uitgerust. Een openkamerhoekglaucoom zal tot in een verder gevorderd stadium geen of weinig klachten geven. Onderzoek zal dan dus de diagnose aan het licht moeten brengen.

Onderzoek bestaand uit oogdrukmeting, gonioscopie ter beoordeling van de kamerhoek, beoordeling van de papil, pachymetrie en gezichtsveldonderzoek. In toenemende mate speelt ook de OCT een rol in glaucoomdiagnostiek. In de samenhang van resultaten van deze onderzoeken ligt de sleutel tot de glaucoomdiagnostiek. Lees over deze aanvullende onderzoeken verder in ► H. 15.

In de huisartsenpraktijk zal het vooral gaan om het opsporen van risicopatiënten. Een goede (familie-)anamnese, eventueel aangevuld met oogdrukmeting, spleetlamponderzoek (PEX en PDS) en papilonderzoek is daarvoor voldoende.

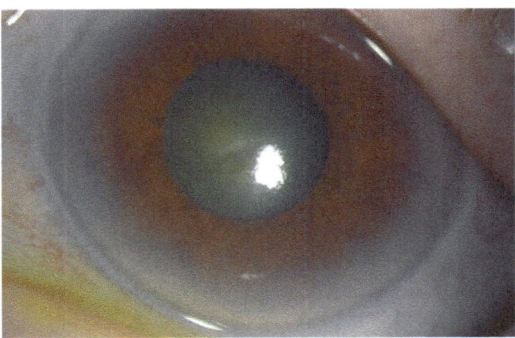

■ **Figuur 4.4** Acuut glaucoom.

4.5.2 Geslotenkamerhoekglaucoom

Het geslotenkamerhoekglaucoom kan wel aanleiding geven tot klachten. Als het om de acute vorm gaat, zijn deze klachten zelfs zeer heftig (■ fig. 4.4). Patiënten kunnen zeer ziek zijn: hoofdpijn, misselijkheid met braken. De oogklachten van (geringe) roodheid, wazig zien en pijn rond het oog, kunnen hierdoor zelfs naar de achtergrond worden verdreven. Bij de meer chronische vorm zijn de klachten veel milder en meestal intermitterend. Er kunnen episodes zijn van wat pijn om het oog, of het zien van halo's rond lichtbronnen door zwelling van de cornea. Omdat bij een nauwe kamerhoek verwijding van de pupil een uitlokkende factor is, krijgen patiënten vooral klachten als het schemerig wordt.

4.6 Behandeling van glaucoom

De behandeling van glaucoom is erop gericht schade aan de oogzenuw te voorkomen, dan wel te stabiliseren of minstens de progressie te vertragen. Het belangrijkste middel hierbij is het verlagen van de oogdruk. Dit kan door lokale of systemische therapie, laser of operatieve ingreep. De behandeling van glaucoom vindt plaats in de tweede lijn. Voor het goed monitoren van het ziekteproces is veelvuldige controle van oogdruk, papilonderzoek aangevuld met gezichtsveldonderzoek en eventueel OCT nodig. Een veelvoorkomende oorzaak van progressie van glaucoom is de gebrekkige therapietrouw (compliantie) van de patiënt. De patiënt heeft toch immers 'nergens last van, en bovendien prikken de druppels vreselijk'. Daarom is het van groot belang dat de huisarts op de hoogte is van de glaucoommedicatie, zodat er in de eerste lijn mede zorg kan worden gedragen voor goede compliantie en het omgaan met en herkennen van bijwerkingen.

4.6.1 Openkamerhoekglaucoom

■ **Druppeltherapie**

Na de diagnose van een openkamerhoekglaucoom zal in de regel worden gestart met lokale therapie. Op dit moment zijn de prostaglandineagonisten veelal middel van eerste keus. Deze oogdruppels hoeven maar eenmaal daags te worden toegediend en kennen een mild

■ **Figuur 4.5**   **a** Verbetering van de afvoer van kamerwater wordt bereikt door het maken van een blijvende fistel, die op de grens van sclera en cornea ligt en die wordt overdekt door een lamellair scleralapje en de conjunctiva. **b** Filtratieblaas, zichtbaar als een verhevenheid van de conjunctiva boven op de oogbol. **c** Baerveldt-glaucoomfilterimplant. Het kunststof reservoir is subconjunctivaal geplaatst, en is hier niet zichtbaar. Op 10 uur-positie steekt een doorzichtig buisje in de voorste oogkamer.

bijwerkingspatroon. Ook bètablokkers zijn veelgebruikte middelen in oogdruppels ter behandeling van glaucoom. Verder zijn er oogdruppels met adrenerge agonisten en carbonanhydraseremmers ter verlaging van de oogdruk. Deze middelen kunnen als monotherapie maar ook in combinatie met elkaar (al dan niet als combinatiepreparaat) worden ingezet.

■ Laserbehandeling

Soms lukt het niet met oogdruppels de oogdruk goed onder controle te krijgen: het oogdrukdalende effect is niet groot genoeg, de bijwerkingen zijn te ernstig of het lukt patiënt niet om te (laten) druppelen. Dan kan laserbehandeling een optie zijn: een lasertrabeculoplastiek (LTP). De laserenergie richt zich op het trabekelsysteem en zorgt hier voor lokale krimping van het weefsel, dat hierdoor op andere plaatsen weer opengetrokken wordt. Op deze manier kan de afvloed worden verbeterd. Het effect is maar tijdelijk. Gemiddeld genomen kan worden gezegd dat per jaar bij 10 % van de patiënten het effect van de laserbehandeling verloren gaat.

■ Operatieve behandeling

Ook de operatieve behandeling, trabeculectomie (■ fig. 4.5), is gericht op het verlagen van de oogdruk. Dit wordt bereikt door een 'filter' aan te brengen in het oog. Het kamerwater kan dan, via een klepje in de sclera dat werkt als een ventiel, wegvloeien onder de conjunctiva. Een alternatief is het plaatsen van een (kunststof)-glaucomafilterimplantaat.

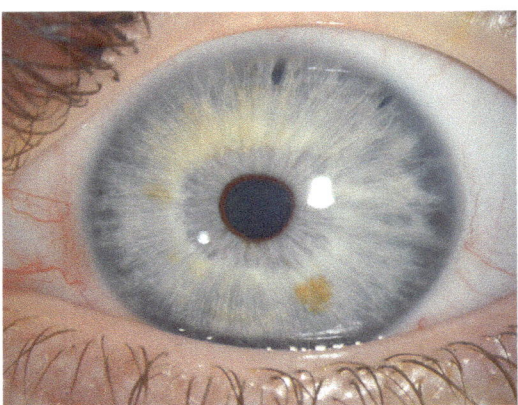

🔲 **Figuur 4.6**   Perifere laseriridotomie.

4.6.2   Geslotenkamerhoekglaucoom

De behandeling van het acute glaucoom kan al bij de huisarts worden gestart. Indien de patiënt niet te misselijk is, kan een tablet acetazolamide 500 mg worden gegeven en een druppel timolol of iopidine in het oog. Daarna is spoedverwijzing naar de oogarts geïndiceerd. Aldaar zal geprobeerd worden de oogdruk verder omlaag te krijgen en, indien de cornea helder genoeg is of na drukdaling opheldert, zal een laseriridotomie (🔲 fig. 4.6) worden verricht. Hierbij wordt met een YAG-laser met hoge energie een gaatje gemaakt in de perifere iris. Omdat een acuut glaucoom meestal te maken heeft met de bouw van het oog, loopt ook het andere oog een groot risico op een acuutglaucoomaanval. Er zal dan ook in de meeste gevallen een profylactische laseriridotomie in het andere oog worden gedaan. In geval het met name de zwelling van de ooglens is die zorgt voor (intermitterende) afsluiting van de kamerhoek, kan een lensextractie geïndiceerd zijn.

Leesadvies

European Glaucoma Society. Terminology and guidelines for glaucoma. 4th ed. Rome: PubliComm; 2014.

Websites

▶ www.eugs.org/eng/EGS_guidelines.asp.
▶ www.farmacotherapeutischkompas.nl.
▶ www.glaucoma.com.
▶ www.glaucoomvereniging.nl
▶ www.oogheelkunde.org/professionals/evidence-based-richtlijnen.

Maculadegeneratie

B. A. E. van der Pol

Samenvatting

Leeftijdgebonden maculadegeneratie (LMD) is een slijtageproces in het centrale deel van het netvlies en de belangrijkste visuele bedreiging van de ouder wordende mens. LMD of AMD (leeftijd- of *age-related macular degeneration*) treedt op vanaf ca. 55 jaar en de incidentie neemt daarna toe. Onder de mensen van 85 jaar en ouder heeft meer dan 10 % een vorm van LMD. Pas sinds ongeveer 2006 is de natte vorm van leeftijdgebonden maculadegeneratie (bij ca. 15 % van de patiënten) behandelbaar met vaatgroeiremmende middelen (anti-VEGF's). Omdat het om een grote groep patiënten gaat, legt de behandeling met intravitreaal toe te dienen anti-VEGF's, die frequent en blijvend herhaald dient te worden, een steeds groter wordend beslag op de oogheelkundige praktijken.

Y. van Leeuwen et al. (Red.), *Oogheelkunde, Praktische huisartsgeneeskunde*,
DOI 10.1007/978-90-313-9926-0_5, © 2016 Bohn Stafleu van Loghum, onderdeel van Springer Media BV

Casus

De 68-jarige mevrouw Van der Vlek bezoekt uw spreekuur, omdat zij de vorige dag na het opstaan had opgemerkt dat zij met haar linker oog de badkamertegels vervormd zag. Met het vorderen van de dag verdween het niet; ze zag vertekening van het middendeel van het beeld van het linker oog. U kent haar een jaar of drie met een licht verminderde visus van beide ogen, die heel langzaam progressief lijkt.

Bij onderzoek vindt u aan de voorsegmenten niets bijzonders. Beide lenzen zijn misschien niet meer kraakhelder, maar van echte cataracten is ook geen sprake.

De visus rechts is 0,7 en links 0,3 en verandert niet noch met sferische lenzen noch stenopeïsch. Links lijkt de visus zelfs ietsje slechter te worden via de pinhole.

Op het kaartje van Amsler kan mevrouw voor het linker oog precies aanwijzen waar de vertekening in het linker gezichtsveld zit, precies in het midden en iets daaromheen. Met het rechter oog ziet ze de Amslerfiguur netjes intact.

Bij spiegelen in mydriasis ziet u in de achterpool van het rechter oog een rommelige pigmentatie met witgelige plekjes (◘ fig. 5.1a). Links ziet u hetzelfde beeld, maar tevens – in het midden van de macula – een rood plekje (◘ fig. 5.1b).

Diagnose: lichte, droge leeftijdgebonden maculadegeneratie (LMD) beiderzijds en een conversie naar een natte LMD in het linker oog.

5.1 Droge en natte LMD

We hebben te maken met twee nauw verwante ziektebeelden, een droge atrofische LMD en een natte exsudatieve LMD, die hun pathofysiologie tot op zekere hoogte delen (zie ◘ tab. 5.1). De atrofische vorm verloopt echter langzaam en de exsudatieve maculadegeneratie is een veel sneller proces met momenten van acute verslechtering, 'rommelige' pigmentatie in macula, witgele drusen (◘ fig. 5.1 en 5.2a).

Falende optische correctie en uitblijven van verbetering en vaak zelfs enige verslechtering van de gezichtsscherpte via de stenopeïsche opening wijzen op een maculaire origine van de visusstoornis. Het vinden van redelijk transparante optische media en verandering van de normale achterpoolpigmentatie maken de diagnose maculadegeneratie rond.

De acute visusdaling en/of beeldvertekening (metamorfopsie) wijzen op een plotselinge verandering van de anatomie van de macula door optreden van oedeem en/of bloeding ten gevolge van het doorlekken van een meestal subretinale (choroïdale) neovascularisatie, die geïnduceerd werd door het in problemen verkerende retinale pigmentepitheel in de macula. Dit fenomeen is kenmerkend voor de exsudatieve LMD.

Differentiaaldiagnose bij LMD:

- maculaoedeem door andere oorzaken (als uveïtis);
- premaculaire fibrose of macula-pucker (t.g.v. premaculaire glasvochtveranderingen);
- maculagat (t.g.v. tractie door vitreoretinale fibrotische veranderingen);
- maculaire bloeding door andere oorzaak (bijv. bij ontstolling);
- sereuze chorioretinopathie (pigmentepitheelstoornis met lekkage van vocht, beïnvloed door cortisol);
- maculaveranderingen door deposities (als chloroquine);
- *adult macula dystrofy* (late-onset, meestal erfelijke maculadystrofieën);
- maculabeschadiging door trauma (stomp, actinisch).

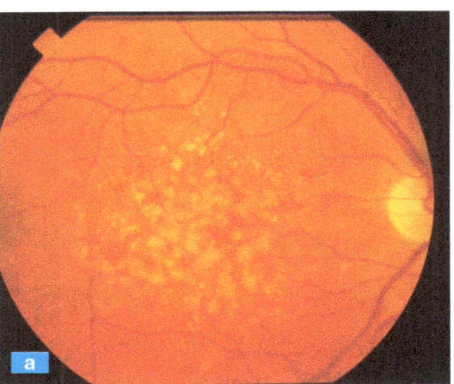 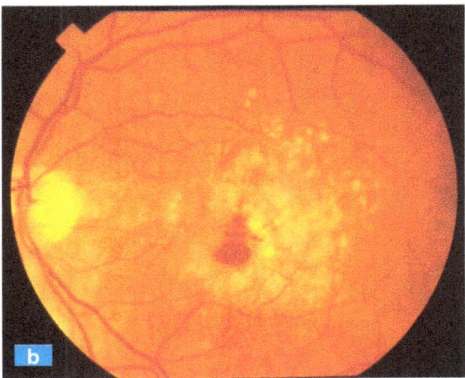

■ **Figuur 5.1** **a** Drusen in de achterpool. **b** Drusen met een bloeding ten gevolge van een subretinale neovascularisatie.

■ **Tabel 5.1** Onderscheid en overeenkomsten tussen atrofische en exsudatieve maculadegeneratie.

	atrofische (droge) LMD	exsudatieve (natte) LMD
beloop	langzame visusverslechtering (over jaren)	plotselinge visusdaling, metamorfopsie
visusmeting	visus verlaagd	visus verlaagd, metamorfopsie
refractie	niet volledig te corrigeren	niet volledig te corrigeren
stenopeïsch	geen verbetering, soms verslechtering	geen verbetering, soms verslechtering
media	relatief te geringe troebelingen	relatief te geringe troebelingen
fundus	'rommelige' pigmentatie in macula, witgele drusen (■ fig. 5.1a en 5.2a)	'rommelige' pigmentatie in macula, witgele drusen, bloeding in macula (■ fig. 5.1b en 5.2b), oedeem in macula (lastig te zien)

5.2 Beleid en behandeling

Op het verhaal van de patiënt is de diagnose van beide vormen van LMD meestal goed te stellen door de huisarts, vooral in geval van de natte vorm als daarbij een subretinale neovascularisatie doorbreekt. Met adequaat instrumentarium en enige ervaring kan de huisarts de diagnose met oogspiegelen bevestigen. Het is verstandig om de diagnose 'droge LMD' door de oogarts te laten bevestigen en op normale termijn een afspraak voor de patiënt te regelen.

Het optreden van een snelle visusdaling of metamorfopsie is een reden voor een relatieve spoedverwijzing (uiterlijk de volgende dag) naar de oogarts, omdat de neovascularisatie in een vroeg stadium dikwijls effectief bestreden kan worden met redelijk herstel van de visus of soms zelfs verbetering van de visus als resultaat.

Begeleiding van de patiënt met LMD in de huisartsenpraktijk komt vooral neer op het geven van informatie en op het juiste moment doorverwijzen naar een revalidatie-instelling als Visio of Bartiméus. Vaak is het al geruststellend om de patiënt duidelijk te maken dat hij niet totaal blind zal worden. Natuurlijk is normaal visueel functioneren dikwijls niet meer mogelijk. De droge vorm verloopt in het algemeen zo langzaam, dat veel mensen hier min of meer aan wennen. Wel is het goed om de patiënt te overtuigen dat behandeling niet mogelijk is,

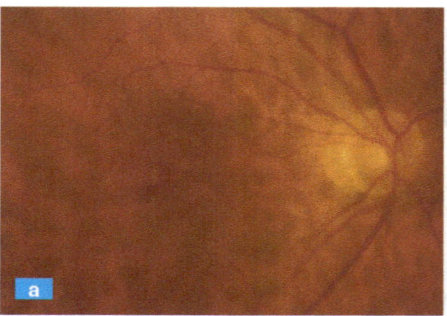 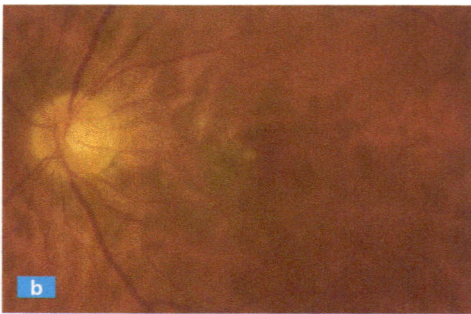

Figuur 5.2   **a** Drusen. **b** Subretinale neovascularisatie (*grijzige*, onscherpe gebied).

al is het alleen maar om een zeer teleurstellende zoektocht te voorkomen. Sommige patiënten met exsudatieve LMD kunnen de regelmatige behandeling met intraoculaire injecties als zeer belastend ervaren en zullen misschien tussen de behandelingen door wat extra aanmoediging nodig hebben. Er zijn vooralsnog geen alternatieven. Voor de droge LMD is nog geen behandeling voorhanden.

Behandeling van de exsudatieve vorm is enkel gericht op het uitschakelen van de (secundaire) neovascularisatie (zie ook ▶ H. 15). Hiervoor wordt een anti-VEGF (anti-Vasculaire Endotheliale Groei Factor) via een injectie in het glasvocht gebracht. Tot op heden worden in Nederland vooral bevacizumab (Avastin®), ranibizumab (Lucentis®) en aflibercept (Eylea®) gebruikt. Net als bij de droge LMD is ook in geval van een natte maculadegeneratie het onderliggende degeneratieve proces zelf niet werkelijk te beïnvloeden. De intraoculaire injecties moeten frequent, vaak om de paar maanden, herhaald worden. Veel mensen vinden het een beangstigend idee in het begin, maar pijnlijk is het niet. Voor het langdurige gebruik van extra voedingssupplementen en vitamines bestaat nog altijd geen overtuigend bewijs van effectiviteit.

Voor de patiënt is de diagnose LMD vaak zeer bedreigend, vooral als er een plotselinge verslechtering optreedt in geval van een exsudatieve vorm. Het is ook een bijzonder vervelende aandoening, die de gemoedsrust van de oudere patiënt ernstig in gevaar kan brengen. Als er geen andere visusbedreigende aandoeningen zijn (zoals een glaucoom), dan zal LMD nooit tot volledige blindheid leiden. Het scherpe zien zou op een zeker moment zo slecht kunnen worden dat de patiënt wat dat betreft gehandicapt raakt, maar het perifere gezichtsveld zal intact blijven en hij zal zich redelijk kunnen blijven oriënteren en mobiel kunnen blijven. Ter ondersteuning van met name het nabijzien zijn er veel mogelijkheden die uitgetest kunnen worden door revalidatie-instellingen als VISIO en Bartiméus. Contacten met actieve patiëntenverenigingen kunnen veel patiënten ook goed helpen met hun handicap te leren leven. Een binoculaire visus van 0,5 of minder maakt lezen met een gewone leesbril al moeizaam.

5.3   Pathofysiologie

De metabole *turnover* in de macula behoort tot de meest intensieve processen in ons lichaam. We realiseren ons dat niet, omdat het in absolute zin slechts een uiterst kleine anatomische structuur betreft. De macula is echter een *high power*-energieverwerker in continu bedrijf. Het retinale pigmentepitheel speelt in dit proces een cruciale rol. Niet alleen is het de basis waarop het omzettingsproces in de fotoreceptoren zich afspeelt, het zorgt ook voor afvoer van metabolieten. In de loop van het leven levert het pigmentblad langzaam maar zeker meer in van zijn afvalverwerkende capaciteit en op een zeker moment treedt obstructie op, worden afvalproducten afgezet op de basaalmembraan (van Bruch) en zien we die in de fundus als witgele drusen (◻ fig. 5.1). De verminderde functie van het pigmentepitheel uit zich in een daling van de foveale visus en gaat dikwijls gepaard met in de fundus zichtbare pigmentalteraties ('pigmentverschuivingen'). De disfunctie van het pigmentepitheel kan de prikkel zijn tot het ontstaan van neovascularisatie, zelden in de retina zelf en meestal in het direct onder de macula gelegen deel van de choroidea. Die subretinale neovascularisaties zijn geneigd tot onder de retina door te groeien, door de membraan van Bruch te breken en onder het pigmentepitheel en in het daar direct boven liggende retinale weefsel bloedingen en exsudatie te geven (◻ fig. 5.1b en 5.2b). Het degeneratieproces eindigt bij de natte vorm in een fibrotische laesie in de macula (Kuhnt-Junius-stadium). De droge maculadegeneratie eindigt in een atrofische macula, soms in een grillige vorm (geografische atrofie).

Leesadvies

NOG Nederlands Oogheelkundig Gezelschap. Richtlijn leeftijdgebonden maculadegeneratie. 2014. ▶ www.oogheelkunde.org/uploads/gT/bQ/gTbQD1fVmIDfBU4fJVt0jA/Richtlijn-LMD-GEAUTORISEERDE-VERSI0000000E-270314.pdf.

Diabetes en het oog

M. M. J. M. Brassé en M. Van den Maegdenbergh

Samenvatting

Bij de behandeling van diabetes mellitus type 2 is een belangrijke rol weggelegd voor de huisarts en daarmee ook bij de voorkoming van blindheid of slechtziendheid door diabetische retinopathie (DRP). Optimale instelling van de diabetes en de overige risicofactoren vertraagt het ontstaan ervan. Helaas zijn niet alle risicofactoren te beïnvloeden. Naast medicamenteuze behandeling is voorlichting, preventie, lifestyle-beïnvloeding en motivatie belangrijk.

Ook de screening op DRP bij type 2-patiënten, al dan niet met behulp van een praktijkondersteuner, is een taak van de huisarts. De huisarts dient voldoende inzicht te hebben in wanneer hij patiënten zelf kan vervolgen en wanneer hij dient te verwijzen. Richtlijnen zijn in dit hoofdstuk beschreven.

Y. van Leeuwen et al. (Red.), *Oogheelkunde, Praktische huisartsgeneeskunde*,
DOI 10.1007/978-90-313-9926-0_6, © 2016 Bohn Stafleu van Loghum, onderdeel van Springer Media BV

6.1   Inleiding

Diabetes mellitus is wereldwijd een groot gezondheidsprobleem. De oogheelkundige complicatie – diabetische retinopathie (DRP) – komt vaker voor naar mate de duur van de diabetes
langer is en de bloedsuikerregulatie slechter. Ongeveer 40 % van de diabeten ouder dan 40 jaar
heeft DRP, waarvan ongeveer 8 % visusbedreigend. Visusproblemen bij diabetes mellitus kunnen het gevolg zijn van:

- veranderde refractie door wisselende bloedglucosespiegels in lens en glasvocht;
- netvliesafwijkingen: diabetische retinopathie (DRP), een karakteristieke verzameling van
  retina-afwijkingen die het gevolg zijn van veranderingen in de wand van de capillairen in
  de retina.

6.2   Klachten

Visusklachten ten gevolge van wisselende bloedglucosespiegels kunnen het eerste symptoom
zijn waarvoor de patiënt hulp zoekt bij de huisarts. Door zwelling van de lens kan de refractie
veranderen. Na normalisering van de bloedglucosespiegels verdwijnen de visusklachten weer.

In het stadium van een beginnende diabetische retinopathie hoeft de patiënt geen klachten
te ervaren. Vandaar ook het belang van screening op DRP bij alle patiënten met DM. Klachten
ontstaan pas als er sprake is van maculair oedeem (verminderde visus en/of metamorfopsie)
of bij een glasvochtbloeding door lekkage van bloed vanuit een retinale vaatnieuwvorming
(vlekken of een 'gordijn').

> **Casus**
>
> Meneer Van de Beek, 55 jaar oud, meldt zich bij de huisarts met minder goed zien in de
> verte. Hij heeft alleen een leesbril. In de probleemlijst staat hypertensie als relevant voor
> de ogen. Deze is goed gereguleerd met hydrochloorthiazide. De AIOS start het oogon-
> derzoek met een visusbepaling; de visus is beiderzijds 0,5. De stenopeïsche opening geeft
> een duidelijke verbetering van de visus. Daarop besluit zij tot diagnostisch refractioneren.
> Voorzetten van een wentelglaasje met + en – 0,5 dpt resulteert in een verslechtering met
> een plus- glas en een verbetering met een min-glas. Bepaling van de niet-nuchtere bloed-
> glucose door middel van een vingerprik geeft een waarde van 18,1 mmol/l.

6.3   Epidemiologie

Volgens recente cijfers heeft een miljoen Nederlanders diabetes mellitus (DM), waarvan
200.000 mensen het niet weten. Meer dan 750.000 mensen dreigen diabetes type 2 te ontwikkelen (gestoorde glucosetolerantie). Alleen al door demografische ontwikkelingen zal het
aantal diabeten de komende twintig jaar verdubbelen.

De prevalentie van diabetische retinopathie in de diabetespopulatie is ongeveer 35 % en
komt meer voor bij DM type 1 dan type 2. De vierjaarsincidentie van DRP is na 1985 gedaald
van 19,5 % naar 2,6 %. De incidentie van ernstig visusverlies is in dezelfde periode gedaald van
9,7 naar 3,2 %. De hypothese is dat deze daling komt door verbetering in screening, diagnostiek
en behandeling van diabetes mellitus.

6.4   Risicofactoren

De belangrijkste risicofactor voor het ontwikkelen van een DRP is de *duur* van de diabetes, gevolgd door het Hba1c als maat voor de instelling van de DM. Een slechte *instelling* van de diabetes is dus ook een risicofactor. Type 1-diabeten hebben meer voordeel van een strakke instelling dan type 2-diabeten.

Systolische bloeddruk is eveneens geassocieerd met retinopathie, maar zwakker dan de duur en het Hba1c. Gestreefd moet worden naar een systolische waarde van <140 mm Hg. Een sterke stijging van de bloeddruk gaat gepaard met progressie van de retinopathie. Er is een indicatie dat retinopathie voorafgegaan dan wel begeleid wordt door meerdere risicofactoren, zoals een verhoogde bloeddruk.

Totaal cholesterol is niet geassocieerd met retinopathie alhoewel het gebruik van lipiden-verlagende medicatie juist weer wel een verlaging van het risico geeft.

Een verhoogde albumine-kreatinineratio geeft een toename van het risico op retinopathie. Roken is een risicofactor waarover de gegevens tegenstrijdig zijn.

Zwangerschap en diabetes is geassocieerd met een snelle (tijdelijke) toename van de DRP.

Cardiovasculaire aandoeningen waaronder CVA en nefropathie zijn eveneens geassocieerd met DRP.

In bepaalde families komt DRP frequenter voor.

Veel diabetespatiënten krijgen geen DRP omdat de bloedglucose en andere cardiovasculaire risicofactoren goed zijn gereguleerd of door nog onbekende beschermingsmechanismen. Medische controles, screening en behandeling van elke individuele DM-patiënt moet multifactorieel bepaald worden. Het in kaart brengen van de risicofactoren helpt de huisarts bij het opsporen van hoogrisicopatiënten.

6.5   Pathofysiologie

Vervolg casus

Bij de 55-jarige meneer Van de Beek is een 'gewone' myopie geen optie. De myopisatie moet een andere oorzaak hebben, bijvoorbeeld nucleair cataract of een verhoogde glucose-spiegel. De AIOS wil nog een tweede meting doen en laat de patiënt de volgende ochtend nuchter terugkomen in de praktijk. De nuchtere plasmabloedglucose is 18,6 mmol/l, waarmee de diagnose diabetes mellitus bevestigd wordt.

Bij DM type 1 ontstaat de DRP op zijn vroegst pas na enkele jaren. Bij DM type 2 is het risico op het ontstaan van een DRP reeds aanwezig voordat de diagnose DM gesteld wordt. Het is dan ook belangrijk dat een patiënt met recent ontdekte DM type 2 ook oogheelkundig gescreend wordt.

Diabetische retinopathie is een microangiopathie waarbij vooral de kleine bloedvaten kwetsbaar zijn voor verhoogde bloedsuikers. Toegenomen intracellulair glucose wordt omgezet in sorbitol. Dit proces veroorzaakt cellulaire disfunctie en op den duur celschade. Men neemt aan dat in het preklinische stadium van DM het verlies van endotheelcellen gecompenseerd wordt door celdeling. Dit herstelmechanisme schiet op den duur tekort waardoor wijzigingen ontstaan in het retinale vaatbed.

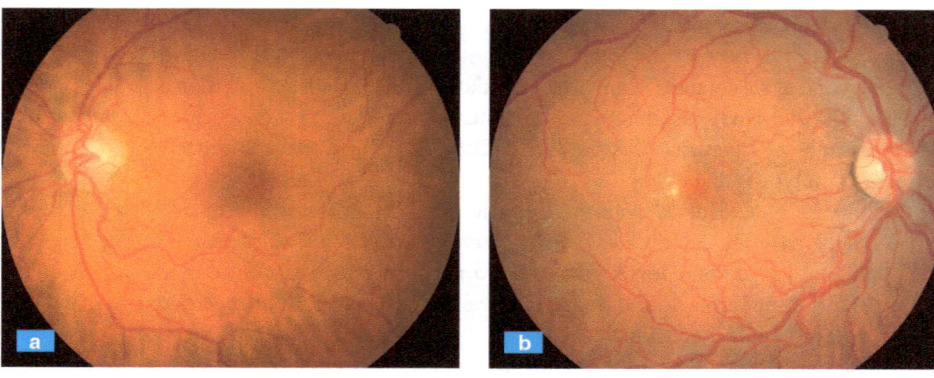

⬛ Figuur 6.1   a Microaneurysma's en bloedingen. **b** Bloedingen en harde exsudaten.

De afwijkingen in de retina kunnen zich in de loop van maanden tot jaren uitbreiden. De vasculaire verstoringen bij DRP worden gekenmerkt door storing in de permeabiliteit en afsluiting en non-perfusie van de haarvaten. De kernbegrippen van de DRP zijn dan ook ischemie en vaatlekkage. De beginstadia kenmerken zich door vasculaire occlusie en dilatatie; bij toenemende ischemie ontstaat vaatnieuwvorming. Hierbij spelen endotheliale groeifactoren een rol zoals VEGF-A. Als gevolg van lekkage treden neerslagen op (exsudaten) en vochtophopingen (oedeem). *Cotton wool spots* (oude term: zachte exsudaten) zijn micro-infarcten.

> **Vervolg casus**
>
> De AIOS start de behandeling conform de adviezen in de standaard *Diabetes Mellitus* van het NHG. De manier van oogcontrole bespreekt ze met haar opleider.

Indien de huisarts zelf funduscopie verricht, of eventueel fundusfoto's beoordeelt, zijn de volgende afwijkingen van de retina passend bij diabetische retinopathie:

- Bij een vroege diabetische retinopathie zijn er *microaneurysma's* (⬛ fig. 6.1a), vaak niet te onderscheiden van *kleine bloedingen*. De vorm van de meer uitgebreide bloedingen is afhankelijk van de lokalisatie waar de bloedingen ontstaan. Vlamvormige bloedingen ontstaan in de meer oppervlakkige zenuwvezellaag. Intraretinale bloedingen, afkomstig van de venulen en capillairen, ontstaan in de middelste laag. De bloedingen in de diepere retinale lagen zijn vaak donkere, ronde bloedingen.
- Bij toename van de DRP ziet men *exsudaten* (⬛ fig. 6.1b), vaak harde exsudaten genoemd, ter onderscheiding van de verouderde term 'zachte exsudaten' voor cotton wool spots. Harde exsudaten zijn het gevolg van chronisch retinaal oedeem, ontstaan op het grensgebied tussen de oedemateuze en normale retina en bestaan uit lipoproteïnen en met vet gevulde macrofagen. Het zijn wasachtige witgele, meestal goed begrensde laesies, vaak gegroepeerd in hoopjes of ringen, gelegen rond lekkende microaneurysmata. Ze kunnen geleidelijk in omvang toenemen maar ook resorberen bij verbeterde instelling van de diabetes.
- *Diabetisch maculaoedeem* is de meest voorkomende oorzaak van visusverslechtering bij diabetespatiënten. Ook beeldvervormingen (metamorfopsie) kunnen optreden. Dit kan getest worden met de Amslerkaart. Het oedeem ontstaat ten gevolge van lekkage uit microaneurysma's en verwijde gedilateerde capillaire segmenten in de maculastreek. Het

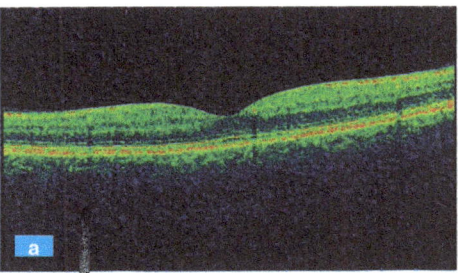
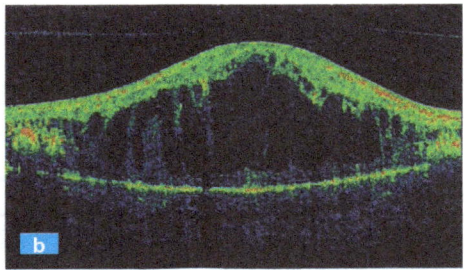

Figuur 6.2 **a** Normaal OCT. **b** Maculaoedeem: de macula is flink verdikt en de foveadepressie is niet meer zichtbaar. Let op de cysteuze distributie van het vocht; vandaar de term 'cysteus maculaoedeem'.

is op een fundusfoto slecht te herkennen. Onderzoek met behulp van een spleetlamp en een contactlens of hogeresolutie-niet-contactlens (het 90 of 78 dpt-lensje), fluorescentie-angiografie (FAG) of een OCT maken het oedeem zichtbaar (fig. 6.2).

- *Cotton wool spots* zijn het gevolg van micro-infarcten en bestaan uit neuronaal debris. Het zijn witte, wollige, niet scherp begrensde laesies. Deze afwijkingen zijn dus tekenen van ischemie en passen bij een matige of ernstige DRP.
- Bij ernstige DRP zien we *intraretinale microangiopathie (IRMA)*: dit zijn intraretinale afwijkingen die het gevolg zijn van occlusies in het capillair vaatbed waarbij proximaal van deze verstoppingen kronkelende verwijdingen ontstaan en zichtbaar worden. De afwijkingen worden weleens verward met vaatnieuwvormingen. De IRMA bevinden zich echter in het niveau van de retina, terwijl vaatnieuwvormingen zich vóór de retina ontwikkelen.
- Ook de *venulen* vertonen bij DRP veranderingen, zoals segmentatie als gevolg van lokale vernauwing en verwijding. Er ontstaat het beeld van een 'rozenkrans' of een 'rij worstjes'.
- Veranderingen van de *arteriolen*, zoals subtiele dilatatie, zijn vaak een eerste teken van ischemie. Bij toename van de ischemie zien we zilverdraadvorming en obliteratie van vaten.
- Bij verslechtering van de retinale en choroïdale perfusie en dus toename van ischemie van de retina ontstaat retinale *vaatnieuwvorming (proliferatieve diabetische retinopathie)*. Deze neovascularisaties staan onder invloed van vasculaire groeistoffen waaronder de endotheliale groeifactor (VEGF). Ze groeien uit het niveau van de retina het glasvocht in en zijn van slechte kwaliteit. Het risico op bloedingen in de retina en glasvocht is groot. Deze afwijkingen kunnen leiden tot irreversibel visusverlies. Continue voortschrijdende ischemie kan leiden tot vaatnieuwvorming ook ter hoogte van de iris (rubeosis iridis). Indien dit geconstateerd wordt, is er sprake van een zeer ernstige proliferatieve DRP die snelle interventie vereist in verband met het risico op neovasculair glaucoom.

Vervolg casus

In de huisartspraktijk waar meneer Van de Beek patiënt is, wordt de fundusscreening bij DM georganiseerd door middel van fundusfoto's in een mobiele unit. De POH-somatiek meldt hem aan en hij kan volgende week een screening op DRP krijgen door middel van fundusfoto's in een naburig dorp.

De uitslag: een microaneurysma in het OD. Advies: controle via de volgende oproep van de screeningsorganisatie.

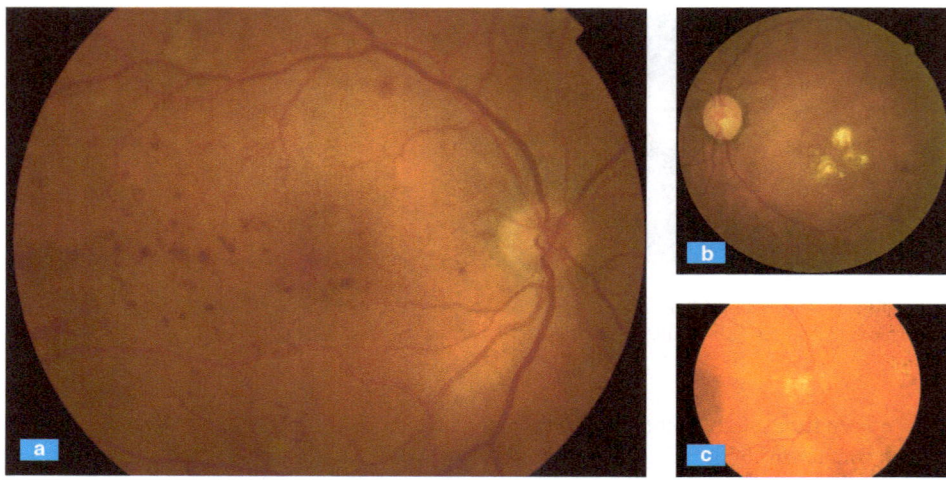

◘ Figuur 6.3 **a** Ernstige NPDRP waarbij bloedingen op de voorgrond staan, mogelijk als teken van hypertensieve component. **b** Ernstige NPDRP waarbij exsudatieve afwijkingen op de voorgrond staan. **c** Proliferatieve DRP.

6.6 Indeling

Het is van belang een algemeen geaccepteerde indeling te hebben in het kader van onderzoek en behandeling. Voor de huisarts is het vooral belangrijk te weten welke patiënten hij zelf kan vervolgen en welke patiënten verwezen dienen te worden. De volgende indeling van DRP is oplopend in ernst:

1. Geen diabetische retinopathie. Er worden geen van de beschreven afwijkingen gevonden.
2. *Non-proliferatieve diabetische retinopathie* (NPDRP) (voorheen: achtergronds- of *background* retinopathie):
    — 1.1a: geringe NPDRP; maximaal 1 aneurysma of stipvormige bloeding per oog;
    — 1.1b: geringe NPDRP; enkele aneurysma's en/of stipvormige bloedingen, geen overige afwijkingen;
    — 1.2: matige NPDRP; meer dan stadium 1 maar minder dan stadium 3; bijvoorbeeld enkele microaneurysma's en/of kleine bloedingen plus harde exsudaten of cotton wool spots of meer dan enkele microaneurysma's en/of bloedingen;
    — 1.3: ernstige NPDRP; een van de afwijkingen passend bij de 4-2-1-regel of alle overige non-proliferatieve DRP-afwijkingen (◘ fig. 6.3a en 6.3b),
      – 4-2-1-regel: ernstige intraretinale bloedingen en microaneurysma's in elk van de **4** kwadranten; veneuze kralenkrans (*venous beading*) in **2** of meer kwadranten; IRMA's in **1** of meer kwadranten;
    — 1.4: zeer ernstige NPDRP (voorheen de preproliferatieve DRP); twee of meer criteria voor de ernstige NPDRP.
3. *Proliferatieve diabetische retinopathie* (◘ fig. 6.3c). Er ontstaan vaatnieuwvormingen op het netvlies en/of op de papil. Hierbij zien we kluwenvormige nieuwe vaten op de papil of het netvlies. Er wordt onderscheid gemaakt in niet-hoog risico, hoog en ernstig risico.

4. *Diabetische maculopathie*, klinisch relevant maculaoedeem. Verdikking van de retina als gevolg van oedeem of harde exsudaten dicht in de buurt van het centrum van de macula, ongeacht de eerder beschreven afwijkingen.

6.7 Screening op DRP en verwijzen

Zoals eerder beschreven geeft een diabetische retinopathie aanvankelijk geen of nauwelijks klachten. Vandaar dat het belangrijk is de aandoening in een vroeg stadium op te sporen voordat er visusafwijkingen of onherstelbare schade is opgetreden.

De huisarts verwijst de diabetes type 1-patiënten door naar de internist of endocrinoloog. Deze zal de diabetespatiënten behandelen en begeleiden. Hierbij hoort ook een verwijzing naar de oogarts die de patiënt levenslang onder controle zal houden. De eerste vijf jaar na de diagnosestelling zijn er meestal geen noemenswaardige retinopathieafwijkingen.

Afhankelijk of er al dan niet afwijkingen aantoonbaar zijn en afhankelijk van de ernst van de afwijkingen die aanwezig zijn, zal de controlefrequentie bij de oogarts tussen 2 en 24 maanden liggen.

Diabetes mellitus type 2-patiënten staan onder controle van de huisarts en worden behandeld en begeleid conform de NHG-richtlijnen. Diabetespatiënten type 2 de novo dienen binnen drie maanden een oogheelkundige onderzoek te ondergaan. Tot voor kort werden deze patiënten jaarlijks gecontroleerd. In de nieuwe standaard is het advies oogheelkundige screening om de twee jaar. Waarschijnlijk is een individueel interval op basis van risico-inventarisatie veiliger en kosteneffectiever.

6.8 Behandeling

Voorkomen en vertragen van het ontstaan van oogheelkundige complicaties bij diabetespatiënten is belangrijk. Een optimale instelling van de diabetes mellitus en behandeling van de overige risicofactoren door de huisarts of internist is hiervoor van groot belang.

Als er afwijkingen zijn ontstaan, bepaalt de aard van de afwijking wat de behandeling van voorkeur is. Lokale harde exsudaten door bijvoorbeeld lekkende microaneurysma's kunnen na een focale laserbehandeling verdwijnen. Grote gebieden met ischemie worden met laser behandeld om retinale neovascularisatie te voorkomen of te doen verdwijnen. Diabetisch maculair oedeem kan met anti-VEGF-injectie in het vitreum worden verminderd. Indien er sprake is van een glasvochtbloeding of retinale tractie door retinale vaatnieuwvormingen is vaak een vitrectomie nodig.

Er wordt uitvoeriger ingegaan op de behandeling door de oogarts in ▶ H. 15 Specialistisch oogheelkundig onderzoek en behandeling.

Bij patiënten met ernstige visusafwijkingen is begeleiding door een *low vision*-centrum zeer aan te bevelen.

Leesadvies

Richtlijn Diabetische Retinopathie. Nederlands Oogheelkundig Gezelschap. Alphen aan den Rijn: Van Zuiden Communications bc; 2006.

Retinale vaatafwijkingen

J. E. E. Keunen, J. M. M. Hooymans en Y. van Leeuwen

Samenvatting

Vaatafwijkingen in de retina zijn voor de huisarts op twee manieren van belang. In de eerste plaats kunnen vaataccidenten in de retina tot ernstig gezichtsverlies leiden. Ten tweede wijzen ze op mogelijke vaatschade elders in het lichaam, met name in de nier. Dit geldt zowel voor vaatschade door atherosclerose als door hypertensie. De arteriolen in de nier zijn vaak gelijktijdig met de retinale arteriolen aangetast. Een nauwgezette cardiovasculaire surveillance is aangewezen als retinale vaatschade is geconstateerd. Risicofactoren voor retinale vaatschade zijn hypertensie, arteriosclerose en diabetes. In dit hoofdstuk worden de eerste twee besproken. Aan diabetes wordt een apart hoofdstuk gewijd (zie ► H. 7), omdat deze aandoening op meerdere manieren tot oogheelkundige schade leidt.

Dit hoofdstuk is een bewerking van het hoofdstuk Retinale afwijkingen van J.E.E. Keunen en J.M.M. Hooymans dat eerder is verschenen in het *Leerboek oogheelkunde*, onder redactie van H. Tan, B.A.E. van der Pol en J.S. Stilma. Houten: Bohn Stafleu van Loghum, 2013.

Y. van Leeuwen et al. (Red.), *Oogheelkunde, Praktische huisartsgeneeskunde*,
DOI 10.1007/978-90-313-9926-0_7, © 2016 Bohn Stafleu van Loghum, onderdeel van Springer Media BV

7.1   Hypertensieve retinopathie

De taak van de huisarts bij een hypertensieve retinopathie ligt vooral op het gebied van preventie. Een adequaat cardiovasculair risicomanagement, conform de hiervoor geldende standaarden, draagt bij aan het voorkomen van hypertensieve oogafwijkingen. Slechts 6 % van de hypertensieve patiënten heeft retinale vaatafwijkingen die aan de hypertensie zijn gerelateerd. Omgekeerd sterft als zij niet behandeld worden binnen vijf jaar > 90% van de patiënten met ernstige retinale tensiegerelateerde vaatafwijkingen. Strikt management van het cardiovasculaire risico door de huisarts is in deze gevallen aangewezen, evenals controle van de nierfunctie.

> **Casus**
>
> De heer Van Staal, 61 jaar oud, is bekend met hypertensie die goed gereguleerd is met een ACE-remmer. Onlangs is bij hem diabetes geconstateerd en in het kader daarvan zijn fundusfoto's gemaakt. De rapportage daarvan luidt: ietwat gestrekte en vernauwde arteriolen. Geen exsudaten, geen cotton wool spots, geen microaneurysma's en geen bloedingen.
> Conclusie: geen diabetische retinopathie; de wat gestrekte en vernauwde arteriolen maken controle van de bloeddruk noodzakelijk.

> **Casus**
>
> De heer Tahimi, van Hindoestaanse afkomst, is 55 jaar. U ziet hem voor het eerst. Hij is afkomstig van de Caraïben en nog niet eerder op het spreekuur geweest. Hij zegt sinds een week minder te zien. De huisarts meet de visus. Deze is beiderzijds met correctie (eigen bril) 0,3 en verbetert niet met + 0,50 en − 0,50-glas of stenopeïsche opening. Bij zowel indirecte als directe funduscopie is het volgende beeld zichtbaar: cotton wool spots, streepvormige bloedingen en papiloedeem.
> De vervolgens gemeten tensie is 220/150.

Hypertensie is een aandoening die het gehele vaatbed betreft, dus in principe ook retinale vaten. Bij lichte hypertensie komen retinale afwijkingen echter nauwelijks voor. De goede cardiovasculaire surveillance in Nederland heeft het aantal gevallen van ernstige hypertensieve retinopathie, met name hypertensieve crises (vroeger maligne hypertensie genoemd), sterk doen verminderen. Men dient daarop wel verdacht te zijn bij familiaire belasting en migranten. Waar vroeger een uitgebreide indeling werd gehanteerd aan de hand van de beschrijving van het vaatbeeld (kaliberwisselingen, al dan niet gestrekt vaatverloop, overkruisingsfenomenen) is dit niet langer gebruikelijk. Alleen de aanwezigheid van tekenen van daadwerkelijke *vaatschade* (stervormige harde exsudaten in de macula, cotton wool spots, bloedingen) en papiloedeem worden nog eenduidig beoordeelbaar en relevant geacht.

De primaire reflex van de retinale arteriolen op systemische verhoogde bloeddruk is vasoconstrictie. Pre-existente arteriosclerose vermindert deze reflex. Puur hypertensieve veranderingen ziet men dan ook voornamelijk bij jonge mensen. Bij aanhoudende verhoogde bloeddruk ontstaat er vaatlekkage als gevolg van beschadigingen van de arteriolen. Dit uit zich in intraretinale bloedinkjes en harde exsudaten, witgele scherpbegrensde stippen in het fundusbeeld die duiden op neerslag van eiwit en vet. Deze neerslagen zijn soms gegroepeerd rond lekkende microaneurysma's, leidend tot een krans van exsudaten, de maculaster (circinata) (■ fig. 7.1).

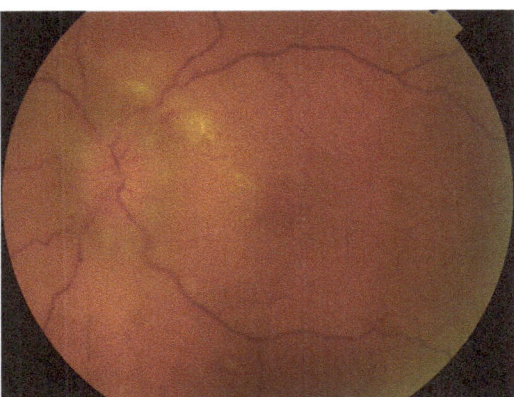

Figuur 7.1 Hypertensieve retinopathie.

In het stadium daarop ontstaat focale ischemie, zichtbaar als cotton wool spots – witte dotten in het fundusbeeld – (zie ◻ fig. 7.3) met een onscherpe contour en streepvormige bloedingen. Dit zijn oppervlakkige bloedingen in de retinale zenuwvezellaag, vandaar het streepvormig aspect.

Bij zeer hoge tensies ontstaat door nonperfusie van retina- en choroideavaten oedeem van papil en macula. Het gevolg is een visusdaling.

Ook afsluiting van een arterieel of veneus vat kan onderdeel zijn van beschadiging van het retinale vaatbed door hypertensie. Zie de volgende paragraaf voor een bespreking hiervan.

Verlagen van de bloeddruk is obligaat bij hypertensieve retinopathie. Dit verlaagt het risico op verdere retinale schade.

Een adequaat cardiovasculair risicomanagement, conform de geldende standaarden, draagt bij aan het voorkomen van hypertensieve oogafwijkingen. Zoals eerder gesteld is dit in Nederland tegenwoordig goed geregeld. Screening is niet geïndiceerd. Daarvoor is het percentage afwijkingen op de totale groep van hypertensieven te klein. Omgekeerd gaat er een duidelijke waarschuwing uit van aangetoonde hypertensieve retinopathie. Is daarvan sprake, dan betreft het vaker therapieresistentie of een niet-compliante patiënt met hoge diastolische waarden. Deze nopen tot verscherpte surveillance en behandeling. Daar de arteriolen van retina en nieren grote overeenkomsten vertonen, komen afwijkingen in deze organen nogal eens gelijktijdig voor. Ernstige retinale afwijkingen vragen derhalve om onderzoek naar albuminurie en verminderde nierfunctie.

7.2 Arteriële vaatafsluiting

Casus

U ontvangt een bericht van de huisartsenpost dat mevrouw De Jong, 63 jaar, op consult is geweest met een acuut visusverlies OS. Directe verwijzing naar de oogarts heeft plaatsgevonden.

De berichtgeving van de oogarts is als volgt:
- Een 63-jarige dame, bekend met hypertensie, waarvoor medicatie (ACE-remmer + diureticum). Sinds enkele uren ernstige visusdaling OS. Geen pijn aan de slaap.
- Visus OD: 1,25 OS: < 0,1.

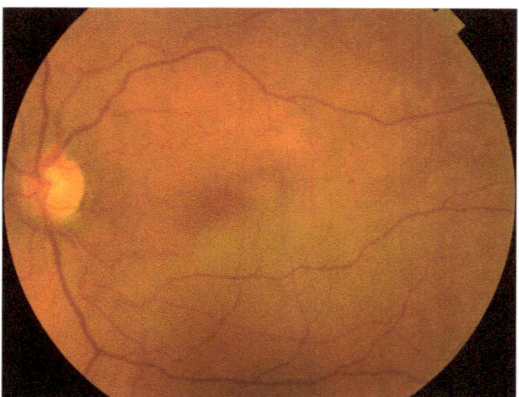

■ **Figuur 7.2**   Branch retinal artery occlusion.

- Spleetlamp: geringe lenssclerose.
- Funduscopie: OD nauwe arteriolen; OS extreme nauwe vaten, een wittige retina en een kersrode macula.
- Diagnose: arteria centralis retinae occlusie OS. Mevrouw is uitgelegd dat de visus OS niet zal verbeteren.
- Advies: cardiovasculair risicomanagement ter voorkoming van een arteriële occlusie in het goede oog of elders in het lichaam. Over het preventief voorschrijven van carbasalaatcalcium (Ascal) bestaat geen overeenstemming in de literatuur.

Bij *arteriële* vaatafsluitingen gaat het om acht à negen nieuwe gevallen per 100.000 per jaar, dus in de huisartspraktijk (norm 2.500) is dat eenmaal in de vier jaar. Een arteriële vaatafsluiting is een aandoening waarbij de a. centralis retinae of een zijtak acuut afgesloten raakt, waardoor de retina ischemisch wordt. De gebruikelijke termen hiervoor zijn: *central retinal artery occlusion* (CRAO) of *branch retinal artery occlusion* (BRAO) (■ fig. 7.2). De oorzaak is meestal een embolie. Kenmerkend is de acute eenzijdige, zeer ernstige visusdaling en/of gezichtsvelduitval, soms voorafgegaan door een tijdelijke visusdaling van enkele minuten. Het oog is niet pijnlijk of rood (zoals bij acuut glaucoom).

De patiënt is doorgaans ≥ 60 jaar en heeft vaak hypertensie en/of diabetes mellitus. De visus varieert van goed tot slechts lichtperceptie. Bij een occlusie van een arterietak waarbij de fovea gespaard blijft, is de visus goed, maar ontbreekt een deel van het gezichtsveld dat correspondeert met het verzorgingsgebied van de afgesloten arterietak. Bij funduscopie zijn draaddunne arteriën te zien. Een enkele keer is een embolus zichtbaar in een vaatbifurcatie. Pas enkele uren na de afsluiting wordt de ischemische retina oedemateus en daardoor grijs-wit, terwijl de macula hierin rood afsteekt omdat boven de macula geen oedemateuze zenuwvezels liggen en de choroidea goed doorbloed blijft. Na een paar dagen trekt het retinaoedeem weg en wordt de papil geleidelijk bleek.

Bij een acute visusdaling met gelijktijdige klachten van pijn aan de slaap, pijn bij het kauwen en spierreuma in de voorgeschiedenis moet men aan een arteriitis temporalis denken. Verder exploreren van de oorzaak (onder andere arteriitis temporalis) is zeker zinnig; echter, de acute visusdaling alleen al is reden voor spoedverwijzing naar de oogarts (zie verder ► H. 8).

Er is geen bewezen effectieve behandeling voor een arteriële vaatafsluiting. Met oogdruk-verlagende middelen zoals oogmassage, paracentese van de voorste oogkamer en antiglau-comateuze medicamenten wordt in de eerste zes uur geprobeerd de circulatie te herstellen. Zowel met als zonder behandeling treedt bij een klein aantal patiënten enig visusherstel op. Is er sprake van arteriitis temporalis dan worden met spoed hoge doseringen intraveneus corti-costeroïden gegeven met als primair doel een arterie-occlusie in het andere oog en systemische complicaties te voorkomen. Aanvullend onderzoek naar de bron van de arteriële emboliëen (hart, duplex carotiden) – en meer in het algemeen naar onderliggend cardiovasculair lijden – is geïndiceerd. De patiënt is mogelijk gebaat bij een verwijzing naar een *low vision*-centrum.

Bij amaurosis fugax (letterlijk: vluchtige blindheid) is er sprake van een *kortdurende* en *voorbijgaande* visusdaling, met volledig herstel binnen vijf tot dertig minuten. Ook hier is meestal sprake van een retinale arteriële vaatafsluiting in één oog, door een vaatkramp of kleine embolus die afkomstig kan zijn uit hart of halsslagader, in dit geval van tijdelijke aard. Men zou kunnen zeggen: wat een TIA is als voorbode van een mogelijk CVA, is amaurosis fugax voor een definitieve arteriële vaatafsluiting in de retina, maar ook in de hersenen! Bij amaurosis fugax zijn in 25 % van de gevallen op een MRI multipele kleine herseninfarctjes te zien. Ook hier weer is het cardiovasculair risicomanagement van het grootste belang. Maar het daarbij laten zou te weinig zijn. Het is zeker aan te bevelen oriënterend onderzoek te doen naar de meest waarschijnlijke oorzaak: retinovasculair, cerebrovasculair of cardiovasculair. Met neuroloog c.q. cardioloog en de patiënt zal de mogelijkheid van een antistollingsmedicament worden besproken.

7.3 Veneuze vaatafsluitingen

Bij een occlusie van de *vena* centralis retinae (CRVO: *central retinal vein occlusion*) (prevalentie 4,5), bestaat er een afsluiting ter hoogte van de lamina cribrosa, de zeefbeenplaat in de kop van de oogzenuw.

We onderscheiden een ischemische en een niet-ischemische vorm; 75 % van de patiënten heeft de mildere niet-ischemische vorm. Diabetes mellitus, hypertensie en vaatsclerose zijn de meest voorkomende geassocieerde systemische aandoeningen. Bij de ischemische vorm daalt de visus aanzienlijk, vaak in de orde van 0,1 tot 1/300. Bij de niet-ischemische vorm is de visus goed tot iets verlaagd. Soms heeft de patiënt prodromaal last gehad van wazig zien.

De diagnose wordt gesteld op het oogspiegelbeeld. De venen zijn verwijd en gekronkeld en afhankelijk van de ernst van de ischemie zijn er in meer of mindere mate bloedingen en cotton wool spots zichtbaar (◘ fig. 7.3a). Meestal zijn de papil en de macula oedemateus. Als de occlusie wat langer bestaat, kunnen zich vaatnieuwvormingen of collateralen ontwikkelen. Met behulp van fluorescentieangiografie kan de avasculariteit van het betreffende deel van de retina zichtbaar worden gemaakt.

Bij ongeveer 40 % van de patiënten met een ischemische occlusie van de vena centralis re-tinae ontstaat binnen drie maanden vaatnieuwvorming op de iris. Deze patiënten ontwikkelen een neovasculair glaucoom dat zonder behandeling leidt tot een blind en pijnlijk oog. Vaat-nieuwvormingen kunnen ook op de papil of in de retina ontstaan met mogelijk glasvochtbloe-dingen tot gevolg. Of de visus herstelt, wordt vooral bepaald door het al dan niet ischemisch zijn van de occlusie. Bij de niet-ischemische vorm blijft het choriocapillaire vaatbed intact, wat de voeding van de macula waarborgt. Bij de ischemische vorm is er sprake van maculaschade en is de visusdaling doorgaans onomkeerbaar.

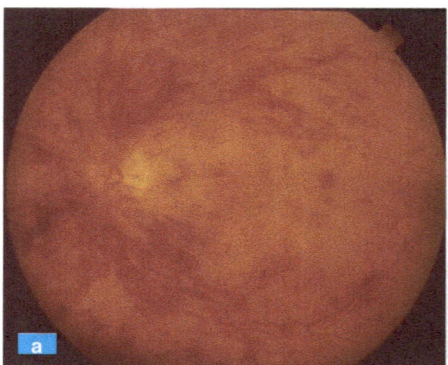 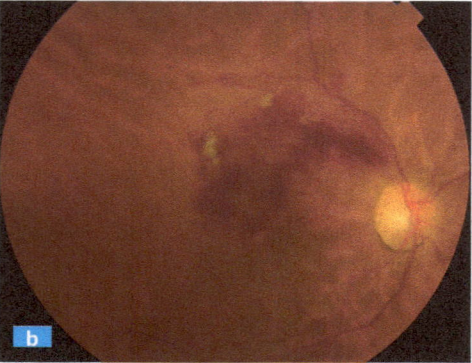

☐ Figuur 7.3   a Centraal veneuze afsluiting; occlusie van de v. centralis retinae (CRVO). Let op de sterk verdikte en gekronkelde venen. Rondom zijn retinale bloedingen zichtbaar; langs de vaatbogen en bij de papil ook cotton wool spots. **b** Afsluiting van een onderste veneuze tak (BRVO). Dit heeft geleid tot massale intraretinale bloedingen in het stroomgebied van de venule. Er zijn ook cotton wool spots zichtbaar. Let op de scherpe en rechte horizontale afgrenzing boven, overeenkomstig het stroomgebied van deze onderste venule.

Tegenwoordig worden retinale veneuze occlusies vooral behandeld met anti-VEGF-injecties in het glasvocht van het aangedane oog. Hiermee kunnen neovasculaire complicaties door ischemie van de retina worden voorkomen en kan maculaoedeem door lekkage van de retinale vaten worden verminderd (zie verder ▶ H. 15). Met panretinale of focale lasercoagulatie worden avasculaire retinagebieden uitgeschakeld en gaan vaatnieuwvormingen in regressie (zie verder ▶ H. 15).

Comorbiditeit in de vorm van hypertensie en diabetes mellitus moeten door de huisarts opgespoord worden en een pre-existent openkamerhoekglaucoom gereguleerd. Regelmatige funduscontrole, bijvoorbeeld eens per maand gedurende het eerste half jaar, is aan te bevelen.

Casus

Bij meneer Asram, 59 jaar, is door de oogarts bij een controle in verband met diabetische retinopathie bij zijn type 2-diabetes en licht verhoogde bloeddruk (145/90), een venetaktrombose OD geconstateerd. Meneer had hier geen hinder van. De oogarts vraagt de huisarts om de cardiovasculaire status van meneer, alsmede de DM, goed te controleren.

Door trombusvorming kan een vene*tak* worden afgesloten (BRVO: *branch retinal vein occlusion*) (zie ☐ fig. 7.3b). De obstructie bevindt zich vrijwel altijd ter plaatse van een arterioveneuze kruising. De gescleroseerde arteriole drukt de vene in. De meest voorkomende onderliggende systemische aandoening is hypertensie. De visus kan variëren van 1,0 tot 1/60, afhankelijk van de locatie van de afgesloten tak. Als de macula in het proces betrokken is, is de visus meestal sterk gedaald. Veneuze takocclusies buiten het gebied van de macula worden nogal eens bij toeval gevonden.

Met behulp van de oogspiegel zijn retinale bloedingen te zien in het afvoergebied van de aangedane venetak. De afgesloten tak is verwijd en kronkelig en bij een totale afsluiting zijn er cotton wool spots aanwezig ten teken van retina-ischemie. Na enkele maanden kunnen er collateralen of vaatnieuwvormingen te zien zijn. Een occlusie in de buurt van de macula veroorzaakt centraal maculaoedeem (CME) en ischemie. Ischemie van de retina wordt het best zichtbaar gemaakt met behulp van fluorescentieangiografie.

De behandeling van voorkeur hangt af van de lokalisatie en aard van de afsluiting. Hierin hebben zowel de laserbehandeling als intravitreale injecties met vaatgroeiremmers een plaats. Een eventueel verhoogde oogdruk moet uiteraard worden behandeld. Regelmatige funduscontrole, bijvoorbeeld maandelijks, is aan te bevelen in het eerste half jaar. Daarna neemt de kans op CME of het ontstaan van neovascularisaties sterk af.

Voor de huisarts is van belang dat een venetaktrombose zowel een vroeg- als laatsymptoom kan zijn van een gegeneraliseerd vaatlijden, al dan niet gecompliceerd door hypertensie of diabetes. Het is daarmee aanleiding voor een goed cardiovasculair risicomanagement.

7.3.1 Sikkelcelretinopathie

Bij sikkelcelziekte kunnen oogafwijkingen voorkomen. Het gaat dan om een proliferatieve retinopathie die gekenmerkt wordt door retinale vaatnieuwvormingen, waarbij complicaties als glasvochtbloedingen en ablatio retinae tot ernstig visusverlies kunnen leiden. Lasertherapie kan profylactisch toegepast worden in geval van retinale neovascularisaties. Het is daarom aan te raden bij patiënten met sikkelcelziekte regelmatig funduscontrole door de oogarts te laten plaatsvinden.

Leesadvies

Bertelsen M, et al. Comorbidity in patients with branch retinal vein occlusion: case-control study. BMJ. 2012;345:e7885.

Bredie SJH. Retinale venetakocclusie: de hoogste tijd voor cardiovasculair risicomanagement. Ned Tijdschr Geneeskd. 2013;157:A6338.

Gerstenblith AT, Rabinowitz MP, Redacteur. The Wills eye manual. 6th ed. New York: Wolters Kluwer; 2012.

Smulders Y. Retinale venetakocclusie is een arteriële vaatziekte. Ned Tijdschr Geneeskd. 2013;157:A6152.

Minder vaak voorkomende aandoeningen

B.A.E. van der Pol en M. Van den Maegdenbergh

Samenvatting

In dit hoofdstuk worden enkele onderwerpen behandeld die slechts zijdelings genoemd worden in de andere delen van het boek, en toch meer aandacht verdienen. Aandoeningen die in de differentiaaldiagnose van ziekten van de macula een rol spelen worden in het eerste deel van het hoofdstuk behandeld. Daarna volgen nog drie onderwerpen die tot het gebied van de neuro-ofthalmologie behoren: dubbelzien, gezichtsveldstoornissen en de ischemische opticusaandoeningen.

Y. van Leeuwen et al. (Red.), *Oogheelkunde*, Praktische huisartsgeneeskunde,
DOI 10.1007/978-90-313-9926-0_8, © 2016 Bohn Stafleu van Loghum, onderdeel van Springer Media BV

8.1 Andere aandoeningen van de macula

Verschillende afwijkingen in de achterpool kunnen verward worden met een leeftijdgebonden maculadegeneratie. Dikwijls is het klachtenpatroon anders dan bij een LMD of kan men het onderscheid maken bij funduscopie, soms echter zijn de verschillen zeer subtiel.

8.1.1 Secundair oedeem van de macula

Oedeem van de macula kan optreden ten gevolge van allerlei andere processen in het oog. Vaak is het van tijdelijke aard, maar soms kan het aanwezig blijven en dan de visus permanent verslechteren. Een beruchte oorzaak van maculaoedeem is uveïtis in zijn verschillende verschijningsvormen (ook de uveïtis anterior). Dit maculaoedeem heeft de neiging permanent te worden en die kans wordt groter naarmate het langer bestaat. Om die reden is een agressieve behandeling van uveïtis aangewezen. Ook bij vaatocclusies treedt vaak maculaoedeem op en bij grote drukvariaties in het oog. Waarschijnlijk treedt na iedere intraoculaire ingreep een periode van maculaoedeem op, die meestal van korte duur is, maar soms ook permanent kan worden.

In de meeste gevallen is het lastig oedeem in de achterpool te zien bij oogspiegelen van de patiënt met klachten van een visusdaling. Als er sprake is van veel vocht, kan de zwelling soms waargenomen worden of lijkt de macula wat lichter en iets waziger. Vaak wordt het lijnenpatroon van de 'kaart van Amsler' wel iets vervormd gezien, maar dat kan ook nauwelijks of niet het geval zijn. OCT-onderzoek maakt de diagnose voor de oogarts aanzienlijk eenvoudiger en met deze techniek kan het gedrag van het maculaoedeem bij behandeling ook goed gevolgd worden (zie ook ▸ H. 15).

Omdat een ontstekingsfactor een rol speelt bij het ontstaan van maculair oedeem, bestaat de behandeling uit toediening van ontstekingsremmers als NSAID's, corticosteroïden of anti-VEGF's.

8.1.2 Premaculaire fibrose of pucker

Om nog altijd niet geheel duidelijke redenen kan zich een preretinale membraan of *pucker* ontwikkelen, die steeds steviger wordt en ten slotte een fibrotische structuur vormt (▫ fig. 8.1). Zeldzaam is dit fenomeen niet: in zo'n 6% van de mensen van boven de vijftig treedt het op en in een vijfde is het dubbelzijdig. Het grootste deel is idiopathisch en in 20% ontstaat het in aansluiting op een trauma, operatie, ontstekingsproces of een ablatio retinae.

De patiënt ervaart een langzame visusvermindering (maanden tot jaren) en metamorfopsie kan optreden. Bij spiegelen zijn in de vroege fase meestal slechts subtiele veranderingen te zien, zoals afwijkend verlopende perimaculaire vaten en een cellofaanachtig aspect van de achterpool.

Daalt de visus onder 0,5 of is er sprake van storende metamorfose, dan is vitrectomie de meest toegepaste behandeling.

8.1.3 Vitreomaculaire tractie en maculagat

Een collaberende achterste glasvochtmembraan kan soms aan de retina trekken: vitreoretinale of vitreomaculaire tractie (VMT). Als dit gebeurt ter hoogte van de macula, kan die opgetrok-

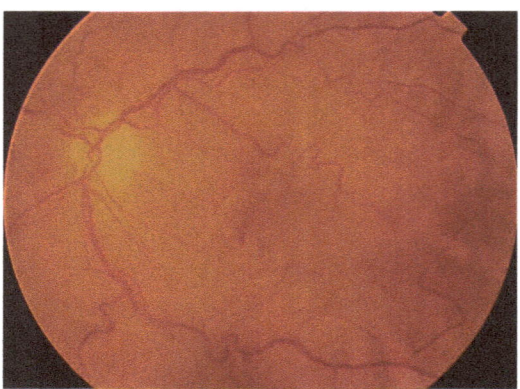

◻ **Figuur 8.1**   Preretinale fibrose, pucker.

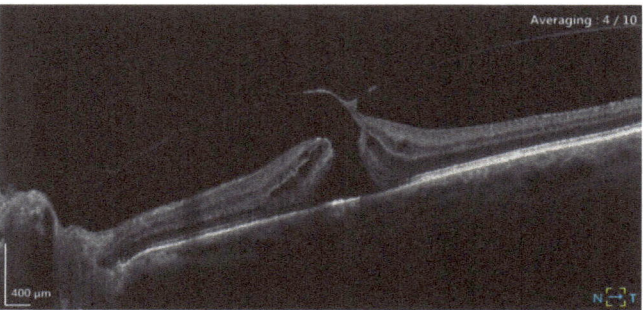

◻ **Figuur 8.2**   Maculagat.

ken worden en ten slotte scheuren. Er ontstaat dan een maculagat, dat vrijwel nooit tot verdere loslating van de retina leidt. In ongeveer 20 % van de patiënten treedt dit in beide ogen op.

De tractie vervormt de macula en de patiënt klaagt dan over metamorfopsie. Ontstaat er een maculagat, dan zal ook de visus dalen, soms aanzienlijk.

Fundoscopisch kan de diagnose lastig te stellen zijn. Een maculagat is vaak beter te zien bij gebruik van roodvrij (lichtgroen) licht. Een *optical coherence scan* maakt het beeld goed duidelijk (◻ fig. 8.2).

In veel gevallen raakt de verbinding tussen glasvocht en macula spontaan los en is het gevaar geweken. Is er een maculagat, dan moet een vitrectomie gebeuren met gastamponade om de randen van het maculadefect weer naar elkaar te brengen. De patiënt kan een redelijk herstel van de visus verwachten, maar vrijwel nooit tot het niveau van vóór het defect. Ook blijft er soms wat beeldvertekening bestaan. Tegenwoordig is ook enzymatische vitreolyse mogelijk, waarbij het proteolytische middel ocriplasmine (Jetrea®) per injectie in de glasvochtruimte gebracht wordt.

8.1.4   Centrale sereuze chorioretinopathie

De oude, maar soms nog gebruikte naam voor de centrale sereuze chorioretinopathie is retinitis centralis serosa. De aandoening is het gevolg van stoornissen op het niveau van de choroidea en retinaal pigmentepitheel, waarbij een verhoogde permeabiliteit van de choroideale

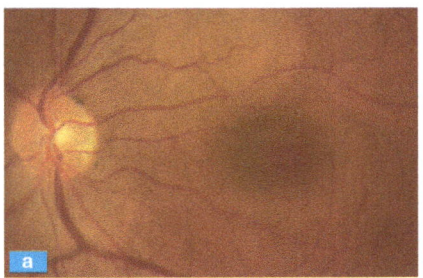 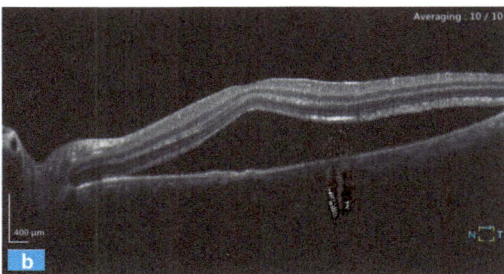

Figuur 8.3 **a** Sereuze chorioretinopathie. **b** OCT sereuze chorioretinopathie.

vaten waarschijnlijk een sleutelrol speelt. De verhoogde choroideale vaatpermeabiliteit heeft een beschadiging van het retinale pigmentepitheel tot gevolg en dat maakt lekkage van vocht onder de neuroretina mogelijk. Het is nog niet goed duidelijk hoe deze cascade ontstaat, maar een aantal factoren, die in ieder geval een rol spelen of mogelijk zelfs het beeld veroorzaken, is bekend. De belangrijkste van die factoren zijn cortisol en andere corticosteroïden. De sereuze chorioretinopathie wordt wel in verband gebracht met stress. Systemisch toegediende corticosteroïden kunnen het beeld luxeren. In de meeste gevallen is een duidelijke relatie met een andere omstandigheid niet te vinden. De idiopathische gevallen worden het meest gezien bij jongere mannen die onder stress leven.

De patiënt klaagt over een milde tot matige visusdaling en kan ook metamorfopsie ervaren. Bij spiegelen kan een blaas gezien worden met dikwijls kleine witte plekjes, die duiden op veranderingen in het pigmentepitheel (□ fig. 8.3).

De idiopathische vorm gaat meestal spontaan over in de loop van weken tot maanden, maar heeft een sterke neiging tot recidiveren. De patiënt die corticosteroïden gebruikt, moet een alternatief voor dit middel voorgeschreven krijgen. De centrale sereuze chorioretinopathie is moeilijk te behandelen. Photo/fotodynamische laserbehandeling (PDT) heeft een redelijk succes en soms is een gerichte lasercoagulatie van het lekkende epitheeldefect mogelijk. In geval van een idiopathische sereuze chorioretinopathie wordt daar over het algemeen drie tot zes maanden mee gewacht.

Naarmate er vaker recidieven optreden wordt de kans groter dat een diffuse retinale pigmentepitheliopathie ontstaat. Hierbij worden ook de fotoreceptoren beschadigd en treedt permanente visumverslechtering op.

8.1.5 Maculaire deposities

Verschillende stoffen kunnen neerslaan in de achterpool van het oog en de maculafunctie bedreigen. Bij een aantal van die verbindingen kan dan een kristallijne maculopathie gezien worden bij spiegelen, bij andere is het beeld moeilijker te onderscheiden van een AMD.

Bekende middelen die de macula kunnen bedreigen zijn onder andere chloroquine, tamoxifen, isotretinoïne, canthaxantine. Dikwijls gaat het om een cumulatief effect dat niet altijd reversibel is. Bij chloroquinestapeling in de macula ontstaat uiteindelijk een typische ronde gepigmenteerde laesie met daaromheen een lichtere hof (*bull's eye*) (□ fig. 8.4). Voor de meeste mensen geldt, dat een dergelijk maculalijden pas gaat dreigen als gemiddeld een kilo van de stof in totaal ingenomen werd, wat bij de gebruikelijke dosering van 2 dd 200 mg na een jaar of zeven is. Of er eerder afwijkingen optreden als er al een andere vorm van pigmentepitheel-

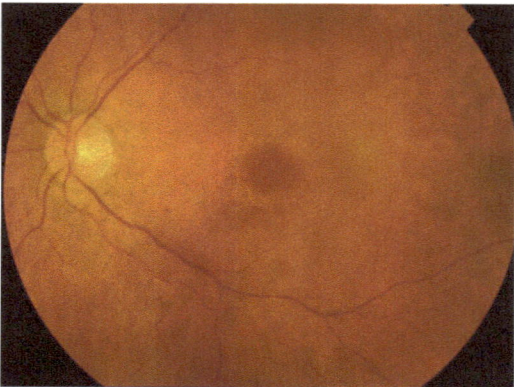

🔲 **Figuur 8.4**   Bull's eye, maculopathie door chloroquine.

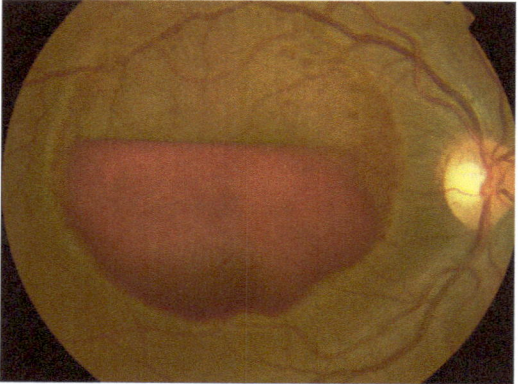

🔲 **Figuur 8.5**   Subhyaloidale bloeding.

stoornis bestaat, is niet duidelijk. Chloroquine wordt ook afgezet in de cornea, waar het als een lichtbruine waaier te zien is. Deze stapeling is reversibel en verdwijnt weer als toediening gestaakt wordt.

8.1.6   Maculabloedingen, letsels van de macula, adult onset-dystrofie

Bloedingen onder, in of vóór de macula kunnen optreden door verschillende oorzaken. Bij ontstolling gebeurt dit nogal eens, vooral als er al vaatafwijkingen bestaan, zoals in geval van een diabetische retinopathie. Regelmatig kunnen ook, meestal kleine, intraretinale bloedingen gezien worden, die op grond van sclerotische veranderingen ontstaan. Bloed is uiteindelijk toxisch voor de fotoreceptoren. Intra- en subretinaal bloed is niet zonder grote kans op schade te verwijderen, maar premaculair (subhyaloidaal) bloed (🔲 fig. 8.5) kan in een vroeg stadium met een vitrectomie verwijderd worden of met gastamponade verplaatst worden.

Stomp geweld kan breuken in het pigmentepitheel veroorzaken, naast bloedingen en scheuren in verschillende lagen. Bij bestraling van de orbitale regio kan een stralingsretinopathie, -maculopathie het gevolg zijn.

In zeldzame gevallen kan een hereditaire maculadystrofie zich pas op latere leeftijd mani-festeren en dan mogelijk verward worden met een maculadegeneratie.

8.2 Anterieure ischemische opticopathie

Anterieure ischemische opticopathie (AION) is de meest voorkomende acute optische neu-ropathie bij patiënten van 50 jaar en ouder. Patiënten ervaren een pijnloze visusdaling aan één oog, die zich in uren ontwikkelt. Zowel het centrale zien als ook het gezichtsveld is hierbij aangedaan. Er wordt onderscheid gemaakt tussen een AION waarbij een arteriitis een rol speelt (AAION) en de niet-arteriitis AION (NAION). Het is belangrijk als huisarts snel te handelen bij verdenking op een AAION.

8.2.1 Arteritic anterior ischemic optic neuropathy

Casus

Mevrouw De Groot meldt zich op het spreekuur van de huisarts. De 78-jarige vrouw is ei-genlijk nooit ziek, maar de laatste weken duidelijk in de lappenmand verzeild. De eetlust ontbreekt, ze heeft hoofdpijn en haar hoofdhuid is gevoelig. Het eten smaakt niet en ze krijgt er pijn van in de kaken. Ze dacht een griepje te hebben, maar bezoekt nu toch het spreekuur, omdat ze sinds gisterenavond plotseling slecht is gaan zien met het linker oog.

Bij onderzoek ziet de huisarts een zieke patiënte met drukpijn in de slaapstreek. De gezichtsscherpte van het linker oog is handbewegingen op 1 m. Het rechter oog heeft een gezichtsscherpte van 0,7 met de eigen bril. De pupilreacties vertonen een duidelijk relatief afferent pupildefect (RAPD) (zie ook ▶ H. 14) aan de linker kant. Bij het spiegelen wordt links een bleke gezwollen papil gezien. Rechts een normale papil met een CD-ratio van 0,3 (◘ fig. 8.6). De huisarts verricht een POCT CRP die 70 mg/l is.

Mevrouw de Groot wordt met spoed naar de oogarts verwezen, onder verdenking van een arteriitis temporalis geassocieerde AION. De oogarts bevestigt de diagnose en me-vrouw wordt meteen naar de internist verwezen voor behandeling met een hoge dosering prednison.

■ **Pathofysiologie**

De AAION is minder vaak voorkomend dan de NAAION (ongeveer 5–10 % van de gevallen) en komt vooral voor bij oudere patiënten: gemiddelde leeftijd 70 jaar. Het wordt veroorzaakt door een occlusie van de korte posterieure ciliair arteriën bij een reuscelarteriitis.

■ **Management**

Het is belangrijk dat snel gestart wordt met een hoge dosis prednison. Dit is vooral bedoeld om in het andere oog visusverlies te voorkomen. Indien niet (tijdig) behandeld, is de kans op visusverlies in het andere oog ruim 90 %.

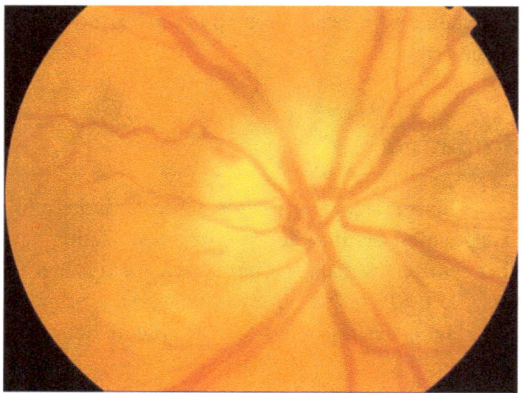

☐ **Figuur 8.6**   AAION: pasteuze, bleekroze gezwollen papil.

8.2.2 Non-arteritic anterior ischemic optic neuropathy

Casus

Meneer Peters meldt zich op het middagspreekuur van de huisarts. Sinds het opstaan ziet hij slecht met het rechter oog. Patiënt is een bekende van de huisarts in verband met zijn diabetes. Deze is echter goed ingesteld, evenals de bloeddruk en cholesterol.

Bij onderzoek ziet de huisarts een niet-zieke 68-jarige man. De gezichtsscherpte rechts is 0,2 met eigen bril. Links is de gezichtsscherpte 1,0. De pupilreacties vertonen een RAPD aan de rechter kant. Bij het spiegelen wordt rechts een papil gezien die temporaal gezwollen is met ook een paar bloedinkjes op de papilrand. Links is er een kleine scherpbegrensde papil te zien, zonder duidelijke disc. De huisarts verricht een POCT CRP die 4 mg/l is. Hij overlegt met de oogarts en patiënt kan die middag op het spoedspreekuur gezien worden.

■ **Pathofysiologie**

De NAION is meer voorkomend dan de AAION. De incidentie is ongeveer 80/100.000. Het betreft iets jongere patiënten: gemiddelde leeftijd 60 jaar. Ook hier is sprake van ischemie door occlusie, maar waarschijnlijk meer op basis van compressie van de circulatie van de papil. Daarom komt het vaker voor bij patiënten met een zogenoemde *crowded papil*, dat wil zeggen een papil zonder of met slechts een kleine cup. Ook worden de klachten vaak opgemerkt na het ontwaken: de perfusie van de opticus is door stijging van de oogdruk en daling van de bloeddruk gedurende de nacht het meest *at risk*. Behalve deze risicofactor spelen ook diabetes, hypertensie en hyperlipidemie een rol. Ook middelen voor erectiele disfunctie zoals sildenafil kunnen een rol spelen in het ontwikkelen van een NAION. Het risico op een NAION in het andere oog is ongeveer 15 % in 5 jaar.

■ **Management**

Er is geen bewezen behandeling voor de NAION. De gezichtsscherpte blijft meest stabiel nadat het laagste punt is bereikt. Er zijn ook geen bewezen preventieve maatregelen behoudens goed cardiovasculair risicomanagement.

8.3   Dubbelzien

Dubbelzien, diplopie, is een klacht, die ernstig genomen dient te worden. Meestal gaat het om een acuut of subacuut ontstaan probleem en voor veel mensen is het een beangstigende ervaring. Het kan ook langzamer ontstaan, meestal eerst bij extreme oogbewegingen en toenemend meer in de richting van de primaire oogstand.

Diplopie is een klacht van individuen met een uitgerijpt visueel systeem. Kinderen, van wie het visueel systeem nog in ontwikkeling is, zullen het centrale beeld van één oog supprimeren, wat het dubbelzien oplost, maar uiteindelijk leidt tot een amblyoop oog. Een ander compensatiemechanisme, in geval er sprake is van uitval van één oogspier met diplopie bij het kijken in een bepaalde richting, is het aannemen van een voorkeurstand van het hoofd, de torticollis of scheefhals. Dit mechanisme wordt ook door volwassenen ingezet bij een oogspierparese.

Casus

De 55-jarige mevrouw El Morabet bezoekt met haar dochter het spreekuur. Ze zijn nogal in paniek, omdat mevrouw dubbel ziet sinds ze opgestaan is die ochtend. Ook hangt het rechter ooglid lager dan normaal. De avond tevoren voelde ze zich niet zo lekker en meende nu en dan ook al wat dubbel te zien bij televisie kijken.

Mevrouw heeft een behoorlijk overgewicht, maar was altijd gezond. Sinds een half jaar gaat het iets minder. Ze voelt zich dikwijls niet echt goed, is veel moe en vaak dorstig.

Bij onderzoek blijkt ze rechts een matige ptosis te hebben. Het rechter oog staat iets naar buiten en iets laag, de pupillen zijn isocoor en reageren normaal op licht.

Bij omhoog houden van het rechter ooglid ziet ze horizontaal dubbel en bij sluiten van het rechter oog verdwijnt het linker beeld. Bij testen van de oogbewegingen blijkt het rechter oog niet naar de neus toe te kunnen bewegen (beperking van de adductie) en ook is er geen heffing en daling van het rechter oog mogelijk. Haar linker oog beweegt normaal. Bij verder oogheelkundig onderzoek worden geen afwijkingen gevonden.

Een bloedsuikerbepaling geeft een glucosewaarde in het bloed van 21 mmol/l.

Er is sprake van een n. oculomotorius-parese rechts bij een type 2-diabetes mellitus en u besluit de diabetes te regelen bij mevrouw. U vertelt mevrouw en haar dochter dat er sprake is van een uitval van een oogspier door een reactie in de zenuw die de spier verzorgt, veroorzaakt door de diabetes, en dat het zeer waarschijnlijk een tijdelijk probleem is, dat meestal in dagen tot weken weer verdwijnt.

8.3.1   Oogbewegingen en strabismus

De ogen behoren synchroon en, mits er niet op korte afstand gefixeerd wordt, geconjugeerd te bewegen. Op deze manier wordt in beide maculae een beeld van een object gevormd dat gefixeerd wordt en is er sprake van binoculair enkelzien met stereoscopie. Om in de nabijheid een object op beide maculae af te beelden, moeten de ogen naar elkaar toe bewegen en treedt een disconjuncte oogbeweging op, in dit geval convergentie.

Met de zes externe oogspieren aan ieder oog is het mogelijk om de ogen in alle richtingen te bewegen, de vier hoofdrichtingen horizontaal en verticaal en alle daartussen liggende richtingen. De vier rechte oogspieren zijn verantwoordelijk voor de hoofdrichtingen. De m. rectus lateralis of externus voor het temporaalwaarts bewegen van het oog, de m. rectus medialis of internus voor het neuswaarts bewegen, de m. rectus superior voor het naar boven kijken en de m. rectus inferior voor het naar beneden kijken. Voor de oogbewegingen in alle andere richtingen zorgen naast de vier rechte de bovenste en onderste schuine oogspieren, de m. obliquus superior en de m. obliquus inferior, door een toegevoegde rolbeweging van het oog.

Het aansturen van de oogbewegingen gebeurt op verschillende neurale niveaus. Er zijn drie kernen, gelegen in de hersenstam, die de zes externe oogspieren primair bedienen. De n. oculomotorius (n. III) stuurt de m. rectus internus, superior, inferior en de m. obliquus inferior aan, de n. trochlearis (n. IV) de m. obliquus superior en de n. abducens (n. VI) de m. rectus externus. De n. oculomotorius innerveert tevens de m. levator palpebrae, de heffer van het bovenooglid. De n. oculomotorius bevat naast het motore deel efferente parasympathische vezels die de pupillen innerveren.

Op het supranucleaire niveau zijn er verschillende hersengebieden die de bewegingen van beide ogen aansturen en daarmee de geconjugeerde bewegingen. Tevens zijn er verschillende verbindingen tussen de kerngebieden in beide hemisferen. Verder oefent het vestibulaire systeem invloed uit op de oogbewegingen.

De ogen bewegen normaal gesproken synchroon en blijven parallel, behalve bij de normale convergentie op korte afstanden. Bij afwijkingen van deze parallelle stand spreekt men van strabismus of scheelzien. Strabisme kan aangeboren zijn, het kan het gevolg zijn van een te sterke convergentieprikkel, meestal in combinatie met hypermetropie, en er kan sprake zijn van aangeboren uitval van één of meer externe oogspieren. In geval van een congenitaal scheelzien is er meestal sprake van een min of meer gelijkblijvende hoek tussen beide ogen. Dit heet concomiterend of comiterend strabisme. Als een oogspier uitvalt, zal het oog niet meer goed bewegen in de richting waarin de aangedane spier normaliter werkt, maar in de andere richtingen wel. De hoek blijft dan niet gelijk bij bewegen van de ogen en er is sprake van een niet-concomiterend of paralytisch scheelzien.

Een intacte motiliteit van de ogen zorgt ervoor dat een object dat gefixeerd wordt, tegelijkertijd in beide maculae afgebeeld wordt en daar ook blijft. Raakt de synchrone beweging van beide ogen verstoord, dan zullen de maculae niet meer corresponderen en treedt een dubbelbeeld op.

Diplopie is een bijzonder storend fenomeen en er zullen dan ook compensatiemechanismen gezocht worden. Een jong kind met een congenitaal concomiterend strabisme zal de corticale waarneming van het beeld van een van beide ogen supprimeren. Blijft deze situatie bestaan dan zal het steeds moeilijker worden die te herstellen en na verstrijken van de plastische periode van het visuele systeem zal dit oog amblyoop of 'lui' blijken. Wordt het kind geboren met een paretische oogspier dan is de kans groot dat het niet gaat supprimeren maar de tekortschietende spierwerking gaat compenseren met een afwijkende stand van het hoofd, een torticollis of scheefhals. Het lijkt dan alsof de paretische spier niet aan het oog, maar aan het hoofd trekt. Ook volwassenen met een oogspierparese kunnen een torticollis aannemen, maar lang niet altijd en niet zo standvastig als in geval van een congenitale parese. De meest gebruikelijke reactie bij diplopie bij volwassenen is het dichtknijpen of het occluderen van één oog.

Paralytisch scheelzien treedt alleen op als de stoornis zich op nucleair of infranucleair niveau afspeelt. Bij supranucleaire stoornissen kunnen geconjugeerde bewegingsbeperkingen optreden – blikparesen.

Casus vervolg

Bij mevrouw El Morabet stelde u een n. oculomotorius-parese rechts vast met een duidelijke ptosis rechts en een normale pupil met min of meer normale reacties op licht. Er is dus sprake van een n. III-parese met pupilsparing.

Bij optillen van het rechter bovenooglid ziet ze dubbel en als u het ooglid weer laat zakken, vertelt ze dat het linker beeld verdwijnt. De diplopie is gekruist.

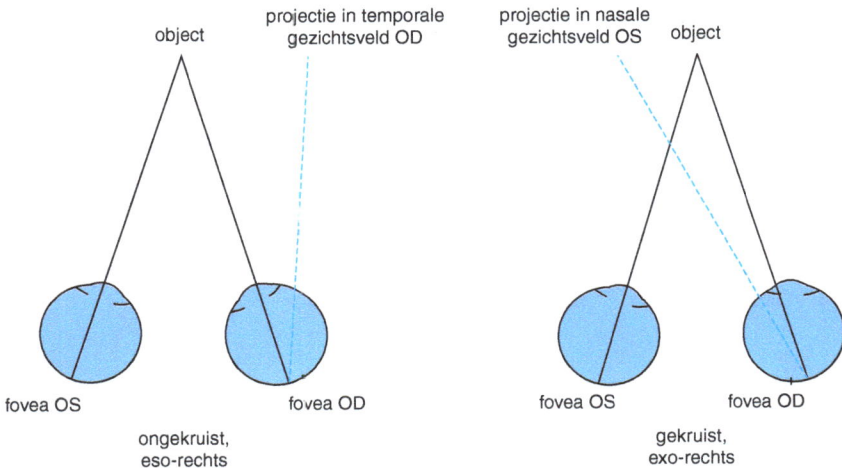

Figuur 8.7   Primair convergente stand – ongekruiste diplopie, primair divergente stand – gekruiste diplopie.

8.3.2   Gekruist en ongekruist

Horizontaal dubbelzien kan gekruist zijn of ongekruist.

Staan de ogen in een convergente stand dan is de macula meer naar buiten gedraaid en wordt het gefixeerde object nasaal van de macula afgebeeld, in het gebied dat door de hersenen geïnterpreteerd wordt als signaal komende uit de omgeving temporaal van het hoofd. Het beeld lijkt dan naar rechts verschoven voor het rechter oog en naar links voor het linker. Het dubbelzien is dan ongekruist. Bij sluiten van één oog zal het beeld aan diezelfde zijde verdwijnen.

Is er sprake van een divergerende afwijkende stand, dan zal het beeld temporaal van de macula geprojecteerd worden en vervolgens geïnterpreteerd als komende uit de nasale omgeving. Het beeld lijkt dan naar links verschoven voor het rechter oog en naar rechts voor het linker. Het dubbelzien is gekruist. Bij sluiten van één oog zal het beeld verdwijnen aan de kant van het niet-gesloten oog (zie fig. 8.7).

8.3.3   N. oculomotorius-(n. III-)parese

Behalve een beperking van adductie, heffing en daling, treedt bij een n. III-parese ook een ptosis op aan de aangedane zijde, die niet altijd totaal hoeft te zijn. Er is sprake van gekruist dubbelzien (het oog staat divergent) en de pupil kan verwijd zijn of normaal. In het laatste geval spreekt men van een n. oculomotorius-parese met pupilsparing. Bij een eventuele torticollis is het hoofd naar de zijde van het gezonde oog gekeerd.

De parasympathische vezels, die de pupil innerveren, lopen aan de buitenzijde van de zenuw en zullen vooral in problemen raken bij compressie vanuit de omgeving, bijvoorbeeld door een intracraniële tumor of een aneurysma. Is de oorzaak van de parese een ischemische, dan zijn de parasympathische vezels meestal niet of nauwelijks betrokken en blijft de pupil intact.

Het al dan niet meedoen van de pupil is dan ook een belangrijk differentiaal diagnostisch teken.

8.3.4 N. trochlearis-(n. IV-)parese

Een parese van een trochlearis zenuw kan lastig te herkennen zijn. De m. obliquus superior functioneert niet of niet goed en dat valt het duidelijkst op als het oog in de richting van de neus kijkt, adduceert. In die positie heeft de functionerende spier zijn maximaal dalende werking en bij uitval is er dan ook geen of nauwelijks meer daling mogelijk als het oog maximaal geadduceerd is. Meestal is er een torticollis, waarbij het hoofd iets gekanteld en gedraaid is naar de contralaterale zijde met de kin iets naar onderen.

De n. IV-parese komt nogal eens congenitaal voor en kan dan ook dubbelzijdig zijn. Bij de verkregen vorm is nogal eens een schedeltrauma in het spel.

8.3.5 N. abducens-(n. VI-)parese

Van de drie oogspierparesen komt de n. abducens-parese het vaakst voor. De externe rechte oogspier functioneert niet goed en het getroffen oog kan niet meer goed naar buiten bewegen. De patiënt ziet ongekruist dubbel, het oog wijkt af in convergente richting. Dit maakt ook dat de patiënten klagen dat ze vooral in de verte dubbelzien en niet bij lezen. Regelmatig komt een n. VI-parese dubbelzijdig voor en ook kan de verlamming subtiel en moeilijk te detecteren zijn. Een belangrijke oorzaak van uitval de abducens zenuw(en) is een verhoogde intracraniële druk.

8.3.6 Internucleaire oftalmoplegie

Een bijzondere vorm van bewegingsstoornissen van de ogen wordt veroorzaakt door disfunctie ter hoogte van de fasciculus longitudinalis medialis en wordt internucleaire oftalmoplegie (INO) genoemd. Hierbij is de adductie beperkt van het oog aan de getroffen zijde en treedt aan het andere oog in abductie een nystagmus op, die dan dus eenzijdig is (gedissocieerd). Ook deze patiënten kunnen klagen over dubbelzien. Vaak komt de INO dubbelzijdig voor en de belangrijkste oorzaak is multipele sclerose.

8.3.7 Dubbelzien veroorzaakt door mechanische en myopathische problemen

Wanneer veranderingen in de orbita plaatsvinden, kunnen allerlei bewegingsbeperkingen van de ogen het gevolg zijn. Die mechanische beperkingen zijn vaak veel grilliger dan in geval van een neurogene parese, zeker in de beginfase van een langzaam progressief proces.

Ruimte-innemende processen in de orbita kunnen dergelijke beelden veroorzaken, maar ook orbitale trauma's en spierzwelling, zoals die optreedt bij een Graves-orbitopathie.

Verder zijn er congenitale aandoeningen, waarbij de functie van de externe oogspieren het laat afweten, zoals het syndroom van Möbius, de mitochondriaal overervende chronische progressieve externe oftalmoplegie (CPEO) of andere myopathieën.

8.3.8 Monoculaire diplopie

Hoewel diplopie het gevolg is van verbroken motorische samenwerking tussen beide ogen, komt er ook monoculair dubbelzien voor. Hierbij verdwijnt het dubbelzien niet bij sluiten van

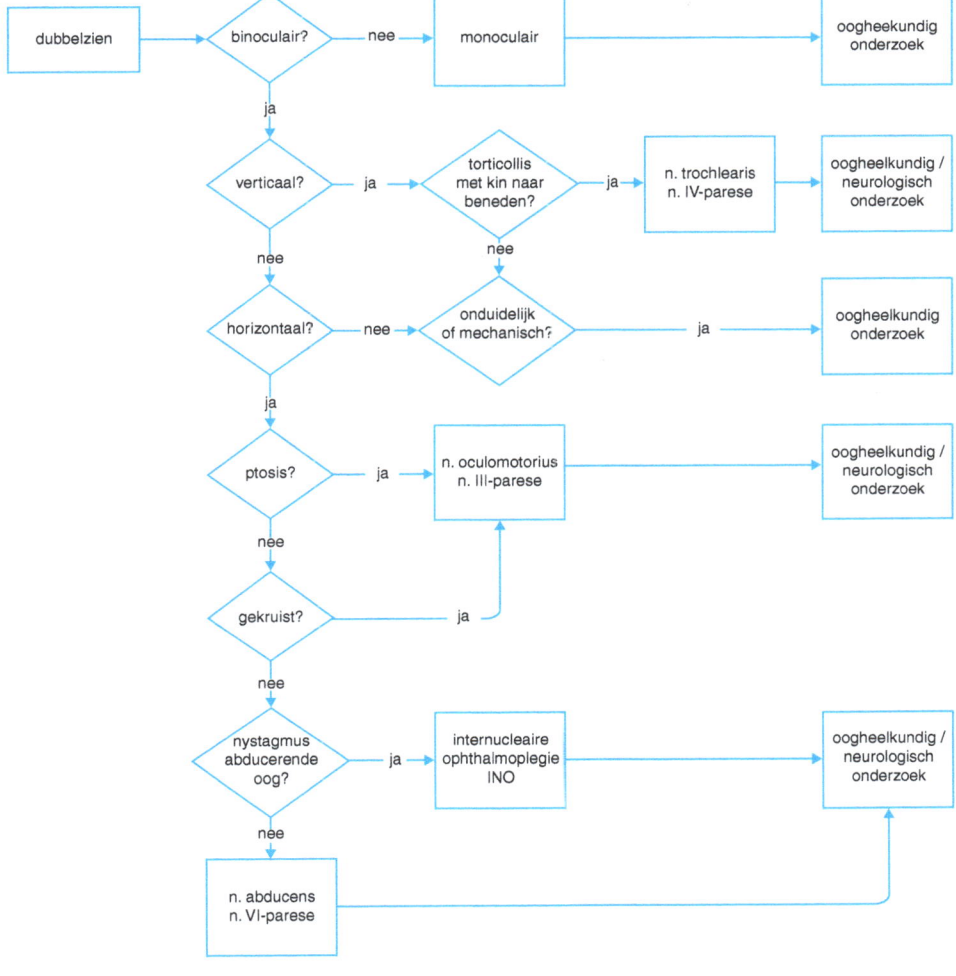

● **Figuur 8.8** Stroomschema diplopie.

het niet-aangedane oog. Het dubbele beeld is ook meestal niet uitgesproken en vaak onscherp of wordt vergezeld van meerdere, vage, schijnbeelden.

De oorzaak ligt in de lichtbrekende media van het aangedane oog, meestal in de lens. Beginnend cataract kan onregelmatigheden in de lens geven, die tot dubbelbreking of meervoudige breking van het licht leiden. Cornealittekens kunnen ook iets dergelijks veroorzaken.

8.3.9 Oorzaken en beleid

Diplopie is een ernstige klacht die grondige aandacht verdient. Een patiënt met monoculaire dubbelbeelden kan zonder spoedindicatie naar de oogarts gestuurd worden; is er sprake van een binoculaire diplopie, is doorverwijzen naar oogarts of neuroloog op korte termijn te adviseren (● fig. 8.8).

Jonge kinderen met strabismus of de verdenking daarop (positieve familieanamnese, ongeruste moeder), dienen naar de orthoptist of oogarts verwezen te worden, zeker na de leeftijd van een half jaar.

Oogspierparesen kunnen veroorzaakt worden door vasculaire afwijkingen in de hersenen, ruimte-innemende processen als tumoren of aneurysma's en ook door degeneratieve ziekten en trauma's of in het kader van erfelijke aandoeningen. In een enkel geval kan ook een infectie de oorzaak zijn.

Bij een n. oculomotorius-parese is het al dan niet meedoen van de pupil een belangrijk differentiaal diagnostisch kenmerk. Is de pupil ook verlamd en wijd, dan moet er gedacht worden aan een comprimerende laesie op de n. III, zoals een aneurysma of een tumor. Is de pupil gespaard, dan is er zeer waarschijnlijk sprake van een vasculair accident. Met name de diabetische n. III-parese komt nogal eens voor. Deze gaat in het merendeel van de gevallen spontaan over in de loop van dagen tot weken.

Zowel een n. trochlearis-parese als een n. abducens-parese kunnen ontstaan ten gevolge van een verhoogde intracraniële druk. Bij spiegelen is dan meestal ook een gestuwde papil te zien. De n. abducens lijkt overigens iets gevoeliger voor dit fenomeen. De n. IV-parese is nogal eens het gevolg van een schedeltrauma.

De internucleaire oftalmoplegie kan veroorzaakt worden door meerdere afwijkingen, maar toch vooral door demyeliniserende aandoeningen en dan op de eerste plaats multipele sclerose.

Het is soms bijzonder lastig om tot een eenduidige diagnose te komen in geval van een tot diplopie leidende bewegingsstoornis. Myopathieën en mechanische problemen in de orbita geven vaak een grillig beeld, waarbij geen geïsoleerde oogspierparese te herkennen is. Een oogheelkundig-orthoptisch onderzoek moet dan tot een diagnose leiden. Dergelijke patiënten kunnen het beste direct naar de oogarts of orthoptist doorverwezen worden. Bij de andere vormen van binoculair dubbelzien kan naar de neuroloog verwezen worden, eventueel via de oogarts om de afwijking in beeld te brengen.

8.4 Afwijkingen van het gezichtsveld

Gezichtsvelddefecten komen regelmatig voor als uitingen van aandoeningen van de retina, de n. opticus, de visuele banen en de visuele cortex. Dikwijls meldt de patiënt zijn gezichtsvelddefect niet als zodanig, maar klaagt hij over slechter zien. Vooral bij het vinden van een normale visus, is het verstandig om ook het gezichtsveld te testen. Soms wordt het probleem duidelijk als gevraagd wordt of objecten in de periferie op tijd gezien worden. Ook komt het voor dat de omgeving van de patiënt opgemerkt heeft dat de patiënt dingen van opzij niet op tijd opmerkt, schrikt bij nadering van opzij of zich ongebruikelijk vaak stoot.

Casus

Jasper van 17 zit in de vijfde van het gymnasium en doet het goed op school. Sinds een maand of twee heeft hij problemen met het zien. Dingen in zijn omgeving ziet hij niet direct en hij stoot zich aan objecten. Lezen gaat wel goed.

U meet een visus van 1,2 beiderzijds en aan de voorsegmenten is niets bijzonders te zien.

Bij gezichtsveldonderzoek volgens de confrontatiemethode volgens Donders blijkt dat hij de vingers in het temporale deel van het gezichtsveld van beide ogen niet ziet… Hij heeft een halfzijdige uitval van de temporale kant van zijn beide gezichtsvelden, een bitemporale hemianopsie.

De neuroloog naar wie u Jasper doorverwees, bericht u dat Jasper een hypofysetumor heeft.

🔲 Tabel 8.1	Vorm van scotomen ten gevolge van oculaire afwijkingen.
mediatroebelingen (als mouches volantes)	vage relatieve scotomen, al dan niet mobiel
dichte mediatroebelingen (als glasvochtbloeding)	geheel grijs, donker gezichtsveld
maculadegeneratie	relatief tot absoluut centraal scotoom
glaucoom	van boogscotoom naar totaal absoluut scotoom
retinadystrofieën (als retinitis pigmentosa)	concentrisch vernauwend absoluut scotoom
lokale retinale processen (vaatocclusie, ontsteking)	lokale, meestal absolute scotomen
aandoening van de n. opticus (MS, AION)	centraal relatief tot absoluut scotoom

8.4.1 Gezichtsvelddefecten

Een defect in het gezichtsveld wordt scotoom genoemd. Daarnaast is er een aantal gezichts-veldafwijkingen die meestal met een specifieke term benoemd worden. De term scotoom wordt vooral gebruikt voor defecten die afkomstig zijn van laesies in het oog zelf (🔲 tab. 8.1). Beschadigingen hoger in het visuele systeem geven beelden als een hemianopsie, halfzijdig ge-zichtsveldverlies of quadrantanopsie (verlies van een kwart). Zijn de gezichtsvelden van beide ogen aangedaan, dan kan er sprake zijn van een homonieme hemianopsie of quadrantanopsie of een bitemporale hemianopsie. De vorm van een gezichtsvelddefect geeft dikwijls een aan-wijzing voor de plaats van de laesie (🔲 fig. 8.9). Ook de grens van het defect geeft een aanwijzing waar de oorzaak gezocht moet worden. Een horizontale grens (altitudinaal gezichtsvelddefect) wijst op een laesie in het oog; een verticale grens treedt op bij een laesie hoger dan de tractus opticus, maar kan ook veroorzaakt worden door een afwijking in het oog. Tweezijdigheid van gezichtsvelduitval met verticale begrenzing pleit vrijwel altijd voor een hoger gelegen laesie.

8.4.2 Het gezichtsveld en de architectuur van het visuele systeem

Het gezichtsveld van een oog is de projectie van dat deel van de buitenwereld dat op de gehele retina valt. De op die manier gevormde afbeelding bestrijkt een areaal, dat zich uitstrekt van ca. 50 graden aan de nasale kant van de visuele as tot 100 graden aan de temporale zijde en van 60 graden aan de bovenzijde tot 75 graden aan de onderzijde (🔲 fig. 8.10). Alleen in het centrale 5 gradengebied van het gezichtsveld dat geleverd wordt door de fovea centralis in de macula, is de visus maximaal. Naar de periferie neemt de gezichtsscherpte snel af. Deze organisatie is de representatie van de duplex-architectuur van de humane retina. Deze opbouw is een efficiënt compromis tussen detailzien en detectie van bewegende objecten in het perifere gezichtsveld.

De fotoreceptoren in het netvlies bestaan uit kegeltjes (ca. 5 miljoen), die hoofdzakelijk in de macula zitten en staafjes (ca. 120 miljoen), die het gebied van macula tot de rand van de retina vullen. De dichtheid van de receptoren en de schakeling op de afferente zenuwen is in de macula maximaal en daarmee is hier het oplossend vermogen het grootst. De kegels zijn onder-verdeeld in drie soorten met elk een eigen optimale spectrale gevoeligheid, waardoor de mens (en andere primaten) een trichromaat kleurenzien hebben. De staven zijn veel lichtgevoeliger dan de kegels en in de schemer en in het donker zal de macula slecht of niet functioneren.

De mens heeft een geïnverteerde retina. De fotoreceptoren geven hun signaal af aan ze-nuwcellen, die ten opzichte van de lichtinval vóór de receptorlaag liggen. Om het brein te

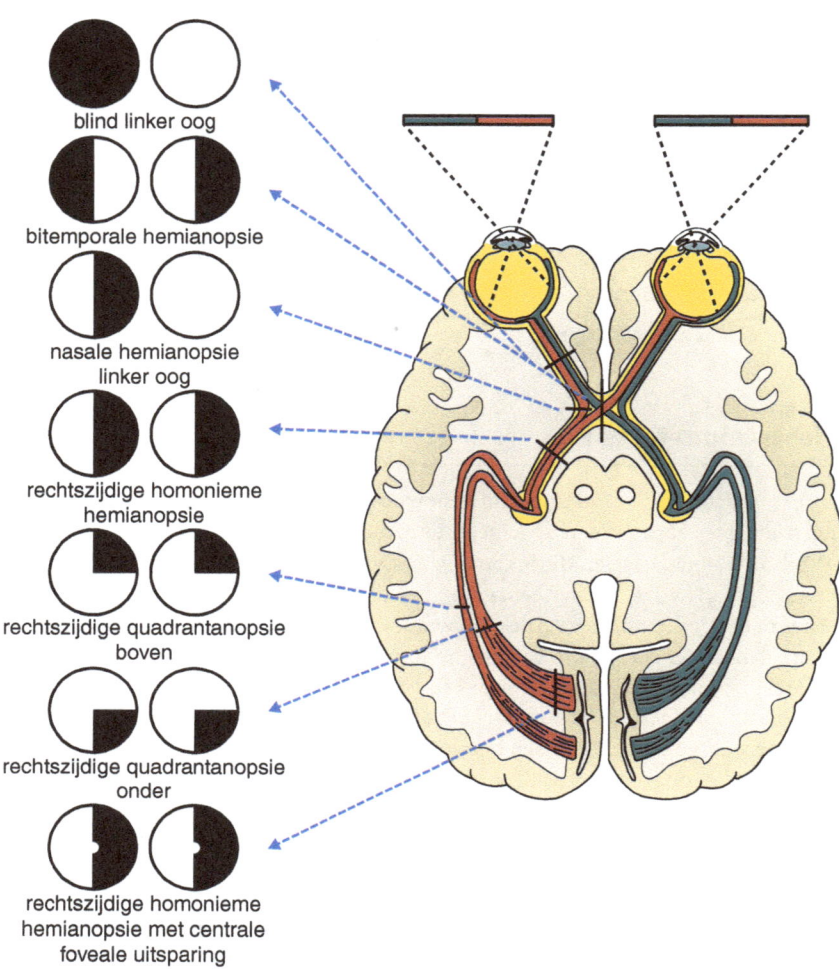

blind linker oog

bitemporale hemianopsie

nasale hemianopsie
linker oog

rechtszijdige homonieme
hemianopsie

rechtszijdige quadrantanopsie
boven

rechtszijdige quadrantanopsie
onder

rechtszijdige homonieme
hemianopsie met centrale
foveale uitsparing

Figuur 8.9   Lokalisatie gezichtsvelddefecten ten gevolge van intracerebrale laesies.

bereiken zullen de gebundelde retinale zenuwvezels de retina moeten doorboren en dat levert de papilla nervi optici op, die in het gezichtsveld de blinde vlek geeft.

De bundeling van zenuwvezels is niet willekeurig. De vezels afkomstig uit het temporale deel en die uit het nasale deel van de retina blijven gescheiden en gaan uit elkaar in het chiasma opticum, waar de temporale vezels aan de ipsilaterale zijde verder omhoog lopen en de nasale vezels kruisen naar de contralaterale zijde. De scheiding van nasale en temporale vezels speelt zich af in de macula en niet, zoals veel afbeeldingen suggereren, in de papil. Naast de scheiding van temporale en nasale bundels is er een verdeling te herkennen in vezels die signalen van verschillend karakter verwerken. Met name in het corpus geniculatum laterale of nucleus geniculatus lateralis (NGL of LGN) is deze scheiding goed herkenbaar. De NGL krijgt zijn signalen van het contralaterale gezichtsveld en deze gekruiste lateralisatie in het chiasma blijft tot en met de cortex gehandhaafd. Er bestaat een duidelijke relatie met de verschillende retinale gebieden, retinotopische projectie in het visuele systeem.

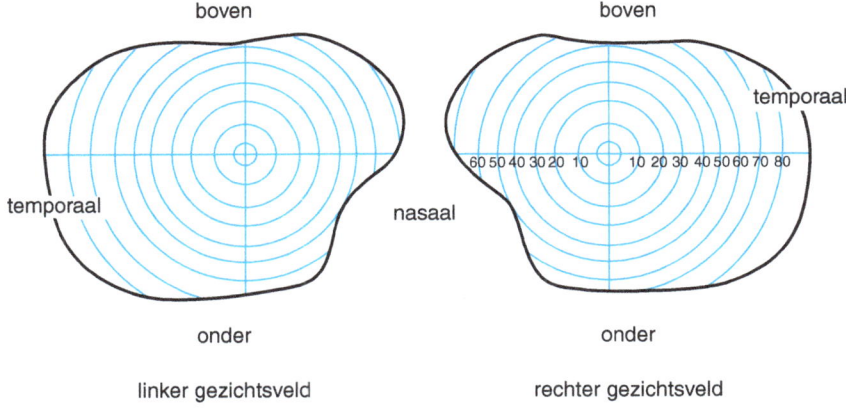

boven

temporaal

nasaal

onder

linker gezichtsveld

boven

temporaal

60 50 40 30 20 10   10 20 30 40 50 60 70 80

onder

rechter gezichtsveld

Figuur 8.10   Normale gezichtsvelden.

Leesadvies

Beck RW, Trobe JD, Moke PS, Gal RL, Xing D, Bhatti MT, et al. Optic Neuritis Study Group. High- and low-risk profiles for the development of multiple sclerosis within 10 years after optic neuritis: experience of the optic neuritis treatment trial. Arch Ophthalmol. 2003;121:944–9.

Cruysberg JRM. DON'T PANIC with ocular motor palsies. Lancet. 1992;340:1540.

Cruysberg JRM. The neuro-ophthalmology of multiple sclerosis. Lancet Neurol. 2005;4:209.

Frohman EM, Frohman TC, Zee DS, McColl R, Galetta S. The neuro-ophthalmology of multiple sclerosis. Lancet Neurol. 2005;4:111–21.

Goadsby PJ. Pathophysiology of cluster headache: a trigeminal autonomic cephalgia. Lancet Neurol. 2002;1:251–7.

Kappelle AC, Schelhaas HJ, Pasman JW, Bloem BR. Rotatie van het hoofd: een ongebruikelijke compensatie voor een abductiebeperking van één oog. Ned Tijdschr Geneeskd. 2004;148:2084–5.

Vlekken en flitsen

M.M.J.M. Brassé en M. Van den Maegdenbergh

Samenvatting

Het acuut optreden van vlekken en/of flitsen is een frequent gemelde klacht bij huisartsen, vooral bij patiënten ouder dan 50 jaar, en is meestal het gevolg van een achterste glasvochtmembraanloslating (PVD, posterior vitreal detachment).

Een kleine groep ontwikkelt een netvliesscheur, hetgeen onbehandeld kan leiden tot een netvliesloslating. Myopen en mensen die zijn geopereerd of een oogtrauma hebben gehad, hebben hierop een verhoogde kans. De benadering door de huisarts betreft anamnese (visusverandering, 'zwart gordijn'), onderzoek van de visus en een gezichtsveldonderzoek.

Patiënten met een gezichtsveldefect suggestief voor een ablatio of patiënten met een sterke verdenking op een scheur moeten met spoed gezien worden door de oogarts.

Ten slotte hebben patiënten met een ongecompliceerde PVD een 6-weeks risico van 3,4% op het ontstaan van een scheur. Deze patiënten dienen dus goed geïnstrueerd te worden om bij toename van de klachten onmiddellijk contact op te nemen met de huisarts.

Y. van Leeuwen et al. (Red.), *Oogheelkunde, Praktische huisartsgeneeskunde*,
DOI 10.1007/978-90-313-9926-0_9, © 2016 Bohn Stafleu van Loghum, onderdeel van Springer Media BV

9.1   Inleiding

De huisarts ziet regelmatig patiënten met de klacht van het plotseling ontstaan van *mouches volantes* (*floaters*) in de vorm van zwarte dotten en daarbij flitsen. Soms betreft het migraine (doorgaans lichte ballen en/of bizarre patronen), heel soms een acuut glaucoom. In de meeste gevallen is de oorzaak een achterste glasvochtmembraanloslating (PVD, posterior vitreous detachment). De taak van de huisarts is de diagnose PVD te stellen en de patiënten te identificeren met een verhoogde kans op een netvliesscheur of een netvliesloslating (ablatio retinae).

In dit hoofdstuk worden de pathofysiologie en de presentatie van een achterste glasvochtmembraanloslating, een netvliesscheur en een netvliesloslating beschreven. Verder wordt een praktische huisartsgeneeskundige benadering beschreven voor patiënten die zich presenteren met flitsen en floaters. Hierbij wordt in het bijzonder aandacht besteed aan patiënten met een verhoogd risico op een netvliesscheur of een netvliesloslating.

> **Casus**
>
> Meneer De Vries, 76 jaar, ziet sinds drie dagen diverse zwarte stippen in het linker oog. De stippen bewegen mee als hij met de ogen beweegt. Hij heeft geen klachten van flitsen gehad. Bij onderzoek is de visus beiderzijds met eigen correctie 0,8.
>
> De media laten een gering cataract zien. In het glasvocht zijn wat draderige structuren te zien, geen (pigment)cellen. De retina is zonder duidelijke afwijkingen. Bij funduscopie lijkt er voor de papil een soort ringetje in het glasvocht te hangen.

9.2   Pathofysiologie van een achterste glasvochtmembraanloslating

Het glasvochtmembraan ligt aan de achterkant tegen de retina aan en is hiermee stevig verbonden ter hoogte van de equator, de papil, de macula en de grote vaten. Degeneratieve veranderingen – verdichtingen en schrompeling van het glasvocht (zie ◘ fig. 9.1a) – zorgen ervoor dat er tractie ontstaat; het glasvochtmembraan laat daardoor los van de retina. Het proces is dus fysiologisch. Zie hiervoor ook ▶ H. 14.5.2.

Een PVD kan asymptomatisch verlopen maar regelmatig melden patiënten klachten van vlekken en/of flitsen. Floaters of troebelingen of mouches volantes zijn vaak meer of minder transparante verdichtingen die in het oog drijven en waarvan de schaduw op de retina de perceptie van een vlek opwekt. Ze zijn vaak beter zichtbaar tegen een heldere achtergrond zoals een wit plafond of papier. Ze kunnen de vorm hebben van een spinnetje of vliegje, sliertje of vlekje. Ze bewegen mee met de oogbewegingen en bewegen nog wat na als het oog weer stilgehouden wordt. Ze verdwijnen als men probeert zich erop te concentreren. Spreken mensen over echte 'vlekken' dan komen weer heel andere aandoeningen in aanmerking, zoals een bloeding, of scotomen zoals bij maculadegeneratie.

De troebelingen hebben verschillende origine: het licht buigen van het oppervlak van de vochtpockets in het glasvocht, (ontstekings)cellen of bloed of het zichtbaar worden van collageenvezels (condensaties). Troebelingen kunnen bij ongecompliceerde PVD gedurende maanden tot jaren aanhouden. Flitsen worden vaak beschreven als kortdurende witte lichtflitsen in de periferie van het gezichtsveld. Ze zijn het gevolg van tractie van de achterste glasvochtmembraan op plekken waar de membraan vaster is verbonden met de retina. De flitsen kunnen

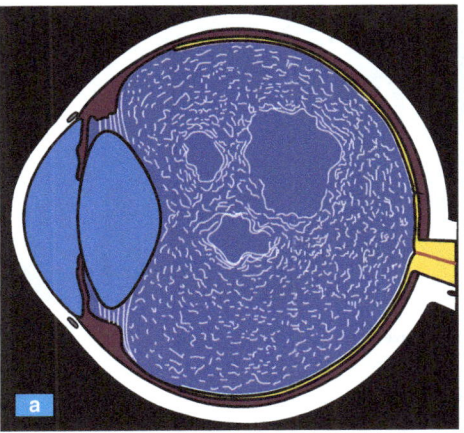
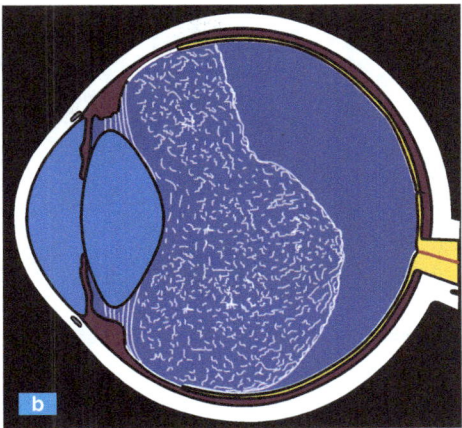

Figuur 9.1 **a** Vervloeiing en verdichting glasvocht. **b** Achterste glasvochtmembraanloslating.

soms opgewekt worden door snelle oogbewegingen. Er is geen goede verklaring waarom de flitsen meestal in het temporale gezichtsveld optreden.

Vervolg casus

Bij meneer De Vries lijkt het te gaan om ongecompliceerde glasvochtmembraanloslating. Hij krijgt advies om bij verandering van klachten – meer troebelingen, lichtflitsen, visus-klachten – opnieuw contact op te nemen.

Casus

Mevrouw Siebinga, 67 jaar oud, komt op het spreekuur in verband met sinds een dag licht-flitsen in het linker oog. Verder ook meebewegende vlekjes.
   Bij onderzoek is de visus van het rechter oog 1,0 en van het linker oog 0,8. De visus wordt gemeten met haar eigen contactlenzen ter correctie van haar myopie van ongeveer -6.
   Bij spleetlamponderzoek zijn in het glasvocht van het linker oog kleine meebewegende 'celletjes' te zien. Het netvlies lijkt goed, hoewel het beeld bij spiegelen wat wazig is.
   Na overleg met de oogarts kan mevrouw Siebinga dezelfde dag langskomen op het spoedspreekuur.

Een achterste glasvochtmembraanloslating (■ fig. 9.1b) verloopt in de meerderheid van de gevallen ongecompliceerd. Echter, in de acute fase van PVD, als het glasvocht verschrompelt en loslaat van de retina, kunnen de trekkrachten voldoende zijn om een (hoefijzervormige) netvliesscheur te veroorzaken. Door deze scheur kan vocht achter het netvlies komen, hetgeen leidt tot een netvliesloslating, een ablatio retinae. Onbehandeld leidt dit tot onherstelbare scha-de aan de fotoreceptoren en tot visusverlies. De klassieke symptomen van een ablatio retinae zijn een progressief monoculair gezichtsvelddefect ('gordijn'). Soms is de visus (centrale zien) verminderd, namelijk als de macula is betrokken. Snelle diagnose en behandeling kan verder visusverlies voorkomen.

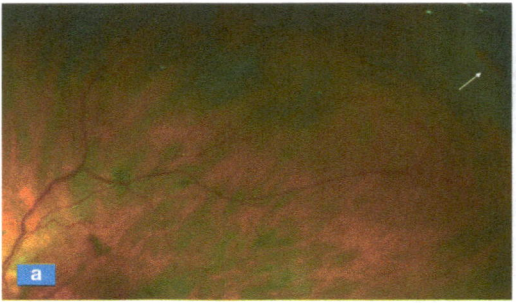
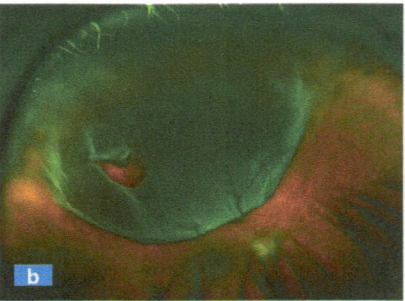

■ Figuur 9.2   **a** Perifeer hoefijzerdefect (rechtsboven). **b** Hoefijzerdefect mét netvliesloslating.

Vervolg casus

Bij de oogarts wordt bij mevrouw Siebinga een klein hoefijzerscheurtje in de periferie van de retina gezien. Er zit ook wat bloed in het glasvocht, doordat het scheurtje ook een retinaal bloedvat heeft beschadigd. Mevrouw Siebinga heeft aansluitend een laserbehandeling gekregen. Hierbij is met lasercoagulaten een barrage rond het defect aangelegd. Mevrouw Siebinga krijgt het advies om het rustig aan te doen en er wordt een controleafspraak gemaakt na enkele dagen. Bij mevrouw Siebinga is dus sprake van een symptomatische achterste glasvochtmembraanloslating met een perifeer hoefijzerscheurtje (■ fig. 9.2a).

9.3   Risicofactoren

Goed te begrijpen is dat hooggradige myopie een risicofactor is voor het ontstaan van retinascheuren (■ fig. 9.2b). Het netvlies staat in het relatief grote oog strak gespannen. Boven de 40 jaar wordt het risico duidelijk groter, door de toegenomen kans op PVD, dat op zichzelf al een risicofactor is. Belangrijk is te beseffen dat een hooggradige myoop na corrigerende refractiechirurgie nog altijd een verhoogde kans op retinascheuren heeft. Ook oogtrauma's en oogoperaties vergroten het risico.

9.3.1   Enkele getallen

De prevalentie van PVD neemt toe van 24 % in de leeftijdsgroep 50–59 jaar en tot 87 % in de leeftijdsgroep 80–89 jaar. De prevalentie van netvliesscheurtjes als complicatie van PVD is 14 %. Mannen hebben ten opzichte van vrouwen een licht verhoogd risico op netvliesscheurtjes. Hoewel het risico op PVD toeneemt met de leeftijd neemt het risico op netvliesscheuren niet toe met de leeftijd, met andere woorden: patiënten jonger dan 60 jaar hebben niet minder kans op het ontstaan van netvliesscheuren dan patiënten ouder dan 60. Bij bilaterale klachten van PVD is de kans op een scheur 8,7 %. Een beeld dat men aanvankelijk een ongecompliceerde PVD kan noemen (alleen tijdelijk mouches volantes en/of flitsen) wordt toch in 3,4 % van de gevallen gevolgd door een netvliesloslating binnen 6 weken. Ongeveer 33–46 % van de onbehandelde netvliesscheuren leidt tot een ablatio retinae.

9.4   Huisartsgeneeskundige benadering

9.4.1   Anamnese

Bij klachten van floaters en flitsen geeft de anamnese veel waardevolle informatie. Hoewel PVD het meest voorkomt, komen ook andere aandoeningen in aanmerking. Al eerder is genoemd de aura voorafgaand aan een migraineaanval, de klassieke migraine. Patiënten met migraine beschrijven vaak lichtsensaties, strepen of zigzag en kleuren. Soms gaan de klachten gepaard met centrale visusvermindering. Het opvallende verschil met PVD is dat de klachten meestal binoculair zijn, kleurrijk zijn (in tegenstelling tot de witte flitsen bij PVD) en dat er strepen of zigzags optreden die zich geleidelijk uitbreiden. De klachten verdwijnen vaak binnen een half uur gevolgd door de hoofdpijnaanval. Lastiger is de differentiaaldiagnose als de aura niet gevolgd wordt door hoofdpijn. Ook een acuutglaucoomaanval kan flitsklachten geven. Doorgaans zijn er dan bijkomende algemene klachten als misselijkheid en braken. Zeldzaam zijn occipitale hersenafwijkingen zoals ischemie, bloedingen, AV-malformaties en tumoren die migraineachtige klachten met visussymptomen kunnen geven.

9.4.2   Onderzoek

Bij het oogonderzoek mag het visusonderzoek niet ontbreken. Het centrale zien is echter pas gestoord als de loslating zich tot de omgeving van de macula uitbreidt en of als er sprake is van een glasvochtbloeding. Perifere retinascheuren zijn alleen te zien bij onderzoek van de retina met de indirecte fundoscoop of met een groothoekcontactglas (oogarts). Met de spleetlamp zijn soms retinale pigmentcellen in het glasvocht (*tobacco dust*) of een glasvochtbloeding te zien.

9.4.3   Verwijzing

Regels voor verwijzing zijn niet eenvoudig te geven. Evident is de noodzaak van een spoedverwijzing in geval van verdenking van ablatio retinae. Ook al langerbestaande klachten (>1 dag) van vlekjes en flitsen verdienen verwijzing, omdat langduriger tractie het risico op scheuren vergroot. Indien de klachten al voorbij zijn, is afwachten verantwoord, met dien verstande dat mensen goed worden geïnstrueerd. Bij opnieuw beginnen of toename van de klachten is een direct bezoek aan de huisarts of de huisartsenpost aangewezen.

9.5   Behandeling van vlekken/troebelingen en/of flitsen

De flitsen samenhangend met een achterste glasvochtmembraan verdwijnen. De floaters blijven, maar meestal went de patiënt eraan. Het cerebrum 'denkt ze weg'. Mocht er blijvend ernstige hinder worden ervaren dan vindt operatieve behandeling plaats (floaterectomie, vitrectomie).
Lasertherapie is de behandeling van voorkeur bij een netvliesscheur zonder ablatie.
Indien er wel sprake is van een ablatie is een operatieve ingreep geïndiceerd. Er wordt dan gekozen voor een uitwendige of een inwendige procedure:
Uitwendig:
1. Cerclage: het aanbrengen van een bandje rond het oog. De bedoeling is dat het losgelaten retinadeel weer op de juiste plek vastgroeit. Plombe: er wordt ter hoogte van de scheur

onder het bandje een versteviging aangebracht waardoor de oogwand ter plaatse nog iets meer wordt geïndenteerd. Eventuele drainage van het vocht onder de retina.
2. Injectie van vocht of lucht om het oog weer op spanning te brengen.

Inwendig:
1. Vitrectomie waarna de netvliesscheur door middel van laserbehandeling vastgezet wordt.
2. De glasvochtruimte gevuld wordt met gas of olie om het netvlies aanliggend te maken en het scheurtje te laten verlittekenen.

Leesadvies

Kunkel RS. Migraine aura without headache: benign, but a diagnosis of exclusion. Cleve Clin J Med. 2005;72:529–34.

Het geïrriteerde, jeukende, pijnlijke en rode oog

B.A.E. van der Pol en J. de Waard

Samenvatting

Een rood of geïrriteerd oog is een van de meest voorkomende oogheelkundige aandoeningen in de huisartspraktijk. Vaak zal het geen ernstig probleem zijn en is behandeling in de eerste lijn op z'n plaats. In een enkel geval zal het echter gaan om een minder onschuldige aandoening en soms zelfs om een ernstig ziektebeeld, dat snel specialistisch ingrijpen behoeft. De verschillende oorzaken van een rood oog komen aan de orde als de conjunctivitiden, ooglidrandaandoeningen, het droge oog, keratitis, uveïtis en acuut glaucoom.

Y. van Leeuwen et al. (Red.), *Oogheelkunde*, Praktische huisartsgeneeskunde,
DOI 10.1007/978-90-313-9926-0_10, © 2016 Bohn Stafleu van Loghum, onderdeel van Springer Media BV

10.1   Inleiding

Klachten van irritatie, jeuk of pijn wijzen meestal op problemen van de buitenste structuren van het oog en dan met name die aan die voorzijde, zoals de oogleden, de cornea, de conjunctiva en het zichtbare deel van de sclera. Soms is er een ontsteking in het voorsegment, met name de iris en het corpus ciliare, zelden is de niet-zichtbare sclera ontstoken of het gehele oog. Ook orbitale aandoeningen kunnen gepaard gaan met pijn. Het gaat in de meeste gevallen om ontstekingen of aandoeningen waarbij een ontstekingscomponent een rol speelt en die leiden tot lokale hyperemie, een rood oog.

Uitgesproken pijn duidt vaak op een ernstige aandoening of in ieder geval op een probleem dat serieuze aandacht verdient. Voor een minder ernstige, maar uiterst pijnlijke aandoening als de frequent optredende cornea-erosie geldt dat evenzeer. Een gevoel van irritatie, branden of prikken wordt door de patiënt in eerste instantie ook dikwijls als pijn in het oog ervaren. Goed uitdiepen van de anamnese is dan vereist. Irritatieve klachten wijzen eigenlijk altijd op een onschuldige prikkeling van de conjunctiva of een asthenopie.

Roodheid van een oog kan lastig te interpreteren zijn. Veel leerboeken maken onderscheid in oppervlakkige of conjunctivale roodheid en diepere of ciliaire hyperemie. De conjunctivale roodheid zou dan feller rood zijn dan de ciliaire, die meer als violet beschreven wordt. In de praktijk is dit verschil dikwijls moeilijk te maken.

Casus 1

Mevrouw Pietersma vertelt u al geruime tijd pijnlijke ogen te hebben. Zij is een 62-jarige notarisklerk, die op wat kleine ongemakken na gezond is. Tijdens de anamnese vallen u geen bijzonderheden op aan haar gelaat. De pijn beschrijft ze als branderig gevoel met steken, dat in beide ogen gelijk is. Vaak komen er dan ook tranen en moet ze haar ogen even sluiten. Ze ervaart het behalve als pijnlijk ook als zeer vermoeiend, vooral bij lezen.

Het onderzoek levert beiderzijds een normale visus op van 1,0 met haar eigen bril, die niet erg sterke, iets vergrotende bifocale glazen bevat.

Bij inspectie ziet u twee blanke ogen met heldere corneae en traanfilms. Fluoresceïne toont in beide ogen geen snel verval van de traanfilm en de corneae kleuren nergens aan.

Bij doorvallend licht ziet u twee rood oplichtende pupillen en de papillen zijn goed in beeld te krijgen met de oogspiegel.

U komt tot de conclusie dat er sprake is van een asthenoop klachtenpatroon zonder evidente afwijkingen. Het advies aan mevrouw is de opticien de refractie te laten controleren en met name de nabijzienscorrectie. Ten slotte geeft u haar een recept mee voor een eenvoudig lubricans om het vervelende gevoel wat te verzachten.

10.2   Klachten

Pijn is een klacht die bij aandoeningen van het voorsegment kan duiden op een ernstige aandoening. Vaak is er ook sprake van roodheid, die kan variëren van gering pericorneaal tot intensief diffuus. Pijn kan scherp of fel zijn, maar ook diep en soms gepaard gaan met hoofdpijn en algemene malaise. Scherpe pijn wijst op een aandoening van oppervlakkige structuren, met name de cornea, diepe pijn op een inwendige aandoening in het oog of op een ontsteking van de sclera.

> **Tabel 10.1** Benadering van het rode geïrriteerde oog, uitgaand van de aanwezigheid van en soort pijn.

pijn	anamnese	roodheid	differentiaaldiagnose
heftige, borende, diepe pijn, ook rond het oog	subacuut ontstaan, algemene malaise met braakneiging, oudere patiënt	matig, diffuus of peri-corneaal	– kamerhoekafsluitingsglaucoom – scleritis
milde tot matige, diepe pijn in het oog	ontstaan in enkele dagen, fotofobie	licht tot matig, pericorneaal	– uveïtis anterior
milde tot ernstige pijn met blefarospasme	ontstaan in één tot enkele dagen	licht tot matig, soms fors, pericorneaal	– keratitis – ulcus corneae
felle pijn met sterke blefarospasme	er kwam iets tegen/in het oog, milde fotofobie	mild, pericorneaal	– epitheelerosie van de cornea/corpus alienum onder het bovenooglid/ corpus alienum onder de contactlens – entropion – bulleuze keratopathie
matige, oppervlakkige pijn	bij slijpen/lassen/frasen/flexen kwam er (eer)gisteren iets tegen/in het oog	licht, pericorneaal	– corpus alienum (ijzer) in de cornea
irritatie, soms jeuk, geen pijn	ontstaan in enkele dagen, dichtplakken van de ogen	matig, diffuus, gelige secretie	– conjunctivitis – episcleritis
irritatie, soms jeuk, geen pijn	chronisch met wisselende intensiteit	rode, schilferige ooglidranden	– blefaritis (squamosa)
prikken, branden, steken, geen pijn	geen duidelijke afwijkingen, langdurig bestaande klachten, vermoeide ogen, soms klachten van wazig zien	geen	– *dry eye*/Meibomian Gland Dysfunction (MGD) – asthenopie

Roodheid is een teken van prikkeling van het voorsegment of het externe oog. De hyperemie, die de roodheid veroorzaakt, kan zich afspelen in de oppervlakkige conjunctivale laag of in de dieper gelegen episclera. De sclera is vaatloos. Uiteraard geeft een bloeding ook roodheid, maar die is dan feller rood, duidelijk begrensd en pijnloos.

Meestal wordt oppervlakkige, conjunctivale roodheid omschreven als helder rood en diepe hyperemie, ciliaire roodheid, als meer violet. Diepe roodheid is vaak pericorneaal gelokaliseerd en manifesteert zich dan als violette ring rond de cornea, bijvoorbeeld bij een uveïtis anterior. Er kan echter ook diffuse diepe roodheid zijn, als in geval van een diffuse anterieure scleritis. Oppervlakkige roodheid, conjunctivale injectie, is vrijwel altijd diffuus, maar soms lokaal als er sprake is van een circumscript en niet te groot conjunctivaal proces. Het onderscheid tussen de vormen van roodheid blijft dikwijls erg lastig (> tab. 10.1).

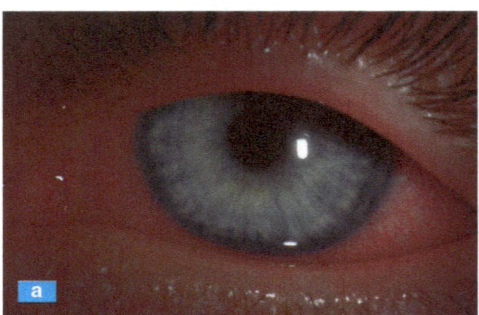
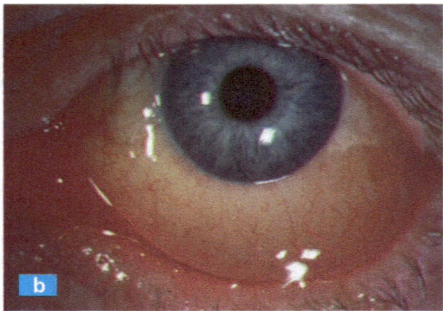

◘ **Figuur 10.1** **a** Conjunctivitis; het onderscheid tussen bacteriële en virale vorm is bij inspectie vaak moeilijk. **b** Allergische conjunctivitis met chemosis.

Casus 2

De 17-jarige havoscholiere Marijke de Boer bezoekt uw spreekuur met de klacht dat zij sinds twee dagen toenemend last heeft van haar beide ogen. Echt pijn doet het niet, maar het is wel erg irritant en de ogen zijn ook rood. Verder heeft ze 's ochtends bij het wakker worden moeite haar ogen te openen, omdat door gelig en plakkerig 'spul' de oogleden aan elkaar kleven.

U informeert nog even of ze contactlenzen draagt, maar dat is niet het geval. Wel vertelt ze u dat haar hartsvriendin twee weken geleden ook rode ogen had gehad. Ze is verder gezond. Wel was ze de week daarvoor verkouden en had toen ook een beetje rauwe keel.

Beide ogen zijn licht rood, links duidelijk meer dan rechts, en de wimpers zijn deels aan elkaar geplakt met witgele korstjes. De corneae zijn helemaal helder en de pupillen reageren vlot en normaal op licht. Lichtschuw is ze niet en daarmee wordt een uveïtis anterior onwaarschijnlijk. U inspecteert ook de keel en stelt vast, dat er nog iets hyperemie van de farynx is. Ook palpeert u links een licht gezwollen submandibulaire klier.

U concludeert dat er sprake is van een conjunctivitis, zeer waarschijnlijk van virale origine in aansluiting op een banaal viraal infect met een adenovirus. Hieraan is niet veel te doen en dat maakt u ook duidelijk aan de patiënte. Een virale infectie is meestal niet te beïnvloeden en eindigt spontaan. Uw advies luidt dan ook: schoon houden.

10.3 Conjunctivitis

Ontsteking van het bindvlies, conjunctivitis, is de meeste voorkomende oorzaak van rode, ontstoken ogen. Het kan dan gaan om een reactie op een banale prikkel als stof, droge lucht en dergelijke, maar er kan ook een microbiële verwekker in het spel zijn, meestal een alledaags virus (◘ fig. 10.1). Ook oververmoeidheid, stevig alcoholgebruik, manipulatie, koude, warmte, wind en een huilbui zijn bekende veroorzakers van hyperemie van de conjunctivae zonder dat er sprake is van ontsteking. In zijn algemeenheid kan gesteld worden dat onze bindvliezen op allerlei prikkels snel met roodheid en irritatie kunnen reageren.

Kenmerkend voor een conjunctivitis is de oppervlakkige roodheid, vaak met afscheiding van waterig of mucopurulent secreet. Pijn ontbreekt, maar dikwijls is er wel een gevoel van irritatie. Jeuk is een obligate klacht bij een allergische conjunctivitis. Wanneer er wel pijn is, dan doet de cornea waarschijnlijk mee en is er sprake van een keratoconjunctivitis, zoals in het geval van de zeer besmettelijke keratoconjunctivitis epidemica. In dit laatste geval kan ook de visus iets verminderd zijn.

Conjunctivitis is in de meeste gevallen een onschuldige en *self-limiting* aandoening die, zeker in het geval van een allergische reactie, maar ook bij een microbiële genese, vaak dubbelzijdig is (◘ fig. 10.1b). Therapie is in de meeste gevallen niet nodig. Voor volwassenen jonger dan 70 jaar zonder dichtgeplakte ogen bij ontwaken, is de kans op bacteriële conjunctivitis klein en kan men terughoudend zijn met behandelen. In de overige gevallen kan toediening van een breedspectrum antibioticum in de vorm van druppels of zalf overwogen worden. Een goede keuze is dan chlooramfenicol 0,4 of 0,5 %-druppels 4 dd of chlooramfenicol 1 %-zalf 3 dd. Fusidinezuur heeft geen plaats meer in de behandeling van bacteriële conjunctivitis. Antibiotica als chinolonen (ofloxacine, moxifloxacine) en aminoglycosiden (gentamicine, tobramycine) kunnen beter gereserveerd worden voor ernstiger infecties, bijvoorbeeld van de cornea. Zij horen eerder thuis in de tweede lijn.

Bij een pasgeborene met een uitgesproken conjunctivitis met pusoogjes moet gedacht worden aan een besmetting door de moeder tijdens de passage door het baringskanaal. Dit is heel zelden een infectie door een gonokok en vaker door een chlamydia. Snel insturen naar de oogarts is dan aangewezen, zonder antibiotische medicatie vooraf. Ook bij volwassenen kan een infectie met Chlamydia trachomatis in het spel zijn. Vooral bij hardnekkige, milde en langdurige of intermitterende conjunctivitiden moet aan deze verwekker gedacht worden (◘ tab. 10.2).

Casus 3			

Mevrouw Gort, een 68-jarige weduwe, bezocht al enkele keren uw spreekuur met klachten van tranende en geïrriteerde ogen. Jeuk was er niet en ook geen pijn, maar meer een branderig gevoel. U kunt er niet veel van maken en zag tot nu toe eigenlijk niets bijzonders, in ieder geval geen duidelijke tranenvloed. Een licht decongestief druppeltje in de vorm van fenylefrine 0,125 % vond ze niet prettig. Een weekje chlooramfenicol zalf hielp wel iets, maar daarna was het weer hetzelfde als daarvoor.

Verder heeft mevrouw niet veel problemen, behalve misschien wat reumatische klachten die haar bij tijd en wijle hinderen.

U besluit de corneae te kleuren met fluoresceïne om afwijkingen van het cornea-epitheel op het spoor te komen en via uw 3x vergrotende loep ziet u op de onderhelften van beide hoornvliezen enkele kleine puntjes aankleuren. U geeft haar een recept mee voor hypromellose 0,3 % druppels minstens 4 dd. Na twee weken meldt ze dat het veel beter gaat en u concludeert dat er sprake is van een *dry eye*-beeld. U continueert de kunsttranen.

10.4 Dry eye, blefaritis en asthenopie

Klachten van geïrriteerde ogen komen veel voor en in een ruim scala. Mensen kunnen klagen over prikkende, brandende, jeukende, tranende, droge of gewoon geïrriteerde ogen, zonder dat er sprake is van een echte conjunctivitis. Een deel van deze problemen hangt samen met het ouder worden, omdat de kliertjes van Meibom met het vorderen van de leeftijd tot disfunctie en atrofie neigen. Hierdoor kan de traanfilm sneller verdampen en treedt oppervlakkige prikkeling op van de conjunctiva en de cornea. Het secreet uit de afvoergangen van de

◘ Tabel 10.2   Conjunctivitis naar etiologie.

aandoening	kenmerken	beleid
banale conjunctivitis	– diffuse roodheid zonder verdere specifieke kenmerken – aspecifieke oorzakelijke prikkel	– geen specifieke acties nodig
allergische conjunctivitis	– diffuse roodheid vaak met enige of uitgesproken chemosis en waterige secretie – altijd jeuk – bij chronische vormen papillae – dikwijls ook nasofaryngeale symptomen	– antiallergische druppels als levocabastine, cromoglicaat
virale conjunctivitis	– diffuse roodheid met waterig tot mucopurulent secreet, soms plakkerig – soms lymfomen, vooral preauriculair	– geen specifieke acties nodig – kan besmettelijk zijn
bacteriële conjunctivitis	– diffuse roodheid met mucopurulente of purulente uitvloed en korstvorming – beide ogen zitten 's ochtend dichtgeplakt – geen jeuk	– breedspectrum antibiotische druppels of zalf, zoals chlooramfenicol 0,4–0,5 %-oc.gtt./ 1 %-zalf – meestal niet erg besmettelijk
keratoconjunctivitis	– forse diffuse roodheid met waterige secretie *en pijn* – soms visusklachten	– eventueel een lokaal antibioticum ter profylaxe – vooral de keratoconjunctivitis epidemica is zeer besmettelijk
subconjunctivale bloeding, hyposfagma (◘ fig. 10.2)	– scherp begrensde, circumscripte en felle roodheid – geen klachten, de omgeving valt het op	– geruststelling, geen verdere acties

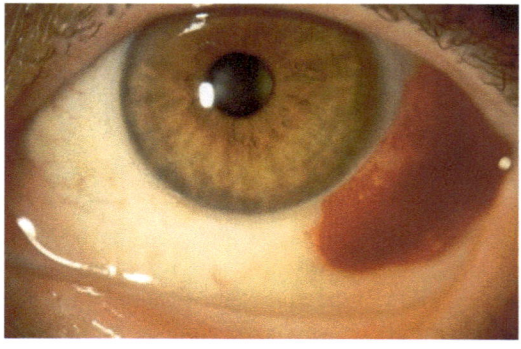

◘ Figuur 10.2   Hyposfagma.

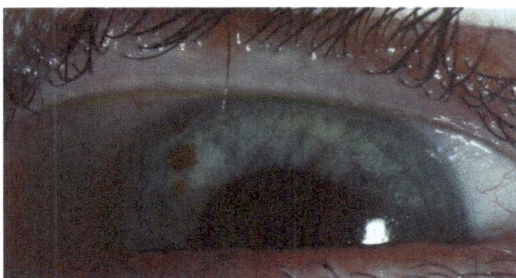

Figuur 10.3   Meibomian Gland Dysfunction. De verstopte Meibom-klieren zijn als een rij wittige plekken te zien en een enkele bevat een pasteuze prop in de uitmonding. Door de tekortschietende traanfilm is er iets conjunctivale reactie en de reflectie van het onderzoekslicht op de cornea is mat.

Meibom-klieren zal troebel en talgachtig zijn bij massage van de lidrand. Afname en disfunctie van de Meibom-klieren staat bekend als Meibomian Gland Dysfunction (MGD) (■ fig. 10.3). MGD is de belangrijkste oorzaak van droge-ogenklachten (*dry eye*-beeld).

Een tweede frequente bevinding bij klachten van irritatie is blefaritis squamosa (■ fig. 10.4a), een chronische ontsteking van de ooglidrand. Het is lastig om blefaritis en MGD van elkaar te onderscheiden en vaak spelen beide processen een rol in de klinische manifestatie. Bij MGD staat een insufficiënte traanfilm op de voorgrond en daarmee, door versnelde verdamping, droogte van het oog met vaak kleine puntvormige, zeer oppervlakkige defectjes in het epitheel van de cornea (cornea punctata) (■ fig. 10.4b), die aankleuren met fluoresceïne. Het verval van de traanfilm (*tearfilm break-up time*, TBUT) duurt bij een MGD korter dan 10 sec (zie ▶ H. 14). Blefaritis wordt gekenmerkt door een (meestal) lichte roodheid van de lidrand met schilferige korstjes tussen de ciliën (wimpers).

Bij blefaritis kan een chronische, subklinische infectie met een stafylokok de oorzaak zijn en mogelijk kan ook de mijt Demodex een rol spelen. De behandeling is erop gericht de infectie in te dammen en de traanfilm zo veel mogelijk te stabiliseren, bijvoorbeeld met fusidinezuurgel op de lidranden. De lidranden moeten korstvrij gehouden worden door ze te reinigen met een speciale scrub, die vooral duur is en geen duidelijke voordelen biedt boven een oplossing van babyshampoo of oogmake-up *remover lotion*. Meewassen van de lidranden met babyshampoo onder de douche kan een praktische variatie zijn. Ook is het verstandig om tweemaal daags de oogleden gedurende vijf minuten met een warm kompres te behandelen, zodat daarna de meer vloeibare inhoud van de Meibom-klieren door ooglidmassage kan worden vrijgemaakt. De traanfilm kan gestabiliseerd worden met een lubricans als hypromellose 0,3 % of een van de vele alternatieven. Dikwijls is het een chronische kwaal, die telkens weer zorg behoeft.

Blijken deze maatregelen onvoldoende dan is het raadzaam om de oogarts te laten beoordelen of er een echt Sjögren-syndroom bestaat. Deze kwaal komt bij ongeveer 1,5 % van de vrouwen boven de 70 jaar voor. De oogklachten ontstaan hierbij niet door een instabiele traanfilm maar door onvoldoende traanvochtproductie door auto-immuunontsteking van de traanklieren.

Ook standsafwijkingen van de oogleden leiden vaak tot irritatie of zelfs tot pijnklachten wanneer het cornea-epitheel beschadigd raakt. Bij een entropion of een trichiasis op basis van andere afwijkingen strijken de wimpers over de conjunctivae en de corneae wat resulteert in prikkeling. Bij een ectropion bestaat er een reële kans op traanfilmdisfunctie met uitdroging. Chirurgische interventie is uiteindelijk de enige rationele actie, hoewel enkele simpele

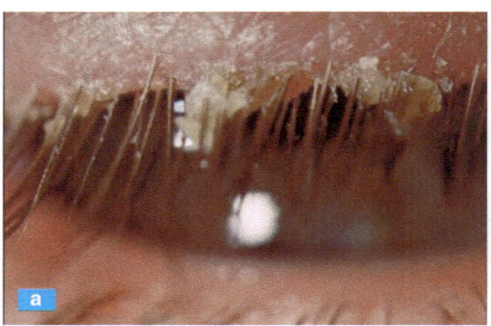
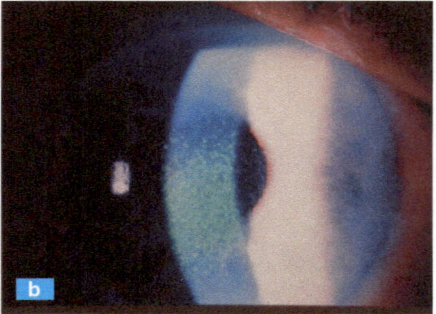

Figuur 10.4   a Blefaritis. **b** Cornea punctata.

maatregelen in de acute situatie de problemen kunnen verminderen. Zo kan bij een entropion een pleister die de onderooglidrand iets naar buiten trekt tijdelijk helpen.

Van asthenopie (*eye strain*) wordt gesproken als er klachten zijn van irritatie, prikken, branden of vermoeidheid zonder duidelijke afwijkingen van de oogleden en conjunctivae. Het is verstandig om een eventuele refractieanomalie te (laten) corrigeren. Ook wordt wel geadviseerd om eventuele forieën uit te sluiten, hoewel ook deze relatie dubieus is (tab. 10.3).

Casus 4

De 17 jarige Maaike Mooy vertelt u dat zij sinds enkele dagen een wat gevoelig, soms ook rood linker oog heeft. Ze ziet er ook ietsje minder mee. Bij inspectie met uw loep, of via de spleetlamp, ziet u dat er beiderzijds over de limbus van de cornea vaatjes enkele millimeters de cornea in groeien, links duidelijk meer dan rechts. Het linker oog is pericorneaal ook nog wat extra rood en iets onder het centrum van de cornea ziet u een klein wittig gebiedje.

Dan valt u een ronde, scherpe lijn op, die enkele millimeters buiten de cornea en parallel aan de limbus verloopt. Maaike blijkt zachte contactlenzen te dragen, waarmee zij vier maanden geleden begonnen is. Bij een filiaal van een grote optiekketen kocht ze zachte contactlenzen, die maandelijks vervangen dienen te worden.

U laat haar de contactlenzen uitnemen en stelt vast dat het wittige plekje aankleurt met fluoresceïne en een infiltraatje is.

Daarop besluit u haar direct door te sturen naar de oogarts onder de verdenking van een contactlensgerelateerde keratitis links met mogelijk een beginnend ulcus, waarbij u haar instrueert de contactlenzen in de bewaarcontainer mee te nemen. Medicatie geeft u niet om een eventuele kweek niet te verstoren.

10.5   Keratitis en ulcus corneae

Een keratitis is in potentie een aandoening die het gezichtsvermogen bedreigt. Is er een epitheeldefect en een infiltraat (fig. 10.5a), dan is er sprake van een ulcus of een dreigend ulcus corneae. Er is meestal een lichte tot matige pijn, die soms heftig kan zijn, zoals vaak bij een ulcus veroorzaakt door een Pseudomonas. Het oog is rood en deze roodheid is vaak pericorneaal en violet, passend bij een diepe ciliaire injectie. Dikwijls is er ook een milde fotofobie.

De meest voorkomende oorzaak van een corneaprobleem is een oppervlakkige verwonding (erosie) of een corpus alienum. Deze worden behandeld in ▶ H. 12 (trauma's). Een infec-

◘ Tabel 10.3 Droge ogen naar etiologie.

aandoening	kenmerken	beleid
blefaritis squamosa = blefaritis anterior	– chronisch ontstoken ooglidranden met schilfers – wisselend in ernst – soms met lichte conjunctivitis – constitutioneel beeld (soms in kader eczemateuze status, bijvoorbeeld seborroïsch eczeem) – vaak stafylokok mede in het spel	– korstvrij houden van de lidranden met wattenstaaf, eventueel met behulp van scrub, babyshampoo of oogmake-up *remover lotion* – fusidinezuurgel 2 dd dun op lidranden (eerste maand) – geen steroïdezalf (snel afhankelijkheid en risico van atrofie van de ooglidhuid/rand)
droge-oogsyndroom op basis toegenomen verdamping, Meibomian Gland Dysfunction (MGD) = blefaritis posterior	– licht geprikkelde conjunctivae en ooglidranden – soms met blefaritis anterior – ingedikt en troebel kliersecreet bij druk met vinger op ooglid – dikwijls fluoresceïne positieve, kleine ronde oppervlaktelaesies van de cornea (cornea punctata) – insufficiëntie van de traanfilm waardoor versnelde verdamping, *tearfilm break-up time* <10 s. (zie ► H. 14) – de patiënt kan dit ervaren als 'tranende ogen'	– warme oogkompressen 1 à 2 maal daags 5 minuten (sokje met droge rijst of linzen eerst opwarmen in magnetron) – ooglidmassage: patiënt trekt met vinger temporale rand van boven en onderooglid strak en masseert met vinger andere hand de oogleden richting de wimpers – reiniging ooglidrand zoals beschreven bij blefaritis anterior – lubricans als hypromellose 0,3 % 4 dd of meer, zonodig
droge-oogsyndroom op basis van verminderde traanproductie: keratoconjunctivitis sicca	– verminderde traanvochtproductie door medicatie, ouderdom – in kader van auto-immuunproces, Sjögren – dan vaak ernstig *dry eye*-beeld uitgebreide punctata van cornea en aankleuring conjunctiva – schirmertest <5 mm na 5 minuten (zonder topicale anesthesie) – ook droogte andere slijmvliezen (mond, vagina)	– lubricans naar behoefte, druppels, gel of beide – bij onvoldoende resultaat: insturen voor onderzoek naar Sjögren-syndroom (evt. lipbiopt) – zonodig systeembehandeling
asthenopie	– klachten van irritatie, prikken, branden, vermoeidheid – zonder zichtbare afwijkingen	– refractiecorrectie laten optimaliseren – evt. druppeltje lubricans

tieuze keratitis kan door vele organismen veroorzaakt en/of onderhouden worden. Herpes simplex, dat de karakteristieke tak- of dendrietvormige laesies geeft van het epitheel, is van de pathogene micro-organismen de meest frequente (◘ fig. 10.5b). Zeer gevreesd zijn de infecties met Pseudomonas en Acanthamoebae, die met name gevonden worden bij dragers van zachte contactlenzen. Contactlensdragers houden nogal eens hun lens in ondanks de ontsteking, vooral door de verminderde sensibiliteit van de cornea, die het gevolg is van het dragen van zachte contactlenzen.

Wanneer het epitheel van de cornea beschadigd raakt, wat gemakkelijk kan gebeuren, en de cornea belaagd wordt door een micro-organisme, kan zich een infiltraat vormen dat tot een

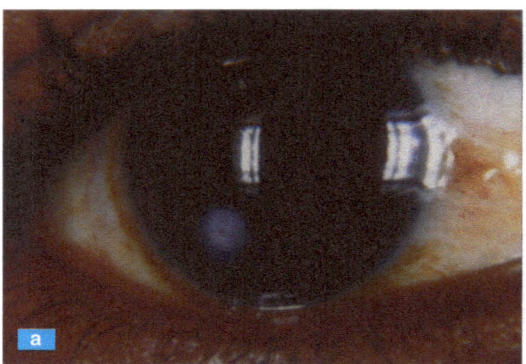 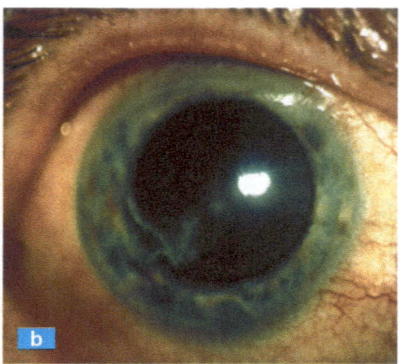

■ **Figuur 10.5** **a** Cornea-infiltraat. **b** Dendrietvormig epitheeldefect.

echt ulcus kan uitgroeien. Dit is een ernstige situatie, die uiteindelijk kan resulteren in storende littekenvorming in de visuele as of een spontane perforatie van de cornea.

Iedere keratitis behoeft specialistische oogheelkundige zorg en een prompte verwijzing is aangewezen wanneer de diagnose gesteld wordt. Het is dan ook verstandig om niet onmiddellijk een antibioticum te geven om de kans op een succesvolle kweek niet te verminderen. Een contactlens hoort zich niet in een rood oog te bevinden, afgezien van een bandagelens, die de behandelende oogarts in een enkel geval kan gebruiken (■ tab. 10.4).

Casus 5

De dertigjarige Piet van Wijnen bezoekt uw spreekuur in verband met een ontstoken rechter oog sinds twee dagen. Hij is kort geleden in de praktijk gekomen en u ziet hem voor de eerste keer. In de afgelopen week voelde het oog al wat vreemd aan, maar sinds eergisteren heeft hij duidelijk meer last en is het oog rood. Hij heeft veel last van het licht. Zo'n vijf jaar geleden had hij ook al eens iets dergelijks, maar toen was het linker oog ontstoken. De oogarts had hem toen twee soorten druppels voorgeschreven en een oogzalf.

In het rechter oog ziet u een toegenomen roodheid en de pupil lijkt iets kleiner dan links. Hij vindt het onderzoek met de penlight bijzonder onaangenaam, ook als u het niet-ontstoken linker oog beschijnt. De pupilreacties op licht zijn wel min of meer symmetrisch. Na een druppel oxybuprocaïne verdwijnt de pijn niet.

Verder is hij gezond. Omdat u denkt aan een mogelijke uveïtis anterior informeert u naar de familiegeschiedenis. Zijn broer blijkt onder behandeling te zijn van de reumatoloog in verband met rugklachten en een tante heeft een chronische darmontsteking. Hierop verwijst u hem naar de oogarts met de waarschijnlijkheidsdiagnose uveïtis anterior rechts, mogelijk in het kader van een HLA-B27-configuratie gezien de familieanamnese.

In haar retourbericht bevestigt de oogarts uw vermoeden. De voorste oogkamer bevat 2 + cellen, er waren nog geen synechiae posteriores. In het linker oog zag zij een circulaire neerslag van pigment op het voorste lenskapsel, ten teken van een eerder doorgemaakte uveïtis anterior. Laboratoriumonderzoek leverde inderdaad een positieve test op HLA-B27 op. De behandeling bestaat uit prednisolon druppels 6 dd, atropine 1%-druppels 3 dd en prednisolonzalf voor de nacht.

◻ **Tabel 10.4**   Keratitis naar etiologie.

aandoening	kenmerken	beleid
keratitis bij contactlenzen	– pericorneale injectie – vaak corneale vaatingroei met name bovenzijde – meestal zachte contactlenzen – corneasensibiliteit verlaagd	– absoluut verbod de contact-lenzen te dragen – bij cornea-infiltraat direct insturen (geen antibiotica), lenzen + doosje mee – bij verder gaaf epitheel (geen aankleuring met fluoresceïne) lubricans en controle na 1 dag
keratitis door corpus alienum of aberrante ciliën	– nauwelijks roodheid – vreemd lichaamsensatie – cornea en ciliënrij inspecteren onder vergroting – bovenooglid ectropioneren en bovenste fornix inspecteren	– corpus alienum verwijderen – aberrante ciliën epileren – evt. 1x chlooramfenicol 1%-zalf – controle bij aanhouden klach-ten na 1 dag
keratitis dendritica herpetica	– milde roodheid, geringe pijn, corneasensibiliteit lokaal ver-laagd (vroeg symptoom, test eerst het goede oog!) – later takvormige configuratie van herpetische microvesikels, met fluoresceïne kleurend – als regel eenzijdig en recidi-verend	– aciclovir oogzalf 5 dd bij redelijke verdenking – controle na 3 dagen, bij verbetering doorgaan tot 10 à 14 dagen in totaal – zo niet: insturen
keratoconjunctivitis epidemica	– heftige roodheid met zwelling en matige pijn in de eerste fase – als regel dubbelzijdig – maar vaak niet symmetrisch – daarna afname in een week – epitheellaesies kunnen soms zeer lang blijven – oorzaak: adenovirus	– geen acties, maar geruststel-ling – in late fase eventueel een mild steroïd (fluormetholon) na afstemming met oogarts – zéér besmettelijk!
recidiverende epitheelerosie van de cornea	– intermitterende pijn, met name bij openen van de ogen bij ontwaken of 's nachts – kan heftig zijn met blefaro-spasme – bijna altijd een dikwijls gering trauma in anamnese (klassiek: vinger van een klein kind, stekelige plant) – een epitheeldystrofie kan ook aan de basis liggen – als de re-erosie niet te groot is, sluit die weer in 1 à 2 uren tot de volgende ochtend	– bescherm het fragiele epitheel van de cornea met een gel (carbomeer) voor het slapen – houd dit minimaal een maand vol – is de hechting dan nog onvoldoende, stuur in voor beoordeling en eventueel be-handeling van het wondbed
ulcus corneae	– pericorneale injectie – zichtbaar infiltraat of wittige dellen in de cornea – wisselend pijn (heftige pijn o. a. bij infectie met Pseudo-monas)	– stuur onmiddellijk in – bij gebruik van contactlen-zen: lenzen uit, lenzen en bewaarvloeistof meenemen naar oogarts – geen medicatie

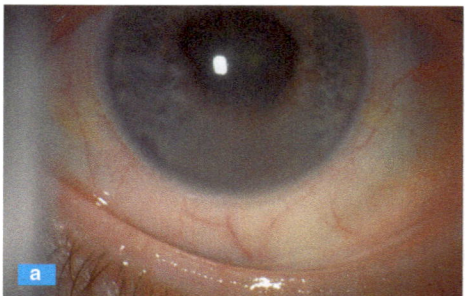
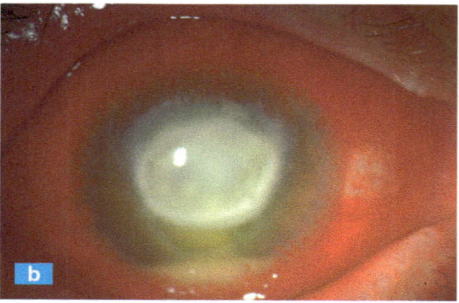

■ **Figuur 10.6** **a** Descemet-stippen, neerslagen van ontstekingscellen tegen het onderste deel van de cornea; door de focale dwarsdoorsnede met de spleetlamp is goed te zien dat deze neerslagen zich aan de endotheelzijde van de cornea bevinden. **b** Ulcus corneae met hypopyon.

10.6 Uveïtis anterior

Ontstekingen van het voorste deel van de uvea, het 'druifvlies' tussen de retina en de sclera in (zie ► H. 17, anatomie), heten uveïtis anterior of, in de wat oudere terminologie, iritis en iridocyclitis. Hierbij is de iris ontstoken, maar het corpus ciliare en het trabekelsysteem kunnen ook betrokken zijn in de ontsteking. Is het achterste deel van de uvea (choroidea) ontstoken, dan spreken we van een uveïtis posterior, choroïditis of een chorioretinitis en als het middendeel van de uvea (pars plana) ontstoken is van een uveïtis intermedia.

Alleen de uveïtis anterior geeft roodheid. Een hyperemie die optreedt bij verder naar achter gelegen uveïtiden is niet aan de voorzijde van het oog waar te nemen. Naast de roodheid zijn belangrijke bevindingen bij een anterieure uveïtis milde doffe pijn, die in het oog gevoeld wordt, en fotofobie, die aanzienlijk kan zijn. De pijn is het gevolg van de ontsteking van de iris, die pijnsensoren bevat. Extra prikkeling van de iris, bijvoorbeeld door belichting van beide of een van beide ogen met pupilcontractie als gevolg, veroorzaakt verergering van de pijn.

Met een spleetlamp zijn in de voorste oogkamer ontstekingscellen te zien en vaak vrij eiwit (► fig. 14.17). Dikwijls slaan deze cellen ook neer op het cornea-endotheel in de vorm van keratitische precipitaten (KP's) of Descemet-stippen (■ fig. 10.6a). In een enkel geval zakt debris uit in de voorste oogkamer, wat dan te zien is als een spiegeltje steriel pus, een hypopyon (■ fig. 10.6b).

Alle vormen van uveïtis tezamen (anterior, intermedia, posterior en panuveïtis) kennen een incidentie van ongeveer 50 per 100.000 per jaar, waarvan het in 75 % van de gevallen gaat om een anterieure uveïtis (■ fig. 10.7a). Daarmee is het een groep aandoeningen die weinig gezien wordt in de huisartspraktijk. Een late diagnose kan de uiteindelijke afloop echter in hoge mate negatief beïnvloeden en in de differentiaaldiagnose van het rode oog is de uveïtis anterior in het algemeen goed te herkennen. Een uitgestelde adequate behandeling en onderbehandeling maken de prognose wat betreft visum aanzienlijk slechter. Een solitaire intermediaire uveïtis geeft meestal lichte klachten en behoeft dan geen of slechts beperkte behandeling. Soms is de ontsteking ernstig en klaagt de patiënt over veel floaters door glasvochtinfiltraten. Ook kan de visus bedreigd worden door het optreden van maculaoedeem. Deze vorm van uveïtis kan geassocieerd zijn met multipele sclerose. Een chorioretinitis geeft al snel een duidelijk visusdaling en dat zal dan reden zijn de patiënt snel naar de oogarts door te sturen.

Uveïtis anterior kan bijzonder vervelende consequenties hebben. Al snel kunnen zich verklevingen vormen tussen de iris en het voorste lenskapsel (synechiae posteriores), waarbij de

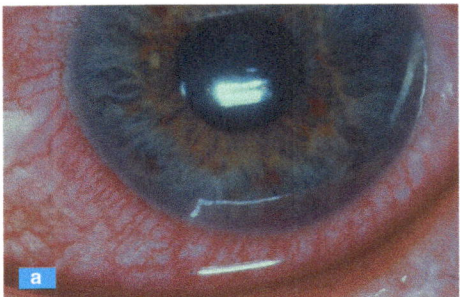 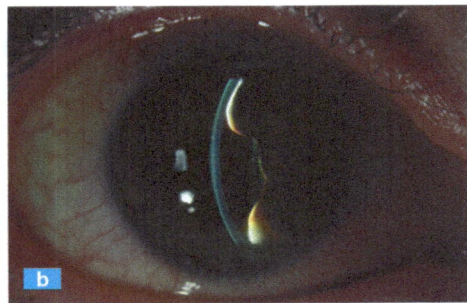

🔵 **Figuur 10.7   a** Acute anterieure uveïtis. Kenmerkend is de nauwe pupil en de bij daglicht perilimbale paarse injectie van de conjunctiva en sclera. Bij mildere gevallen is het aspect echter niet te onderscheiden van een eenvoudige hyperemie van de conjunctiva. **b** Bomberende iris door complete ring van synechiae posteriores.

druk tot gevaarlijke hoogten kan stijgen, als de iris over 360° verkleefd raakt (iris bombans) (🔵 fig. 10.7b). Ook kan zich een secundaire cataract ontwikkelen. Chorioretinitiden laten littekens in de fundus achter met lokale verwoesting van de fotoreceptoren.

De behandeling van uveïtis is gericht op bestrijding van de ontsteking en van de oorzaak. Anti-inflammatoire therapie bestaat vrijwel altijd uit een corticosteroïd, in eerste instantie lokaal in geval van een anterieure uveïtis en systemisch bij een posterieure uveïtis. Verder onderzoek, zoals laboratoriumonderzoek en gericht internistisch onderzoek, moeten op de eerste plaats duidelijk maken of er sprake is van een infectie of een auto-immunologische systeemaandoening. In 50 % van de gevallen luidt de diagnose echter idiopathische uveïtis. Een HLA-B27-genetische configuratie wordt nogal eens aangetroffen in geval van een anterieure uveïtis. De patiënt kan zelf tekenen van een aandoening als M. Bechterew, M. Crohn of reactieve artritis hebben of blijkt familieleden te hebben met een dergelijke aandoening.

Kinderen met jeugdreuma, vooral de oligoarticulaire juveniele idiopathische artritis (JIA), kunnen zeer agressief verlopende anterieure uveïtiden ontwikkelen, die zeer snel tot ernstige complicaties kunnen leiden, maar zich in eerste instantie aan oppervlakkige waarneming onttrekken (🔵 tab. 10.5).

Casus 6

Op deze donkere, herfstige novemberavond wordt u door de dochter van de oude mevrouw Groen gebeld. Zij meldt u dat haar 80-jarige moeder sinds die middag toenemend zieker wordt. Ze is brakerig, klaagt over ernstige hoofdpijn aan de rechter zijde van haar hoofd, ze eet en drinkt niet en maakt een zieke indruk.

U gaat bij mevrouw kijken en treft haar aan min of meer uitgeput op de bank met de hand aan de rechter zijde tegen het hoofd en naast haar staat een po met op de bodem wat gallig braaksel. De dochter suggereert dat zij vast een 'buikgriep' heeft.

Bij onderzoek valt u op dat haar rechter oog rood is en duidelijk doffer is dan haar linker. Ze houdt het oog nauwelijks open en u ziet slechts met moeite de pupil die halfwijd is en niet reageert op het licht van uw penlight. Met twee vingers voelt u door het bovenooglid eerst haar linker oog en daarna het rechter. Het rechter oog voelt duidelijk veel harder aan dan het linker.

U belt de dienstdoende oogarts en zendt mevrouw direct in onder de waarschijnlijkheidsdiagnose acuut glaucoom rechts.

◻ **Tabel 10.5**   Uveïtis anterior naar vorm.

aandoening	kenmerken	beleid
uveïtis anterior	– matige tot lichte roodheid pericorneaal – lichte pijn – fotofobie – in later stadium synechiae posteriores (ontronde pupil) – endotheelprecipitaten (Descemet-stippen) – soms hypopyon – bij spleetlamponderzoek: fenomeen van Tyndall en cellen in de VOK (▶ fig. 14.17)	– direct insturen
uveïtis anterior na oogheelkundige ingreep	– roodheid – pijn – sterk verlaagde visus – hypopyon – endoftalmitis – kan van uur tot uur toenemen	– met grote spoed insturen
uveïtis anterior bij jong kind	– veelal in combinatie met of voorafgaand aan een juveniel reuma – soms lichtjes rood, maar meestal geen symptomen in eerste fase – later nauwe pupil, ontronde pupil – grijzige neerslag op de cornea in de lidspleet (bandkeratopathie)	– met spoed insturen

10.7   Acuut kamerhoekafsluitingsglaucoom

Met het ouder worden zwelt de lens langzaam iets. Als de kamerhoek dan ook nog aan de ondiepe kant is, bestaat de kans dat de circulatie van kamerwater plotseling geblokkeerd raakt, met een zeer snelle stijging van de intraoculaire druk tot waardes van 40 mmHg of meer tot gevolg. Soms is er sprake van een in aanleg afwijkende iridocorneale hoek, waarbij de kans op een kamerhoekafsluitingsglaucoom extra verhoogd is. Ten slotte heeft het korte hypermetrope oog een hoger risico.

De acute drukverhoging wordt in gang gezet door het afgesloten raken van de vloeistofstroom door de pupil (pupilblok). De achterste oogkamer raakt overvuld, de iris welft hierdoor naar voren totdat de kamerhoek geblokkeerd wordt en de druk snel stijgt. Als de stroom tussen voorste en achterste oogkamer hersteld wordt, zal de kamerhoek vrijkomen, de afvoer via het trabekelsysteem weer mogelijk worden en de druk dalen. Een gaatje in de iris, iridotomie of iridectomie, herstelt de communicatie tussen beide oogkamers weer. Een dergelijke verbinding tussen achterste en voorste oogkamer wordt meestal met een laser gemaakt, maar kan ook chirurgisch gebeuren.

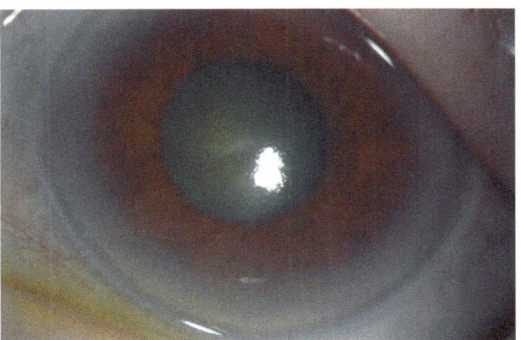

Figuur 10.8   Acuut glaucoom.

▣ **Tabel 10.6**   Acute en intermitterende kamerhoekafsluiting.

aandoening	kenmerken	beleid
acuut kamerhoekaf-sluitingsglaucoom	– oude patiënt – diepe, periorbitale hoofdpijn – misselijk en braken – diffuus rood, congestief oog – voelt hard aan – pupil halfwijd en lichtstijf – cornea dof	– direct insturen – let op andere vormen van disba-lans (ontregeling diabetes e.d.)
intermitterende kamerhoekafsluiting	– aanvallen van milde periorbitale hoofdpijn – zien van halo's – lichte diffuse roodheid – slecht reagerende pupil – soms corneale *haze* tijdens aanval	– tijdens aanval druk meten (bij beschikbaarheid tonometer) – met spoed insturen (het kan door-zetten in een acuut glaucoom)

De roodheid van het oog met een acuut glaucoom (▣ fig. 10.8) is een diffuse roodheid met gedilateerde grotere venen ten teken van congestie. De pupil is immobiel en meestal halfwijd. Tevens treedt er oedeem van de cornea op, waardoor de cornea mat wordt. De snelle drukstijging geeft een diepe, borende pijn rond het aangedane oog en in het hoofd. Verder veroorzaakt het via een vegetatieve route misselijkheid en braakneiging.

De patiënt is vrijwel altijd oud, maar in een enkele geval kan een predisponerende afwijking leiden tot een kamerhoekafsluiting op jongere leeftijd. Soms kondigt een acuutglaucoomaanval zich tevoren aan. De patiënt maakt dan een korte periode of herhaalde korte periodes door waarin de blokkade van de pupil op gang komt, maar niet doorzet. Hij ziet dan verstrooiings-verschijnselen rond lichtbronnen (halo's, *glare*), krijgt wat hoofdpijn en voelt zich niet lekker. Dit kan korte tijd aanhouden, daarna weer wegebben of die ene keer doorzetten tot een volledige acuutglaucoomaanval.

Behandeling moet snel plaatsvinden om zo veel mogelijk blijvende schade te voorkomen. Heeft een kamerhoek te lang dicht gezeten, dan heeft het maken van een gat in de iris geen effect meer (▣ tab. 10.6).

Leesadvies

NHG-Werkgroep Het Rode Oog. NHG-Standaard Het rode oog. Eerste herziening. Huisarts Wet. 2006;49(2):78–91.

NOG. Richtlijn voor diagnostiek en behandeling van uveïtis (2007). ▶ www.oogheelkunde.org/uploads/fl/ve/ flvem3mKxt8ThFFYVhn8GQ/Richtlijn-voor-diagnostiek-en-behandeling-van-uveitis-15-mei-2007-1.pdf.

NOG. Addendum TNF-α/remmers behorende bij de richtlijn uveïtis (2012). ▶ www.oogheelkunde.org/ uploads/9v/Db/9vDbgiE7W3pphEYGt5CxiA/Add_TNFalpha-remmers_RL_Uveitis_geautoriseerde-versie_ maart-2012.pdf.

Riet G ter, Tellegen E, Weert HCPM van. Een nieuwe diagnostische index voor bacteriële conjunctivitis. Huisarts Wet. 2014;57(10):516–8.

Aandoeningen van de adnexa

B.A.E. van der Pol en J. de Waard

Samenvatting

De huisarts ziet regelmatig patiënten met aandoeningen van de adnexa: de oogleden, de orbita en het traanapparaat. Veel zijn onschuldig en vaak tijdelijk van aard, maar er zijn ook aandoeningen met ernstige consequenties, die minder vaak voorkomen. Frequent voorkomende beelden, die chirurgisch behandeld kunnen worden, zijn dermatochalasis, chalazion, entropion en ectropion. Ook maligne aandoeningen kunnen met enige regelmaat aangetroffen worden, zoals basaalcelcarcinomen. Orbitale aandoeningen komen minder vaak voor, maar eisen soms ingrijpende maatregelen.

Y. van Leeuwen et al. (Red.), *Oogheelkunde*, Praktische huisartsgeneeskunde,
DOI 10.1007/978-90-313-9926-0_11, © 2016 Bohn Stafleu van Loghum, onderdeel van Springer Media BV

11.1   Inleiding

Onder de adnexa worden de oogleden, de orbita en de traanwegen verstaan. Ooglidaandoeningen worden veel gezien in de huisartspraktijk, orbitaproblemen en afwijkingen van de traanwegen minder vaak. Ontstekingen staan bij veel aandoeningen van de adnexa op de voorgrond, maar maligniteiten komen ook voor en in geval van de oogleden standsafwijkingen.

11.2   De oogleden

Voor een goede functie van het oog, met name van de cornea, zijn de oogleden, palpebra superior en palpebra inferior, van groot belang. Ze beschermen de kwetsbare voorzijde van het oog, verdelen de traanfilm over de cornea en spelen een belangrijke rol in de gelaatsmimiek.

De buitenzijde van de oogleden is bekleed met huid, die relatief dun is. Aan de tegen het oog aanliggende zijde vinden we conjunctiva, de conjunctiva palpebrae, die tot ongeveer halverwege de bulbus doorloopt (conjunctiva bulbi) om weer naar voren te gaan en aan te hechten rond de corneae aan de limbus corneae. Op die manier ontstaat een doodlopende zak rond de bulbus, de conjunctivale fornix. In het ooglid bevindt zich een bindweefselplaat, de tarsale plaat of tarsus, die het ooglid zijn vorm geeft en zorgt voor een goede appositie aan de bulbus. Aan de tarsus, die in het onderooglid veel kleiner is dan in het bovenooglid, hecht de sympathisch geïnnerveerde spier van Müller aan, die voor de reactieve verwijding van lidspleet zorgt. In het bovenooglid hecht tevens de aponeurose aan van de door de n. III geïnnerveerde m. levator palpebrae, die het bovenooglid heft. Bij de sympathicolyse van Horner is de spier van Müller in het geding, wat de slechts geringe ptosis verklaart, die bij het Horner-syndroom optreedt. Het sluiten van het oog is de functie van de kringvormig in de oogleden verlopende m. orbicularis oculi, die door de n. VII geïnnerveerd wordt. In de tarsus en de conjunctiva bevinden zich de kliertjes (Meibom, Zeis, goblet, Moll) die de basale traanfilm aanmaken. Aan de ooglidranden vinden we de ciliën of wimpers, haartjes die naar boven en onder licht gekromd afstaan, en de uitmondingen van de kliertjes van Meibom. Bij ingrepen aan het ooglid moeten vooral de lidranden vermeden worden, omdat littekenvorming tot standsafwijkingen en trichiasis (tegen het oog groeiende wimpers) kan leiden.

Casus 1		

De 70-jarige heer De Boer vertelt de huisarts dat hij nu en dan last heeft van zijn linker oog. Het lijkt dan of er iets in zijn oog zit. Met name bij lezen treedt het probleem op.

Bij onderzoek ziet de huisarts niet veel bijzonders, totdat hij meneer vraagt het lichtje van zijn penlight te volgen. Bij naar beneden kijken lijkt het linker onderooglid iets naar binnen te draaien en vegen de wimpers over zijn cornea. Kijkt hij naar boven, dan herstelt de stand van het linker onderooglid weer. Ook bij stevig dichtknijpen van de ogen draait de rand van zijn linker onderooglid naar binnen.

Er is sprake van een intermitterend entropion van het linker onderooglid, dat met name optreedt wanneer hij naar beneden kijkt, zoals bij lezen.

De huisarts verwijst hem naar de oogarts voor chirurgische correctie.

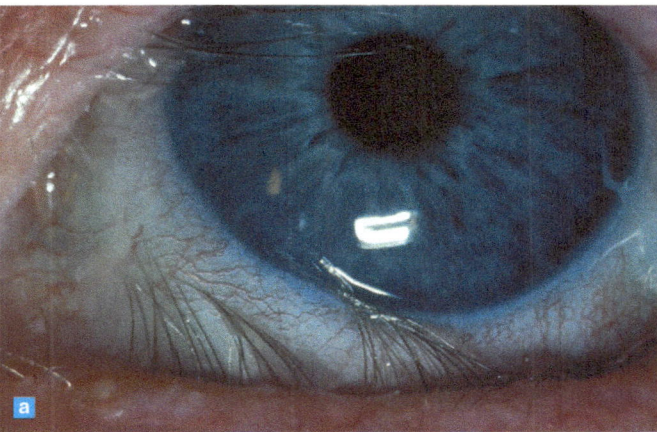
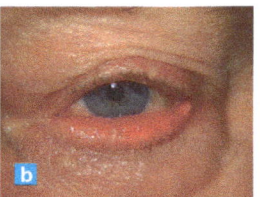
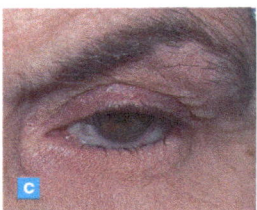

■ **Figuur 11.1** **a** Entropion met trichiasis. **b** Ectropion. **c** Entropion met spastische component.

11.2.1 Standsafwijkingen van de oogleden

Zowel het boven- als het onderooglid kunnen een afwijkende stand hebben. De meest voor-komende standsafwijkingen zijn het entropion en ectropion van het onderooglid. Ptosis van het bovenooglid, een hangend ooglid, komt minder vaak voor. Hoewel het vaak als een soort variant van ptosis gezien wordt, is dermatochalasis geen afwijking van de stand van een ooglid, maar een surplus van de huid. Trichiasis is een standsafwijking van wimpers in de richting van de cornea.

■ Entropion en ectropion

De oogleden zijn opgebouwd uit een voorste lamel, bestaande uit huid en spier (m. orbicularis) en een achterste lamel, gevormd door de tarsale plaat en de conjunctiva (zie ▶ H. 17). Zowel bij het entropion als bij het ectropion zijn de twee lamellen van het ooglid ten opzichte van elkaar verschoven. Bij het entropion staan de cilia (wimpers) naar de cornea gericht (■ fig. 11.1a); bij het ectropion is de conjunctiva van buitenaf zichtbaar (■ fig. 11.1b). Een en- en ectropion kun-nen het boven- en het onderooglid betreffen, maar treden vooral op aan de onderoogleden.

En- en ectropion berusten meestal op involutionele veranderingen en komen daarom vooral bij oudere mensen voor. Een entropion kan ook het gevolg zijn van verlittekening van de achterste lamel. Dit cicatriciale entropion komt bijvoorbeeld voor bij oculaire pemphigus, trachoom en na etsing. Het ectropion kan deel uitmaken van een facialisparese of een gevolg zijn van een huidtekort, bijvoorbeeld na excisie van een kleine tumor.

Zowel bij het en- als bij het ectropion klaagt de patiënt over een rood, geïrriteerd oog en een verhoogde tranenvloed. Bij het entropion krassen de oogharen tegen het hoornvlies, dat daardoor beschadigd kan raken. Een verhoogde traanproductie en een corpus alienumgevoel zijn de gevolgen. Bij het ectropion is een groter deel van de bulbus aan de buitenwereld bloot-gesteld en raakt daardoor meer geprikkeld. De naar buiten gedraaide conjunctiva keratiniseert, waardoor correctie van een langer bestaand ectropion technisch lastig kan zijn. Bij een mediaal ectropion maakt de onderste traanpunt niet langer contact met de traanfilm, met overmatig tranen als gevolg.

De diagnose is te stellen met inspectie. Fluoresceïne kan de krasjes in het epitheel van de cornea kleuren. Afhankelijk van de ernst en de last die de patiënt ondervindt, is een chirur-

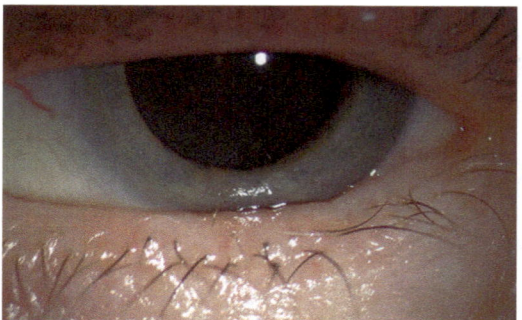

◘ **Figuur 11.2**   Aberrante ciliën.

gische correctie van een entropion en ectropion geïndiceerd. Bij de meeste vormen van het involutionele en- en ectropion vormt een laterale inkorting van het ooglid een essentieel onderdeel van de correctie. Door deze ingreep verdwijnt de horizontale slapte van het ooglid. Bij een patiënt met een ectropion in het kader van een facialisparese kan – ter overbrugging van de wachttijd voor de operatie – uitdroging van het hoornvlies worden voorkomen met indifferente oogzalf of een horlogeglasverband. Een en- en ectropion kunnen secundaire infecties in de hand werken, die het best met een antibioticumbevattende oogzalf bestreden kunnen worden.

In geval van een entropion speelt een spastische component dikwijls ook een rol. De ciliën die de cornea raken lokken een blefarospasme uit, dat op zijn beurt de onderooglidrand nog verder naar binnen doet rollen en daarmee het entropion verergert (◘ fig. 11.1c). In een vroeg stadium lukt het soms om deze vicieuze cirkel te doorbreken door het naar onderen trekken van het onderooglid met een pleister. Ter overbrugging van de wachttijd voor een chirurgische correctie kan dit de klachten van de patiënt eveneens tijdelijk verlichten. Het onderooglid wordt hierbij met een 2,5 cm hypoallergene pleister (bijvoorbeeld Leukopor) geëverteerd (zie ook: ▸ http://www.cehjournal.org/article/tape-correction-for-lower-eyelid-entropion/).

▪ Trichiasis

Bij trichiasis staan één of meer wimpers naar de cornea gedraaid, waardoor erosies kunnen ontstaan. Dit geeft klachten van rode, geïrriteerde, tranende ogen en een corpus alienumgevoel. Is een haarfollikel om wat voor reden dan ook van richting veranderd, dan ontstaat een habituele trichiasis van die ene wimper (◘ fig. 11.2). Epilatie geeft meestal slechts tijdelijk verlichting, maar is in een enkel geval afdoende. Soms kan de patiënt dan zelf leren epileren, wanneer de wimper weer aangroeit. Lukt het niet, dan moet verwezen worden.

Een trauma van het ooglid of een aandoening als hardnekkige blefaritis, trachoom, parapemphigus, kunnen ook een trichiasis veroorzaken. Als er sprake is van slechts enkele aberrante haartjes, kan men volstaan met elektrocoagulatie. Bij uitgebreide trichiasis wordt cryotherapie toegepast. Bij uitgebreidere problematiek moet chirurgische correctie overwogen worden. De kans op recidief is groot.

▪ Lagophthalmus

Lagophthalmus is de situatie waarin één of beide ogen niet volledig gesloten zijn wanneer men de ogen losjes sluit (zoals tijdens de slaap). De cornea loopt gevaar om uit te drogen, met het risico op visusbeperkende verlittekening. Bij het sluiten van het oog ontspannen de m. levator palpebrae en de spier van Müller. De tonus van de m. orbicularis bepaalt hoe stijf het oog gesloten is. De oogbol hoort achter het ooglid omhoog te draaien (fenomeen van Bell). Lagoftalmie komt voor bij Graves-orbitopathie, in het kader van een facialisparese, soms na een trauma of na een overcorrectie van een ptosis of een dermatochalasis. Klachten zijn branderigheid, rood-heid en tranen als gevolg van beschadiging van het cornea-epitheel en dikwijls verminderd zien door de chronische uitdroging.

De diagnose wordt gesteld met inspectie, eventueel met behulp van de spleetlamp. Gelet moet dan worden op beschadigingen van het epitheel van de cornea. Fluoresceïne maakt de puntvormige epitheellaesies zichtbaar, die een vroeg teken zijn van uitdroging en zich vooral aan de onderzijde van de cornea bevinden. Voldoende toediening van kunsttranen in de vorm van viskeuze druppels en/of gel, is dan vereist. De patiënt kan geïnstrueerd worden om naar behoefte te druppelen, maar als hij dat niet goed kan voelen, is een keer of zes per dag meestal wel nodig. Ontstaan er grotere epitheellaesies, dan kan dat de aanzet tot een ulcus zijn. Insturen naar de oogarts is dan geïndiceerd. Dichtplakken van het oog gedurende de nacht (bijvoorbeeld met 2,5 cm Leukopor-pleister) kan de cornea voor nachtelijke uitdroging behoeden. Wanneer behandeling met kunsttraanproducten tekortschiet, kan het ooglid verzwaard worden met een goudgewichtje om sluiting te bevorderen.

Casus 2

Sarah is twee jaar en de ouders maken zich zorgen over haar linker oogje, dat maar niet he-lemaal open wil. Ze is verder een gezonde peuter, die alleen aan de kleine kant is. Volgens de groeicurve van het consultatiebureau zit ze onder de vijf percentiel.

Ze is een gezellig kindje dat u vrolijk aankijkt, waarbij ze haar hoofd ietsje achterover houdt. Haar linker pupil is net voor de helft te zien, de bovenhelft wordt bedekt door het hangende bovenooglid.

Een visus is nog niet te bepalen, maar ze is verder coöperatief en wil best even meespe-len met het volgen van het Micky Mousepoppetje, waarmee u de motiliteit beoordeelt. De oogbewegingen lijken normaal en ook het linker oog gaat omhoog bij naar boven kijken. Op de reflexbeeldjes is de primaire oogstand recht. De beide pupillen lichten netjes op bij doorvallende belichting.

Er is sprake van een congenitale ptosis links met bedekking van de halve pupil in pri-maire stand. U verwijst Sarah door naar de oogarts, die haar na twee weken samen met de orthoptiste ziet. In het onderzoeksverslag meldt de oogarts dat Sarah in een licht regime een occlusiebehandeling krijgt. De orthoptiste was niet helemaal zeker van de stand van de ogen. Een diepe amblyopie bestond zeker nog niet, maar een nauwgezette follow-up is wel belangrijk. Operatie is nog niet aan de orde bij deze niet-volledige ptosis. Er is een kans dat de situatie zal verbeteren bij het uitgroeien van het gezicht. Eventuele chirurgische cor-rectie op een later moment is dan een betere keuze. Om eventuele andere aandoeningen uit te sluiten gezien haar achterblijvende groei, verwees de huisarts haar tevens naar de kinderarts. Deze vond verder geen afwijkingen. De oogarts en orthoptiste houden Sarah onder behandeling.

■ Ptosis

Wanneer een bovenooglid lager hangt dan normaal is, spreken we van een ptosis (■ fig. 11.3). In de primaire oogstand (rechtop zitten, hoofd recht, ogen recht vooruit) vallen de boven-oogleden bij de meeste mensen een halve tot anderhalve millimeter over de cornea op twaalf uur heen, terwijl de onderoogleden aan de cornea raken op zes uur. Hangt een ooglid lager, en vooral wanneer een pupil geheel of gedeeltelijk wordt bedekt, dan is er sprake van een ptosis.

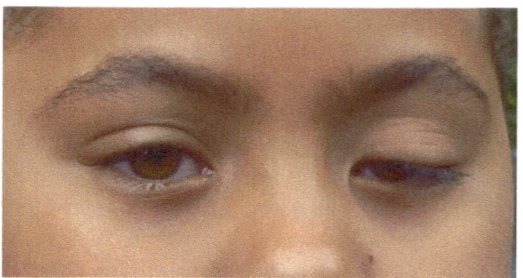

□ **Figuur 11.3**   Congenitale ptosis.

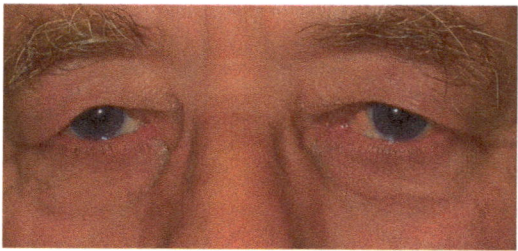

□ **Figuur 11.4**   Dermatochalasis.

Een aangeboren ptosis is in ongeveer 80 % van de gevallen eenzijdig en komt vaak familiair voor. De ernst van de ptosis is wisselend en opvallend is een lagoftalmie bij omlaag kijken doordat de dystrofische spier zowel slecht contraheert als relaxeert.

Ptosis bij kinderen jonger dan 7 jaar kan leiden tot amblyopie en moet daarom snel gecorrigeerd worden.

Een verworven ptosis wordt meestal veroorzaakt door een desinsertie van de aponeurose van de m. levator palpebrae, maar kan ook neurogeen van aard zijn (n. III-parese, sympathicuslaesie: Horner-syndroom), een myogene oorsprong hebben (bijvoorbeeld bij dystrophia myotonica of in het kader van myasthenia gravis) of worden veroorzaakt door een tumor in het ooglid (mechanische ptosis). Een desinsertieptosis komt nogal eens voor na jarenlang gebruik van, vooral harde, contactlenzen.

Bij een geringe ptosis zal de klacht voornamelijk cosmetisch van aard zijn. Hangt het ooglid voor de pupil, dan klaagt de patiënt met een verworven ptosis over gestoord zien en soms over hoofdpijn (door het voortdurend aanspannen van de m. frontalis) of over nekklachten (als gevolg van een torticollis met de kin omhoog). Het is van belang te controleren of de visus normaal is en of de oogbewegingen ongestoord zijn. De pupilreacties en pupilgrootte moeten beoordeeld en vergeleken worden tussen rechter en linker oog ter uitsluiting van een Horner-syndroom, met name bij een geringe ptosis.

Afhankelijk van de oorzaak en de mate van ptosis, zijn er verschillende operatieve benaderingen. Uiteraard moeten eventuele onderliggende neurologische en orbitale aandoeningen uitgesloten worden voordat een beslissing tot operatie genomen kan worden. De belangrijkste complicatie van ptosischirurgie is overcorrectie, waardoor het oog niet meer sluit. Door uitdroging van het hoornvlies en secundaire infectie kan dan al in korte tijd een ulcus corneae ontstaan.

■ **Dermatochalasis**

Bij een dermatochalasis is de huid van het ooglid door toegenomen slapte te ruim en ligt op of over de wimperrij van het bovenooglid (□ fig. 11.4). Dermatochalasis is een aandoening van de oude dag, maar wordt in bepaalde families al in het vierde decennium duidelijk zichtbaar. De belangrijkste klacht is cosmetisch van aard: iemand met een dermatochalasis maakt een oude, vermoeide indruk. De behandeling bestaat uit excisie van de overtollige huid, al of niet in combinatie met resectie van wat pre-aponeurotisch vet (blefaroplastiek). Resectie van te veel huid is de belangrijkste complicatie: de ogen kunnen niet meer volledig gesloten worden.

Blefarochalasis wordt nogal verward met dermatochalasis. Het is echter een geheel andere aandoening, waarbij ontsteking en oedeemvorming leiden tot zwelling van de oogleden. De oorzaak blijft meestal duister, maar men veronderstelt dat een immuunreactie in het spel is. De aandoening wordt met name bij jongere patiënten gezien.

11.2.2 Ontstekingen

Ontstekingen van de oogleden komen veel voor. De Meibomian Gland Dysfunction (MGD) en de blefaritis worden behandeld in ▶ H. 10.

Casus 3

Piet Joosten, 25 jaar, bezoekt het spreekuur omdat hij sinds vier maanden een bobbeltje in zijn rechter bovenooglid heeft. Het begon met een licht ontstoken ooglid, dat in enkele dagen weer rustig werd, maar sindsdien wel gezwollen bleef. Hij heeft ook de indruk dat zijn rechter oog iets minder scherp is gaan zien.

Bij onderzoek geeft hij rechts een visus aan van 1,0 en links van 1,2. Stenopeïsch gaat de visus rechts vlot omhoog tot 1,2. Iets temporaal ziet u in zijn rechter bovenooglid een lichte zwelling, die vast-elastisch aanvoelt bij palpatie. Bij ectropioneren van het rechter bovenooglid ziet u temporaal circa 3 mm van de lidrand een iets hyperemisch gebied met in het centrum een glazig aspect.

Er is sprake van een chalazion en u vertelt Piet dat dit een onschuldige ontsteking is van een traankliertje in het ooglid.

■ **Hordeolum, chalazion en cystes**

Een hordeolum of 'strontje' of 'stieg' is een acute ontsteking van een talgkliertje van Zeis of kliertje van Moll, meestal veroorzaakt door een stafylokok. Het veroorzaakt een pijnlijke, rode zwelling van het ooglid, die in de loop van circa een week afneemt en spontaan weer verdwijnt. Behandeling is niet nodig, warme kompressen kunnen de 'rijping' versnellen en soms treedt spontane ontlasting op. Punctie of incisie moet achterwege gelaten worden.

Een chalazion of 'gerstekorrel' is een veelvoorkomende, granulomateuze en cysteuze ontsteking van een traankliertje van Meibom in de tarsus van het ooglid, die begint als een kortdurende acute ontsteking en vervolgens chronisch en pijnloos is (◘ fig. 11.5a). Een chalazion kan soms ontlasten (luxeren), meestal naar de conjunctivale zijde en soms naar de huidzijde. In de loop van maanden neemt in de meeste gevallen het chalazion af, soms met een enkele opvlamming. Door de zwelling kan er druk op het voorsegment van het oog ontstaan met een geringe inductie van astigmatisme en iets wazig zien als gevolg.

In geval een chalazion als hinderlijk ervaren wordt, kan het geëxcochleëerd worden. Een injectie met een corticosteroïd in de cyste is een goed alternatief en lijkt even effectief als een excochleatie.

Met name aan de ooglidranden kunnen kleine cystes ontstaan, uitgaande van verschillende kliertjes, zowel apocrief als exocrien. Het zijn ronde, glazige zwellingen die gevuld zijn met een

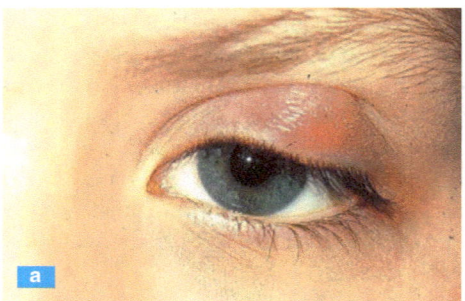
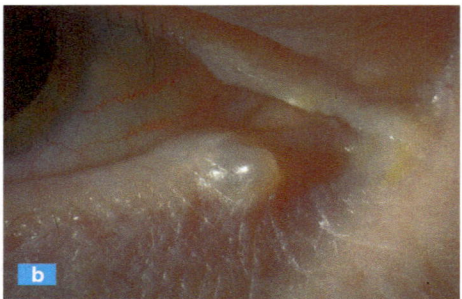

Figuur 11.5   a Chalazion. **b** Moll-cyste.

min of meer heldere vloeistof (■ fig. 11.5b). Meestal worden ze alle cystes van Moll genoemd, hoewel ze niet per se van een Moll-klier uit hoeven te gaan. Ook vanuit een kliertje van Zeis of een exocriene zweetklier kunnen dergelijke cystes ontstaan. Ze zijn onschuldig, maar niet geneigd spontaan te verdwijnen.

Een simpele punctie door de cyste (in en uit) leidt tot onmiddellijke collaps, als er nog geen indikking van de inhoud opgetreden is. Vaak is dat voldoende, maar het komt ook regelmatig voor dat de cyste zich opnieuw vult. Chirurgisch uitpellen of excisie kan dan overwogen worden.

11.2.3 Tumoren

Er kunnen verschillende tumoren voorkomen aan de oogleden. Het basocellulaire carcinoom wordt het meest gezien. Het ooglid geldt als een predilectieplaats voor deze tumor. Verwijzing naar de oogarts is aangewezen.

Het basaalcelcarcinoom (BCC) is een veelvoorkomende maligniteit van de oogleden en komt vooral op het onderooglid voor (■ fig. 11.6). BCC's zien we voornamelijk op de aan zonlicht geëxposeerde huid en vaker bij oudere mensen en mensen met een rossig uiterlijk en blauwe ogen (berucht onder Australiërs van Noordwest-Europese afkomst). Tegenwoordig is een BCC bij jonge mensen minder ongewoon.

De patiënt komt op het spreekuur met een knobbeltje. Soms presenteert een BCC zich als een ulcus rodens, dat gemakkelijk te herkennen (ovaalrond met centrale glinsterende dellen) en te verwijderen is, omdat de tumor scherp begrensd is. Veel BCC's zijn echter minder duidelijk begrensd. Multipele BCC's zijn niet ongewoon; nauwkeurig onderzoek van aangezicht, voorhoofd, oren en handen is dan ook geïndiceerd.

De beste behandeling voor een ooglid-BCC is een excisie met minimaal twee mm grote vrije snijvlakken of een excisie in stapjes volgens Mohs (meestal door oogarts en dermatoloog gezamenlijk uitgevoerd met herhaald onderzoek door de patholoog). Radiotherapie en cryo-coagulatie zijn minder betrouwbaar en veroorzaken geregeld complicaties (o. a. obliteratie van canaliculi). BCC's metastaseren nooit lymfo- of hematogeen, maar uitbreiding per continuitatem kan leiden tot onherstelbare schade van het oog en exenteratie van de orbita noodzakelijk maken. Radicaal verwijderde BCC's recidiveren niet, maar de kans dat bij een behandelde patient de novo een nieuw BCC ontstaat, is groter dan bij mensen die nooit een BCC hebben gehad.

BCC's worden histologisch onderscheiden van de veel agressievere, maar minder frequent voorkomende plaveiselcel- en zweetkliercelcarcinomen. Daarnaast moeten BCC's onderscheiden worden van goedaardige laesies. Bij twijfel is biopsie of excisie meestal de beste optie.

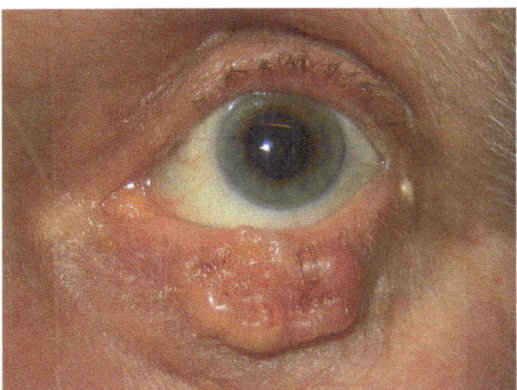

■ **Figuur 11.6** Basocellulair carcinoom.

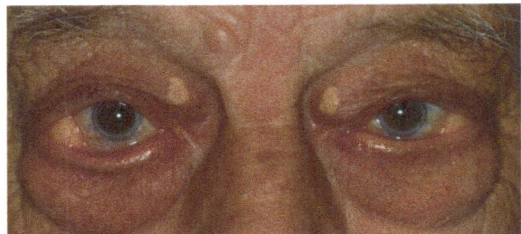

■ **Figuur 11.7** Xanthelasmata (tevens: geringe dermatochalasis, ectropion, prolaberend orbitaal vet en arcus lipoïdes).

Xanthelasmata zijn geelbruine vlakke ophopingen van met lipiden beladen macrofagen, vooral op het mediale deel van het boven- of onderooglid (■ fig. 11.7). Xanthelasmata worden zowel gezien bij mensen met een normale als bij mensen met een gestoorde vetstofwisseling. De behandeling kan bestaan uit elektro-cauterisatie of excisie, maar vaak recidiveren ze.

11.3 De orbita

De orbita is een kegelvormige ruimte die aan alle kanten wordt begrensd door bot, behalve aan de voorzijde waar het septum orbitale de begrenzing vormt. In deze ruimte bevinden zich de oogbol en oogzenuw, de oog- en ooglidspieren, de traanklier en de traanzak, vet- en bindweefsel, bloedvaten en zenuwweefsel. Aandoeningen in de orbita kunnen zich ook uitstrekken tot de omgevende neusbijholten (en andersom) of de intracraniale ruimte. Daarom zijn diagnostiek en behandeling van deze aandoeningen bij uitstek multidisciplinair, waarbij naast oogarts, de kno-arts, kaak- en neurochirurg, internist en radioloog actief betrokken zijn. Aandoeningen van de orbita betreffen aanlegstoornissen, ontstekingen, tumoren en trauma's.

Typische 'orbitaklachten' zijn: uitpuilende ogen, dubbelzien, wazig zien, pijn of irritatie van de ogen en asymmetrie van het gelaat. Door volumetoename geven ontstekingen en tumoren in de oogkas aanleiding tot verplaatsing van het oog in de enige richting die meegeeft, namelijk naar voren. Men spreekt dan van proptosis (synoniem: protrusie of exoftalmie). Bij een zeer stugge structuur van het bindweefselapparaat blijft de proptosis beperkt, ten koste van een toegenomen intraorbitale druk, waarvan uiteindelijk de n. opticus te lijden heeft. De gevolgen daarvan zijn gezichtsvelddefecten, gestoord kleurenzien en verminderde visus.

Aandoeningen die de orbita vergroten – zoals fracturen – kunnen er daarentegen juist toe leiden dat de oogbol abnormaal diep komt te liggen: enoftalmie.

Dubbelbeelden (diplopie) ontstaan wanneer door een ruimte-innemend proces de oogbollen niet vrijelijk in de oogkas kunnen bewegen of wanneer het bindweefselapparaat, de oogspieren of de zenuwen beschadigd zijn.

Aantasting van de ooglidmusculatuur leidt tot ptosis (hangend ooglid) of ooglidretractie.

Diverse processen in de oogkas gaan gepaard met (diepe) pijn. Daarnaast komt oppervlakkige pijn voort uit beschadiging van het cornea-epitheel als gevolg van uitdroging door een vergrote lidspleet.

Vrij aspecifieke symptomen, ten slotte, zijn chemosis (conjunctivaoedeem) en ooglidzwelling.

Casus 4

Joris van 4 wordt met spoed rond een uur of twee 's middags door zijn ouders naar de praktijk gebracht. 's Ochtends aan het ontbijt was hij wat hangerig en leek hij een beetje koortsig. Ook leek zijn linker bovenooglid ietsje rood, maar dat zou wel van het slapen komen, dacht moeder op dat moment. Hij wilde wel naar school en moeder leverde hem af bij de juf met de mededeling dat hij niet in topvorm was.

Tegen half twaalf belde de school met de melding dat Joris toch behoorlijk ziek was en beter opgehaald kon worden. Moeder trof een duidelijk zieke peuter aan met een stevig gezwollen linker bovenooglid. Thuis bleek hij bijna 40° koorts te hebben en in het volgende uur werd hij ook suffig.

U ziet een suffige, zieke Joris met een rood en gezwollen linker oog, dat hij niet goed meer open kan krijgen. Moeder vertelt dat hij een paar dagen geleden verkouden was geweest, wat ondertussen weer vrijwel over was.

Na overleg met de oogarts stuurt u Joris met spoed in onder de waarschijnlijkheidsdiagnose cellulitis orbitae, waarschijnlijk uitgaande van een infectie in een neusbijholte.

De volgende dag hoort u van de ouders dat hij die avond nog geopereerd is door de KNO-arts, die zijn zeefbeen heeft schoongemaakt. Vanochtend was hij al weer veel beter, at weer en speelde met lego op de kinderafdeling.

11.3.1 Cellulitis orbitae

Cellulitis orbitae (synoniem: orbitaflegmone) is een diffuse ontsteking in het orbitale vet- en bindweefsel. Bij een preseptale cellulitis is alleen het ooglid aangedaan en zijn er behalve ooglidzwelling en roodheid geen verschijnselen. Bij een retroseptale uitbreiding zien we de typisch orbitale symptomatologie van proptosis, gestoorde motiliteit met dubbelbeelden en pijn. Naast lokale verschijnselen vindt men soms algemene verschijnselen van ontsteking zoals koorts en verhoogde bezinking. Differentiatie tussen een preseptale en een retroseptale cellulitis is dan van groot belang. Bij uitbreiding van het proces in de richting van de apex orbitae treden visusstoornissen op, is er een relatief afferent pupildefect (RAPD) en dreigt blindheid.

De frequentste oorzaak van cellulitis orbitae is intra-orbitale uitbreiding van een sinusitis. Een fractuur of een corpus alienum kan eveneens een orbitaflegmone veroorzaken. De aandoening treedt vooral op bij kinderen. Staphylococcus (aureus), Streptococcus (pneumoniae, pyogenes) en Haemophilus influenzae zijn de belangrijkste verwekkers.

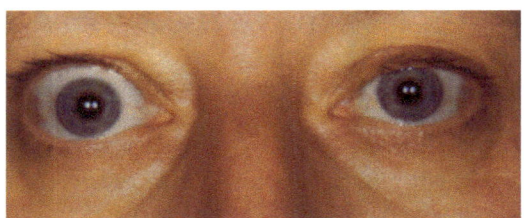

Figuur 11.8 Graves-orbitopathie met ooglidretractie.

Cellulitis orbitae is een levensbedreigende ziekte: in korte tijd kan meningitis of sinus cavernosumtrombose het beeld compliceren. Daarom dient de patiënt al bij verdenking te worden opgenomen om te kunnen starten met intraveneus toegediende breedspectrumantibiotica.

Nadat de diagnose, doorgaans door middel van een MRI- of CT-scan, is bevestigd, kan de KNO-arts de aangedane sinus(sen) draineren. Wanneer er al sprake is van intra-orbitale abcedering, worden ook compartimenten van de orbita gedraineerd. Het herstel is hierna meestal in enkele weken volledig.

Ontstekingsbeelden van de oogkas met heftige pijn, roodheid en gestoorde oogmotiliteit zien we ook als idiopathische (mogelijk auto-immuun)aandoeningen.

Een cellulitis orbitae is een acute, levensbedreigende aandoening. Wanneer het niet mogelijk is de oogleden te openen en het oog te beoordelen, moet men steeds uitgaan van een retroseptale cellulitis en daarnaar handelen.

11.3.2 De ziekte van Graves

De ziekte van Graves of Basedow is een auto-immuunstoornis die zich kan uiten in de schildklier (diffuus struma en hyperthyreoïdie, in de orbita (Graves-orbitopathie of GO) en aan de benen (pretibiale dermatopathie). Een hardnekkig misverstand is het idee dat de orbita- en oogverschijnselen een complicatie van de hyperthyreoïdie zijn. Hiertegen pleiten de feiten dat een deel van alle patiënten met GO nooit een schildklierfunctiestoornis krijgt en dat het beloop van de orbita-aandoening vaak onafhankelijk is van het beloop van de schildklierziekte. GO is de meest voorkomende aandoening van de oogkas en de belangrijkste oorzaak van zowel dubbelzijdige als enkelzijdige proptosis bij volwassenen. De ziekte komt bij vrouwen ruim viermaal vaker voor dan bij mannen. De verschijnselen van de orbitopathie bestaan uit een zwelling van de oogspieren en/of een toename van het orbitale vet. Bij 87 % van de patiënten met GO wordt hyperthyreoïdie vastgesteld, bij 3 % hypothyreoïdie, terwijl bij de resterende 10 % sprake is van euthyreoïdie. Ruim 40 % van GO-patiënten rookt. Roken verhoogt de kans om GO te krijgen, maakt therapie minder effectief en verslechtert de prognose. Auto-immuunziekten komen vaak geclusterd voor. Daarom hebben patiënten met de ziekte van Graves meer kans op vitiligo en myasthenia gravis.

Het meest voorkomende symptoom bij GO-patiënten is niet proptosis, maar bovenooglidretractie (■ fig. 11.8). Naast praktische klachten (tranen, dubbelzien) stoort de GO-patiënt zich vooral aan zijn veranderde uiterlijk. De diagnose GO wordt gesteld op grond van de oogverschijnselen, de associatie met de eventueel aanwezige schildklierziekte van Graves, het vóórkomen van specifieke antistoffen in het serum, het aantonen van verdikte oogspieren en/of toename van het orbitale vetweefsel met behulp van een (bij voorkeur coronale) CT-scan (of eventueel echografie) en door het uitsluiten van andere aandoeningen.

Nadat de diagnose GO is gesteld, moeten de ernst en de fase van de ziekte worden bepaald. Qua ernst onderscheiden we mild (60%), matig ernstig (30%) (bijvoorbeeld flinke proptosis en/of dubbelzien) en visusbedreigend (10%). De patiënt met de milde vorm zal bij de endocrinoloog, maar misschien niet of slechts eenmalig bij de oogarts komen, en verder door de huisarts worden vervolgd voor de klachten van droge ogen of tranen. Oudere mensen, mannen, rokers, mensen met een ernstige hyperthyreoïdie en hoge titers van antistoffen, met comorbiditeit (suikerziekte), of zij die tevens pretibiaal myxoedeem hebben, lopen meer risico om ernstige GO te ontwikkelen.

We onderscheiden twee fasen: actief (pijn, roodheid, zwelling, toename ernst) en uitgeblust (geen pijn en roodheid meer, nog wel uitpuiling, retractie oogleden en dergelijke).

De behandeling van GO vereist nauwe samenwerking tussen oogarts en endocrinoloog. Eerst wordt de eventueel bestaande hyper- of hypothyreoïdie behandeld (thyreostatica, strumectomie of radioactieve Jodium-131). Behandeling van de schildklier met radioactief jodium kan de oogklachten echter luxeren of verergeren. Hoogrisicopatiënten dienen daarom profylactisch prednison te krijgen. Bij euthyreoïdisatie vermindert het ooglijden dikwijls. Bij milde GO kan men vaak volstaan met kunsttranen, oogzalven of gels die uitdroging van het hoornvlies tegengaan. Soms kan een plakprisma (fresnelprisma) hinderlijke dubbelbeelden voorkomen. Verbeteren de visuele functies (scherpzien, kleurenzien, gezichtsveld) niet drastisch, dan wordt overgegaan tot een orbitadecompressie, een ingreep waarbij de beklemde oogzenuw meer ruimte krijgt door verwijdering van een aantal botwanden en/of vet van de oogkas. Deze ingreep heeft vaak een goed resultaat op het gezichtsvermogen en vermindert bovendien de uitpuiling.

Bij patiënten met een matig ernstige GO speelt de mate van activiteit een doorslaggevende rol. Patiënten met een actieve GO worden eerst met immunosuppressiva behandeld. Op dit moment is voor hen intraveneus toegediende prednisonpulstherapie de behandeling van keuze. Voor radiotherapie kan worden gekozen wanneer de dubbelziensklachten op de voorgrond staan. Zodra duidelijk is dat de oogkasaandoening volledig is uitgeblust, kan door middel van een serie operatieve correcties geprobeerd worden de oorspronkelijke anatomie zo veel mogelijk te herstellen. Met een orbitadecompressie wordt de uitpuiling gereduceerd; het dubbelzien wordt gecorrigeerd door één of meer oogspieren te verplaatsen. Tot slot worden de oogleden verlengd en van overtollig vet ontdaan. Wanneer deze behandeling achter de rug is, kan – indien nog nodig – een definitieve behandeling van het schildklierlijden worden ingezet. De totale behandelduur van een GO-patiënt zal dikwijls wel drie tot vijf jaar duren.

11.3.3 Ruimte-innemende processen

In de orbita komen tal van aangeboren en verworven laesies voor, variërend van goed- tot kwaadaardig. Deze processen uiten zich meestal door een eenzijdige proptosis en/of ooglidzwelling met ptosis. Enkele vormen hiervan zijn levensbedreigend en vereisen snelle interventie. Een proptosis moet dan ook altijd beschouwd worden als een ernstig symptoom, dat evaluatie op korte termijn vereist.

11.4 Het traanapparaat

De accessoire traankliertjes in de conjunctiva zorgen voor de basale traanproductie om het oog vochtig te houden; de (grote) traanklier stort slechts incidenteel zijn traanvocht uit over het oog (bij huilen, een vuiltje op het hoornvlies).

De afvoer van tranen is alleen berekend op de basale traanproductie. Wanneer de traanklier in actie komt, stromen de tranen over de ooglidrand en spreken we van overmatig tranen. Uitdroging van het hoornvlies ('droge ogen') en irritatie als gevolg daarvan kan dus tot het paradoxale feit van overmatig tranen leiden. Daarom helpen lubricantia (traanvervangende middelen) soms bij overmatig tranen.

De traanfilm vormt samen met het corneaoppervlak één functioneel geheel. Instabiliteit en onvolkomenheden van de traanfilm leiden tot pijn- en visusklachten. De traanfilm speelt behalve bij de refractie een rol bij de voeding van het hoornvlies en beschermt tegen infecties (het bevat lysozym). Bij het knipperen wordt het traanvocht van temporaal boven naar nasaal onder 'geveegd'. Het traanvocht verdwijnt vervolgens via de traanpunten in de canaliculi, waarna het via de traanzak en de ductus nasolacrimalis onder de concha inferior de neus- en vervolgens de keelholte bereikt.

Een teveel aan tranen kan het gevolg zijn van verhoogde traanproductie door irritatie (bijvoorbeeld entropion) of van een gestoorde afvloed. De gestoorde afvloed wordt veroorzaakt door een afsluiting of stenose in de traanafvoerwegen, maar kan ook veroorzaakt worden door een deficiënte traanpomp, dat wil zeggen: een slechte oogsluiting als gevolg van verslapte oogleden en een lage tonus van de m. orbicularis. Een stenose of afsluiting van de traanwegen kan worden vastgesteld met de proef van Anel, waarbij getracht wordt vocht via de traanwegen in de keel te spuiten (zie ▶ 14.6.4). Bij obstructie (dikwijls op de overgang van de traanzak naar de ductus nasolacrimalis) wordt operatief een nieuwe verbinding gemaakt met de neusholte, een zogenoemde DCR (dacryocystorinostomie).

Sondage van de traanafvoerwegen wordt nog zelden gedaan, omdat bij deze ingreep zeer gemakkelijk laesies in de wand van het afvoerkanaal kunnen ontstaan die een stenose in de hand werken. Bij kinderen met een congenitale dacryostenose wordt gesondeerd na een ruime periode (tot ongeveer de eerste verjaardag) van geduld en traanzakmassage. In geval van een partiële occlusie bij een verkregen dacryostenose, kan een dotterprocedure onder doorlichting soms soelaas bieden.

Leesadvies

Oosten BW van, Langen CJ de, Tissingh G, Vries WAEJ de. Een hangend ooglid; diagnostiek op basis van een algoritme. Ned Tijdschr Geneeskd. 2004;148:1753–8.

Trauma's

B.A.E. van der Pol

Samenvatting

In dit hoofdstuk wordt een kort overzicht gegeven van de verschillende typen oculaire trauma's en ooglidletsels met de primair te nemen maatregelen. Trauma's komen veel voor en veel ervan zijn in de huisartspraktijk goed te behandelen. Belangrijk is om de ernst van een trauma snel en goed in te schatten om bedreiging van de visuele functie zo veel mogelijk te beperken.

Dit hoofdstuk is een bewerking van het hoofdstuk Traumata van het oog en adnexa van B.A.E. van der Pol dat eerder is verschenen in het *Leerboek oogheelkunde*, onder redactie van H. Tan, B.A.E. van der Pol en J.S. Stilma. Houten: Bohn Stafleu van Loghum, 2013.

Y. van Leeuwen et al. (Red.), *Oogheelkunde*, Praktische huisartsgeneeskunde,
DOI 10.1007/978-90-313-9926-0_12, © 2016 Bohn Stafleu van Loghum, onderdeel van Springer Media BV

12.1   Inleiding

Oculaire trauma's komen regelmatig voor in de huisartspraktijk. Meestal gaat het dan om relatief kleine letsels en dikwijls corpora aliena. In de meeste gevallen is het inwerkende geweld gering, maar soms kan het ook om letsels gaan die onder grotere energie tot stand kwamen. In die gevallen kunnen de transparante en kwetsbare structuren in het oog gemakkelijk zodanig beschadigd raken dat het gezichtsvermogen gevaar loopt.

In driekwart van de gevallen zijn de patiënten met oogletsel mannen, meestal jonge mannen. Eén op de zes mensen die een ernstig oculair letsel oplopen, houdt een verminderde visuele functie van het getroffen oog; het grootste deel slechts een geringe functievermindering. In een enkel geval zal een ernstige visusverlaging het uiteindelijke gevolg zijn, soms een volledig verlies van het zien van het getroffen oog.

Oogletsels worden ingedeeld naar ontstaanswijze: mechanisch, chemisch, thermisch en actinisch (door straling veroorzaakt). Mechanisch letsels kunnen scherp of stomp zijn.

12.2   Scherpe mechanische letsels

Bij een scherp letsel is er sprake van verwonding door partieel of geheel perforerend inwerkend mechanisch geweld. Corpora aliena vormen de grootste groep scherpe verwondingen van het oog zelf. Ooglidverwondingen treden vaak op als onderdeel van uitgebreidere gelaatsverwondingen.

> **Casus 1**
>
> Het is kermis in uw stad en de 17-jarige Jasper maakt direct de eerste avond een rondje met zijn vrienden. Vooral in de botsauto's hebben ze zich prima vermaakt. Wel kreeg hij plotseling het gevoel dat er iets in zijn rechter oog kwam. Het was niet echt pijnlijk en hij had zijn avond er niet door laten bederven. 's Nachts had hij echter steeds meer last van het oog gekregen. De volgende ochtend bezoekt hij het spreekuur met een pijnlijk rechter oog.
>
> Bij onderzoek blijkt hij een beetje lichtschuw. Het rechter oog is wat rood en met behulp van het loepje zijn twee kleine bruine puntjes in de cornea te zien. Kennelijk zijn er van het voedingsnet van de autoscooter ijzerpartikeltjes afgevonkt, waarvan Jasper er twee in zijn rechter oog gekregen heeft. De twee ijzerdeeltjes zitten in de onderhelft van de cornea, buiten de visuele as.
>
> Met een corneagutsje en vervolgens met een corneafreesje zijn ze onder een druppel locale anesthesie vlot te verwijderen. Een klein roestrestje wordt met een freesje verwijderd. Een lik chlooramfenicol 1%-zalf beëindigt de procedure.
>
> Met de waarschuwing dat het oog weer wat gevoelig zal worden nadat de verdoving na ongeveer een kwartier uitgewerkt zal zijn, verlaat hij de praktijk met de gebruikte tube chlooramfenicolzalf, die hij nog drie dagen zal gebruiken.

12.2.1   Corpora aliena

De meest voorkomende scherpe trauma's zijn het gevolg van een corpus alienum. Hoe groot de schade zal zijn is afhankelijk van de kracht waarmee een vreemd voorwerp het oog raakt. Naarmate pijn meer op de voorgrond staat, is het letsel meestal minder ernstig. De cornea is

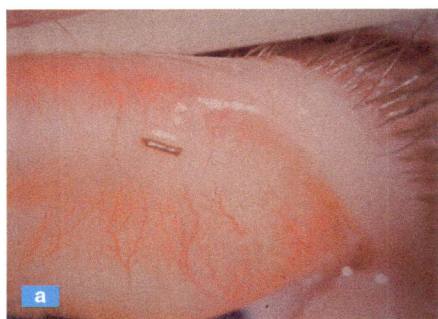 **Tabel 12.1**	Corpora aliena, naar mate van inwerkend geweld.		
aard	**energie**	**pijn**	**ernst**
waaien, blazen, vegen	laag	heftig, direct, knijpen	niet ernstig, oppervlakkige laesie
boren, frezen, flexen	matig	mild, na één nacht	litteken blijvend, dieper in cornea
slaan met ijzer op ijzer	hoog	vaak weinig pijn	ernstig, corpus alienum in het oog

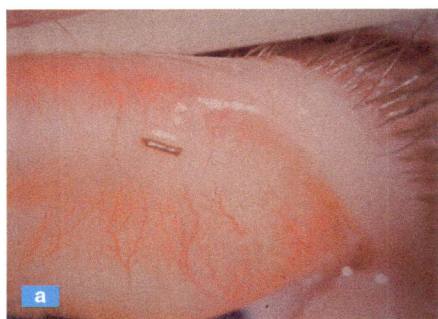
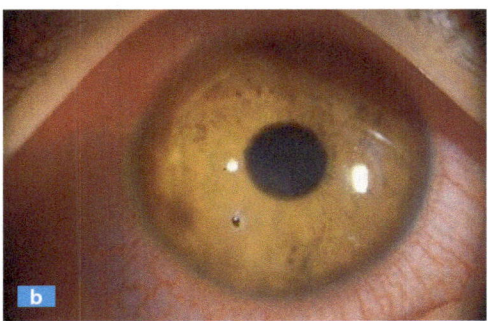

Figuur 12.1 **a** Corpus alienum onder het bovenooglid. **b** Corneaal ijzerpartikel.

een uitermate gevoelig deel van het oog en een kleine epitheliale beschadiging geeft erg veel pijn. Het is dan ook met name de corneale laesie die de pijn veroorzaakt. De corpora aliena kunnen onderverdeeld worden naar aard van het geweld (■ tab. 12.1).

Bij laag energetische corpora aliena uit de 'waaien-blazen-vegen'-groep zit het vreemde voorwerp eigenlijk altijd onder het bovenooglid (■ fig. 12.1a). Na ectropioneren van het bovenooglid kan het met een wattenstokje eenvoudig verwijderd worden. De patiënt is op hetzelfde moment van de pijn af.

Matig energetische corpora aliena, bijna altijd kleine ijzerpartikeltjes, dringen in het corneale epitheel of net erdoorheen en zitten dan vast (■ fig. 12.1b). Deze kunnen met een corpus alienum-naaldje, een corneagutsje of een aan de punt omgebogen injectienaald verwijderd worden en de eventueel ontstane roestring kan met een corneafreesje verwijderd worden (zie ook 14.6.1). Als het corpus alienum zich centraal in de cornea bevindt en daarmee in de visuele as, dan moet het verwijderen met minimaal trauma en in één keer gebeuren. De membraan van Bowman is vrijwel altijd ook betrokken en dat resulteert in een litteken. In de visuele as kan dat storend zijn. Onderging de patiënt in het verleden een refractieve ingreep aan de cornea, dan is insturen naar de oogarts eveneens te adviseren, zeker als dat een LASIK betrof. Het corneaflapje dat bij deze techniek gemaakt werd, kan zich om het corneaboortje draaien, ook nog geruime tijd na de operatie.

Een verhaal van een slag met een ijzeren voorwerp, zoals een hamer op een ijzeren object, is verdacht voor een hoog energetisch corpus alienum dat intraoculair terechtgekomen is (■ fig. 12.2). Een röntgenfoto of een echografie kan dit aantonen. Om blijvende schade zo veel mogelijk te beperken vereist een dergelijk letsel snel chirurgisch ingrijpen door de oogarts.

Corpora aliena die zich makkelijk aan de waarneming onttrekken, zijn onder andere wimpers of delen van wimpers die in de conjunctivaalzak terechtkomen en dan de cornea irriteren bij het knipperen (■ fig. 12.3a). Ook kunnen wimpers in de richting van het oog groeien,

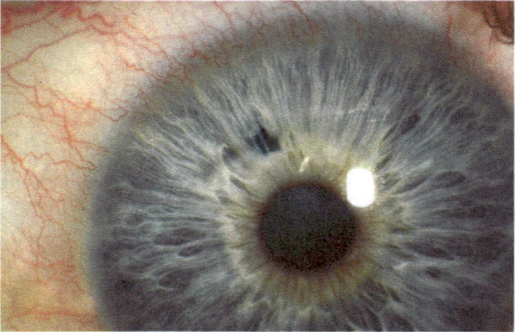

■ **Figuur 12.2**   Corpus alienum in het achtersegment.

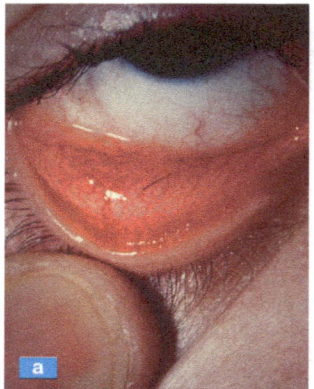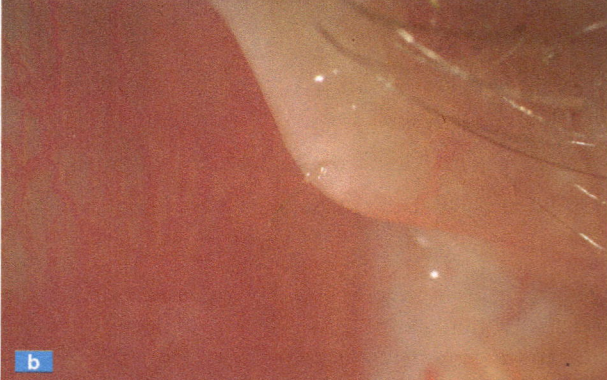

■ **Figuur 12.3**   **a** Wimper in de conjunctivaalzak. **b** Wimper in de bovenste traanpunt.

bijvoorbeeld na beschadigingen van de ooglidrand, en met het knipperen telkens de cornea even aanprikken (trichiasis door een aberrante wimper). Soms komt een afgebroken wimper in een traanpunt terecht met hetzelfde resultaat (■ fig. 12.3b). Het zijn geen ernstige trauma's die door losse wimpers veroorzaakt worden, maar het leidt wel tot een irritant corpus alienum-gevoel.

Ook een corpus alienum dat makkelijk gemist wordt, is het op de cornea vastgezogen zaadkafje, dat meestal vastzit in de limbale regio (■ fig. 12.4). Deze kafjes zijn meestal transparant en dikwijls wordt het in eerste instantie aangezien voor een limbaal infiltraat of randulcus.

12.2.2   Erosies van de cornea

De cornea kan oppervlakkig beschadigd raken door alle denkbare voorwerpen. Berucht zijn de vingers van kleine kinderen, planten, handdoeken, een elleboog van een ander, maar ook contactlenzen. Er ontstaat een oppervlakkige epitheelafschaving, die meestal binnen enkele dagen heelt. De epitheelerosie van de cornea is erg pijnlijk en meestal is er een fors blefarospasme (■ fig. 12.5a en b).

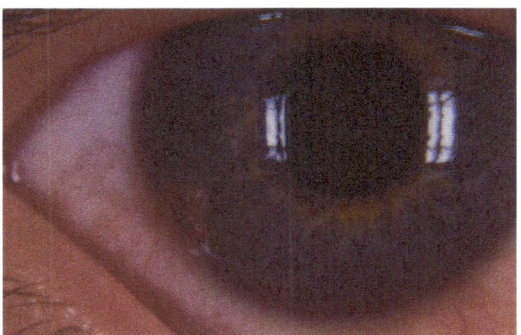

Figuur 12.4 Zaadkafje op de limbus.

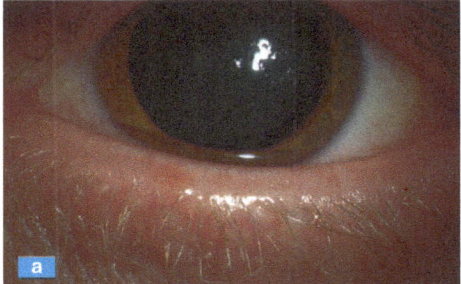

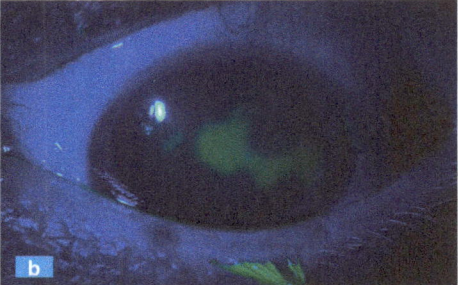

Figuur 12.5 **a** Cornea-erosie. **b** Cornea-erosie gekleurd met fluoresceïne.

Epitheelerosies herstellen meestal in één à twee etmalen en therapeutische acties zijn zelden nodig. Eventueel kan een antibiotische oogzalf voorgeschreven worden (chlooramfenicol 1%), een oogverband kan verlichting geven en een eventuele contactlens moet niet gedragen worden. Het verband is alleen bedoeld om een niet-knijpende sluiting van de oogleden te geven en het moet dan ook slechts een minimale druk uitoefenen.

Een bijzondere vorm van cornea-erosie is de recidiverende erosie, waarbij de re-epithelialisatie niet goed verloopt en het erosieve gebiedje telkens weer opengaat om dan opnieuw klachten te geven. Met name erosies veroorzaakt door kindervingers (jonge ouders die met hun baby of peuter stoeien) en planten als Yucca-achtigen hebben nogal eens de neiging om recidiverend te worden. Het typische verhaal is dan het hernieuwd optreden van erosieklachten na het ontwaken. In de nacht, wanneer de traanproductie afneemt, kleeft het nieuwe maar slecht hechtende epitheel enigszins aan het bovenooglid. Als de ogen bij het ontwaken geopend worden, wordt ook het nieuwe epitheel meegenomen en is de erosie weer open. Dit kan maanden doorgaan. In de meeste gevallen is het voldoende de epithelialisatie te beschermen door voor het slapen wat gel in de conjunctivaalzak aan te brengen (carbomeer) en dit rustig één tot drie maanden vol te houden, ook als er geen klachten meer zijn. Lukt dat niet, dan kan het wondbed behandeld worden met thermopunctie of de excimer-laser, waarna een goede epitheelhechting meestal wel tot stand komt.

Spontane cornea-erosies komen ook voor. Meestal is er dan sprake van een epitheliale corneadystrofie.

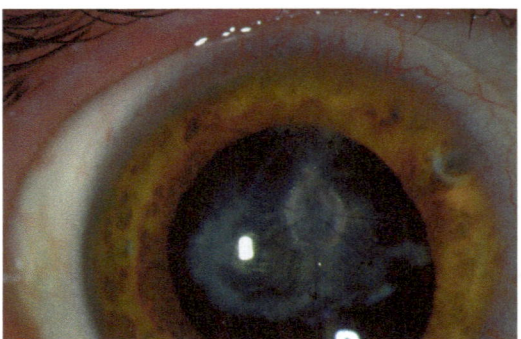

◻ Figuur 12.6   Cornea- en lensperforatie door prikpen, na chirurgisch herstel.

Casus 2

In zijn vrije tijd sleutelt de 20-jarige Evert graag aan zijn scooter. Deze middag komt hij een beetje schutterig de praktijk binnen. Zijn maat heeft hem eigenlijk gestuurd, zelf leek het hem niet zo nodig. Toen hij met een hamer een vastzittende beugel losklopte, voelde hij iets tegen zijn rechter oog komen. Het was even een vervelend gevoel, maar echt pijn had het niet gedaan. Wel was het een beetje wazig voor het oog geworden, maar hij dacht dat dat wel weer over zou gaan. Zijn vriend, die naar het oog gekeken had, vond het er toch wat vreemd uitzien en had hem gezegd voor de zekerheid even naar de dokter te gaan.

Evert zit er rustig bij. U meet een visus van 0,8. Bij inspectie ziet u niet direct iets opvallends, behalve misschien een klein plekje net binnen de limbus aan de nasale kant op de cornea. Verder ziet het oog er aan de buitenzijde rustig uit. Op licht reageert de rechter pupil wel, maar misschien iets trager dan links. Ook is de pupil niet helemaal rond en zit er aan de nasale kant in de periferie een klein zwart gebiedje. Doorvallend licht laat een heldere pupil zien.

De aard van het trauma en de vervormde pupil met mogelijk een inslag in de cornea doen u besluiten de jongeman met spoed in te sturen naar de oogarts, die een intravitreaal corpus alienum vindt. Op de gewone röntgenfoto is het ijzerdeeltje duidelijk te zien. Via een pars plana-vitrectomie wordt het corpus alienum verwijderd.

12.2.3 Perforaties

Een perforatie van de bulbus is een zeer ernstig trauma, dat veelal onmiddellijke behandeling vereist. Het oog kan op vele manieren geperforeerd raken en bij volwassenen is de toedracht meestal goed te achterhalen. Bij kinderen kan het heel wat lastiger zijn om de anamnese compleet te krijgen.

Pijn valt dikwijls mee en vooral paniek kan op de voorgrond staan. Tekenen die wijzen op perforatie zijn: een duidelijk zichtbaar penetrerend defect en dan vooral van de cornea, een ondiepe voorste oogkamer, een duidelijk vertrokken pupil en een grijzige pupil (◻ fig. 12.6). Als de visus duidelijk afgenomen is na een oculair trauma, moet dat de dokter ook bedacht doen zijn op een perforatio bulbi. Een sclerale perforatie kan zich als een onschuldig lijkende

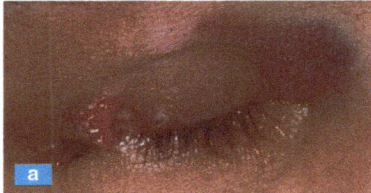 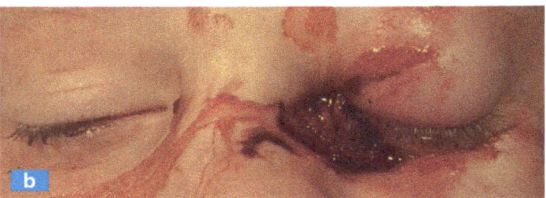

☐ **Figuur 12.7** **a** Ooglidverwonding. **b** Ooglid- en traankanaalverwonding.

conjunctivale verwonding voordoen. De conjunctiva is dan enkel wat rood en soms kan men een klein bindvlieswondje zien. Als er verdenking op een perforerend oogletsel bestaat is een spoedverwijzing naar een oogarts geïndiceerd. Bescherming van het oog met een plastic kapje tijdens het transport naar de oogarts is aan te bevelen. Zijn de oogleden erg gezwollen en het verhaal suspect, dan is het verstandig niet te proberen met kracht de oogleden van elkaar te trekken voor inspectie.

12.2.4 Ooglidverwondingen

De oogleden kennen een complexe anatomie, waarin de tarsus, de centrale bindweefselplaat, een essentiële rol speelt. De tarsus zorgt ervoor dat het ooglid zijn vorm handhaaft en een optimale positie ten opzichte van het oog houdt. Als bij een ooglidverwonding de tarsus gekliefd is moet het defect door een oogarts of een plastisch chirurg hersteld worden (☐ fig. 12.7a). Verloopt het herstel na een ooglidverwonding niet naar wens, dan kan een afwijkende ooglidstand het gevolg zijn. Ook onderbrekingen van de ooglidrand moeten minutieus hersteld worden. Er kan gemakkelijk een onregelmatige lidrand ontstaan met onder andere afwijkende groei van ciliën (wimpers) die het cornea-epitheel beschadigen (trichiasis). De derde belangrijke structuur in de oogleden die ontzien moet worden, is het traankanaal mediaal in het ooglid. Herstel van een gekliefd traankanaal is het werk van een oogarts (☐ fig. 12.7b).

Casus 3		

Tijdens het voetballen heeft de 23-jarig Cor de Wit een elleboog van een tegenstander tegen zijn hoofd gekregen. De klap was flink aangekomen en hij was even duizelig geweest. Toen hij zich weer goed voelde, durfde hij toch niet door te spelen, omdat hij dubbelzag.

U ziet hem enkele uren na de wedstrijd. Hij heeft een blauw rechter oog. Het rechter bovenooglid staat ietsje lager dan het linker en de conjunctiva bevat ook iets bloed. Als hij u recht aankijkt, lijkt het rechter oog iets lager te staan dan het linker. Hij ziet dan ook dubbel. Bij beoordelen van de oogbewegingen blijkt het rechter oog in de verticale richtingen duidelijk achter te blijven en met name bij naar boven kijken zegt hij dat de twee beelden verder uit elkaar gaan staan. De visus van het rechter oog is 0,8 en van het linker 1,0, de pupillen lichten rood op bij coaxiale belichting en de pupilreacties lijken intact.

U besluit Cor door te sturen naar de oogarts onder de verdenking van een *blow out*-fractuur van de rechter orbita met inklemming van de m. rectus inferior.

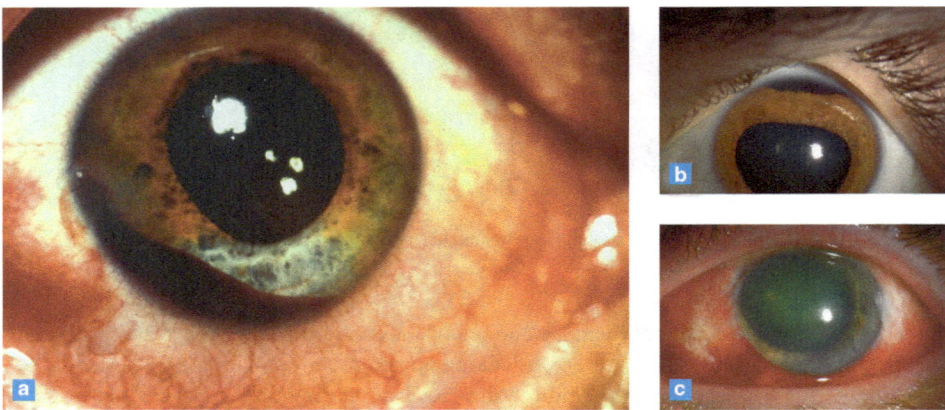

Figuur 12.8 **a** Contusio bulbi met ontronde pupil, hyphaema en hyposfagma. **b** Iridodialyse. **c** Anterieure lensluxatie en hyposfagma door hogedrukspuit.

12.3   Stompe mechanische letsels

Bij een stomp trauma veroorzaakt het inwerkende geweld een vervorming van het weefsel, waardoor de integriteit van dat weefsel deels verloren gaat, bloedingen en ophoping van weefselvocht kunnen ontstaan. Het weefsel wordt gekneusd, wat leidt tot een contusioneel beeld.

In de oogleden en de conjunctiva kan dit leiden tot bloedingen (blauw oog en hyposphagma of subconjunctivale bloeding) en oedeem (in geval van de conjunctiva chemosis).

Stomp geweld met vervorming van de bulbus (contusio bulbi) door een object dat de orbitaranden kan passeren, bijvoorbeeld een champagnekurk of een badmintonshuttle, kan leiden tot oedeem van de retina (Berlin's oedeem), bloedingen in de voorste oogkamer (hyphaema) (■ fig. 12.8a), bloedingen in het corpus vitreum en de retina, laedering van de choroidea, afscheuring van de iris (dialysis iridis) (■ fig. 12.8b), scheuring van de kamerhoek met dieper worden van de voorste oogkamer (kamerhoekrecessie), luxatie of subluxatie van de lens (■ fig. 12.8c) en ablatio retinae.

In geval het stompe geweld wordt toegebracht door een object (bijvoorbeeld een kleine bal als een squashbal of een vuist) die de orbita min of meer afsluit, kan de energie via de bulbus overgebracht worden op de omringende structuren, ook zonder dat het oog zelf grote schade hoeft op te lopen. De energie wordt overgebracht op de orbita-inhoud en dat kan een fractuur van een orbitawand opleveren, meestal de onderwand. Een *blow out*-fractuur van de orbitabodem is dan het gevolg, met een botdefect naar de sinus maxillaris. In dat defect kunnen de structuren in de onderste delen van de orbita ingeklemd raken waardoor een mechanische heffingsbeperking van het oog kan ontstaan (■ fig. 12.9). De patiënt klaagt dan over diplopie, die toeneemt bij naar boven kijken.

Ook acceleratie kan tot ernstig oogtrauma leiden, zoals bij het zogenoemde *shaken baby*-syndroom. Hierbij kunnen uitgebreide bloedingen ontstaan op verschillende niveaus in de retina en het glasvocht, door beschadiging van retinale en cerebrale bloedvaten door het acceleratiegeweld (■ fig. 12.10).

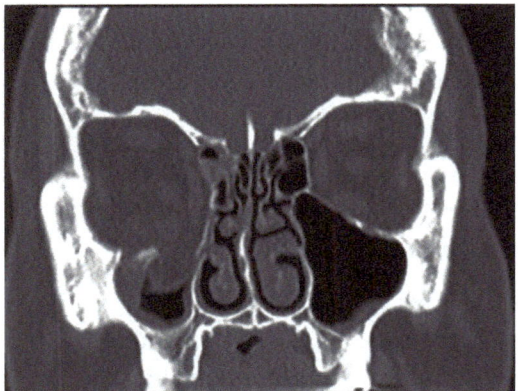

Figuur 12.9   *Blow out*-fractuur van de orbitabodem.

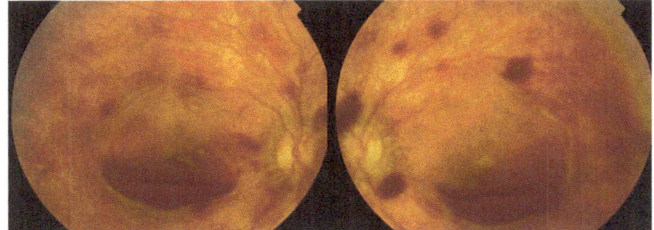

Figuur 12.10   Fundusbeeld bij een zogenoemde *'shaken baby'*.

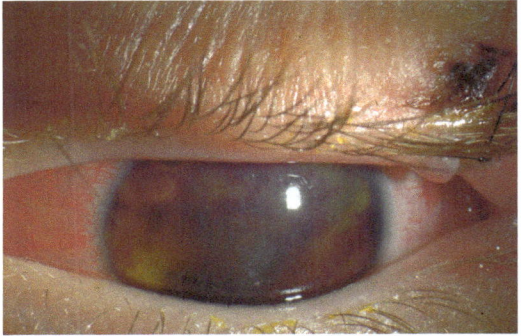

Figuur 12.11   Contusio bulbi door vuurwerk.

Een bijzondere groep van patiënten met ernstige, in principe stompe oogverwondingen wordt gevormd door vuurwerkslachtoffers. Exploderend consumentenvuurwerk kan gemakkelijk leiden tot zeer ernstig contusioneel letsel met grote schade aan interne structuren in het oog en tot barstwonden van de bulbus. Daarnaast kan kruit ernstige chemische verbranding veroorzaken met vernietiging van de corneale stamcellen en de conjunctiva (■ fig. 12.11). Op de laatste en de eerste dag van het jaar worden in Nederland per tijdseenheid het grootste aantal ogen blind door trauma.

12.4 Chemische letsels

Bij een chemisch trauma wordt de schade veroorzaakt door een chemische substantie met agressieve werking op weefsels. Dit kunnen zuren of logen zijn. Beide groepen verbindingen kunnen ernstige chemische verbranding van het oog en de adnexa veroorzaken. De zuurverbrandingen zijn meestal iets minder ernstig (maar nog steeds dikwijls zeer ernstig!) dan de loogverbrandingen, die vooral zo gevaarlijk zijn omdat ze lang en vaak diep doorwerken.

Casus 4

Tijdens het middagspreekuur wordt u gebeld door een eerstehulpmedewerker van de plaatselijke melkfabriek. Een werknemer heeft in zijn linker oog een straal agressief schoonmaakmiddel dat gebruikt wordt om tanks te reinigen gekregen. Volgens de eerstehulpman gaat het om een loog, waarvan hij de naam en de samenstelling niet zo snel kon achterhalen.

U adviseert hem onmiddellijk te starten met ruim spoelen met water, gewoon uit de kraan, en na tien minuten spoelen zo snel mogelijk met de getroffene naar de praktijk te komen. In het bedrijf heeft de eerstehulppost de beschikking over minims met oxybuprocaïne en u raadt aan de getroffene een druppeltje te geven.

Als men arriveert start de praktijkassistente direct weer met spoelen na eerst met een pH-strookje vastgesteld te hebben dat de pH van de traanfilm nog basisch is. Als de pH de 7,0 nadert, stuurt u de man met spoed in naar de oogarts.

Bij chemische verbrandingen is onmiddellijke verdunning de eerste essentiële actie om de schade zo veel mogelijk te beperken. Voor dit doel zijn er speciale middelen op de markt, maar meestal is water direct bij de hand. Dit kan steriel water zijn, een fysiologische zoutoplossing of gewoon kraanwater. Er moet langdurig, maar direct na het ongeval minstens tien minuten, gespoeld worden, waarbij een druppeltje oppervlakteverdoving (oxybuprocaïne) de procedure iets minder oncomfortabel maakt voor de patiënt. Als er pH-indicatorstrips bij de hand zijn (pH-blokje op urineteststrip) kan na tien minuten gekeken worden of de conjunctivaalzak weer pH-neutraal is (rond 7,0). Is dat niet het geval moet het spoelen doorgaan. De verdere behandeling dient in een oogheelkundige setting plaats te vinden.

Prognostisch is de conditie van de corneale stamcellen van groot belang. Als deze cellen, die zich in de limbale regio rond de cornea bevinden, verbrand zijn, wordt herstel van de cornea zeer twijfelachtig. Deze situatie bestaat zeer waarschijnlijk als de pericorneale regio ischemisch en wit is (☐ fig. 12.12). Is er pericorneaal goede doorbloeding, dan zijn de stamcellen waarschijnlijk nog grotendeels intact.

Het is belangrijk om te weten welke stof de etsing heeft veroorzaakt en wat de kenmerken van die verbinding zijn. Een etiket of een bijsluiter is dan verhelderend. Tevens kan informatie ingewonnen worden bij het Nationaal Vergiftigingen Informatie Centrum (NVIC), 030 2748888, ▶ www.vergiftigingen.info.

12.5 Thermische letsels

Bij echte verbrandingen zijn het meestal vooral de oogleden die beschadigd zijn. Het oog zelf is zelden ernstig verbrand. In de meeste gevallen blijft de schade voor de cornea beperkt tot een epitheelbeschadiging in de lidspleet, die in enkele dagen herstelt. Om de schade aan de

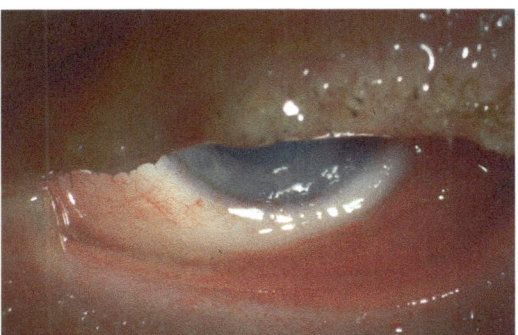

Figuur 12.12   Ischemische perilimbale regio bij combustie.

oogleden zo veel mogelijk te beperken is afvoer van de warmte belangrijk. Hiervoor kunnen koude kompressen van in fysiologische zoutoplossing gedrenkte steriele gazen gebruikt worden. Ook in deze gevallen dient verdere behandeling plaats te vinden in een gespecialiseerd centrum.

Koudeletsels komen in Nederland meestal voor bij schaatsers die op natuurijs lange tochten rijden. Zeker als het zicht beperkt is, hebben veel schaatsers de neiging om ingespannen te kijken. De knipperfrequentie neemt af en bij een redelijke koude kan het cornea-epitheel dan makkelijk bevriezen. Pijn doet dat niet, omdat ook de pijnreceptoren in de cornea onderkoeld zijn en niet goed meer functioneren. Op het moment echter dat de temperatuur van de cornea weer toeneemt, treedt er epitheliolysis op en ontstaat een heftige pijn. Het epitheel herstelt zich weer in ongeveer een etmaal. Een oogzalf kan de situatie voor de betrokkene iets comfortabeler maken. Anesthetische druppels mogen beslist niet meegegeven worden, omdat de re-epithelialisatie dan verhinderd wordt. Marathonschaatsers doen er verstandig aan goede oogbescherming te dragen, bewust regelmatig te knipperen en eventueel preventief een kunsttraan te gebruiken.

12.6   Actinische letsels

Straling van allerlei soort kan schade veroorzaken aan structuren in het oog. Bij radiotherapeutische behandelingen van tumoren nabij het oog kunnen de n. opticus, de retina, de lens, de cornea en de conjunctiva schade oplopen. Dit wordt altijd ingecalculeerd en dergelijke schade is vrijwel nooit te voorkomen. Een kunsttraan kan de subjectieve klachten door schade aan de cornea en de conjunctiva draaglijker maken.

Een veel voorkomend en relatief onschuldig letsel is de keratopathie ten gevolge van ultraviolette straling. Hierdoor treedt een keratitis photoelectrica op. De bekendste vorm is het lasoog, een aandoening die de meeste werkers in de metaalindustrie uit eigen ervaring kennen (🔲 fig. 12.13). Sneeuwblindheid is een in Nederland minder bekende vorm. Een oorzaak die tegenwoordig ook nog al eens gezien wordt is de zonnebank-keratopathie. De behandeling is in alle gevallen dezelfde: een kunsttraan en eventueel koude kompressen. In veel metaalverwerkende bedrijven wordt door de EHBO-er vaak eenmalig een druppeltje oxybuprocaïne toegediend waarna de patiënt naar huis gestuurd wordt. De volgende dag is het probleem meestal over. Anesthetische druppels moeten niet aan de patiënt meegegeven worden.

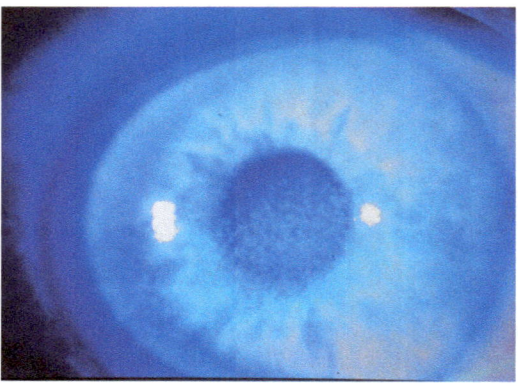

Figuur 12.13   Ultraviolet-keratopathie.

Leesadvies

Broekhuijsen-van Henten DM, Bosschaart AN, Nijs HGT. Een blauwe plek bij een zuigeling dient altijd verklaard te worden. Ned Tijdschr Geneeskd. 2009;153:B378.

Croonen D, Renardel de Lavalette VW, Koopmans SA. Hoogenergetisch oogletsel en visusveranderingen: reden voor nauwkeurig onderzoek naar een intraoculair corpus alienum. Ned Tijdschr Geneeskd. 2006;150:1649–52.

Dijke JHM van, Schakenraad D. Een peuter met een hematoom van een oog na een val. Ned Tijdschr Geneeskd. 2011;155:A2193.

Faber JTHN de. Vuurwerkletsels behandeld door oogartsen, jaarwisseling 2008/2009. Ned Tijdschr Geneeskd. 2009;153:A507.

Maesen K van der, Moll AC, Imhof SM. Diagnose in beeld. Een levenloze zuigeling. Ned Tijdschr Geneeskd. 2004;148:377.

Siegersma JE, Cruysberg JRM. Diagnose in beeld. Een man met een wondje onder het oog. Ned Tijdschr Geneeskd. 2007;151:1680.

Stilma JS. Stop de jaarlijkse vuurwerkramp. Ned Tijdschr Geneeskd. 2009;153:A73.

Oogheelkundige problemen bij kinderen

B.A.E. van der Pol

Samenvatting

Net als in veel andere specialismen vormen kinderen een aparte groep in de oogheelkundige patiëntenpopulatie. In dit hoofdstuk zal een aantal problemen uit de kinderoogheelkunde behandeld worden en wordt de rol die de huisarts daarin kan spelen – zowel de algemene als de oogheelkundig gecertificeerde huisarts – besproken.

Een belangrijk uitgangspunt bij het beleid in geval van oogproblemen bij kinderen, is de omstandigheid dat men te maken heeft met een visueel systeem dat nog in ontwikkeling is. Deze ontwikkeling kan makkelijk verstoord worden met blijvende beperking van de gezichtszin in de volwassenheid. Als een kind een oogprobleem heeft, is de tijd om te starten met behandelen beperkt en heeft afwachten dikwijls permanente deprivatie van het visuele systeem tot gevolg.

In de laatste paragraaf wordt een overzicht gegeven van hoe de opsporing van visuele stoornissen bij kinderen georganiseerd is.

Y. van Leeuwen et al. (Red.), *Oogheelkunde,* Praktische huisartsgeneeskunde,
DOI 10.1007/978-90-313-9926-0_13, © 2016 Bohn Stafleu van Loghum, onderdeel van Springer Media BV

13.1 Het oogheelkundig onderzoek bij kinderen

Het oogheelkundig onderzoek bij kinderen kan lastig zijn. Men moet er een zekere *feeling* voor krijgen en rekening houden met een aantal specifieke omstandigheden. Een autoanamnese is vaak niet erg betrouwbaar, zeker niet bij jonge kinderen. Ook bij kinderen is het gesprek bij het oogonderzoek van groot belang, uiteraard rekening houdend met de leeftijd van het kind en met behulp van aan kinderen aangepast instrumentarium en technieken. Het ziekteverhaal zal bij zeer jonge kinderen vooral een heteroanamnese zijn van de ouders.

Als het even kan moet het onderzoek het kind een beetje aanspreken of interessant gemaakt worden. Daarvoor gebruikt men optotypen met plaatjes, aantrekkelijke fixatieobjectjes, zoals een poppetje of een bewegend plaatje op een smartphone, en kleine verhaaltjes, die tevens de gang van zaken zo veel mogelijk uitleggen aan het kind.

Observeert men een kind van enige afstand, dan kan al een indruk gekregen worden van de oogstand. Hierbij wordt gelet op de reflexbeeldjes van het onderzoekslichtje op de beide corneae (test van Hirschberg). De Brücknertest maakt dit dikwijls nog iets duidelijker.

Het druppelen van mydriatica wordt door de meeste jongere kinderen vervelend gevonden en hiermee kan het eerste deel van het onderzoek het beste afgesloten worden. Terwijl de druppels hun werk doen kan het kind even bijkomen in de wetenschap dat het onderzoek daarna enkel nog met lichtjes gaat.

Bij kinderen vindt men meestal nog geen visus van 1,0 en ook zullen veel kleine kinderen niet emmetroop zijn – dat is normaal. Belangrijk bij kinderen is echter symmetrie (🔲 tab. 13.1 en 13.2). Beide ogen moeten zich min of meer gelijk ontwikkelen. Te grote verschillen tussen rechter en linker oog leiden gemakkelijk tot amblyopie.

13.1.1 Het bepalen van de visus

De visusbepaling bij het zeer jonge kind dat nog niet kan zeggen wat hij ziet, is in de normale praktijksituatie niet goed mogelijk. Sommige oogheelkundige praktijken hebben de beschikking over onderzoeksmateriaal dat werkt met de beoordeling van fixatiebewegingen, de zogenoemde *preferential looking*-methode. Hierbij worden stimuli aangeboden simultaan met een object dat geen herkenbare informatie bevat. Het kind zal dan bij voldoende vaak aanbieden van twee objecten zijn blik het vaakst richten op dat object waarin iets te zien is. Bij veranderen van de grootte van de stimulus, zal dit verschil op een zeker moment verdwijnen. In die situatie is een minimum separabile gevonden, die aan de hand van op dat moment aangeboden stimulusgrootte omgerekend kan worden tot een gebruikelijke visuswaarde. Bij deze methode is sprake van een vrij grote foutmarge.

Een praktische variant is het observeren van het kind bij aanbieden van kleine objectjes. Een meetbare waarde levert dat niet op, maar men kan dan in ieder geval een indruk krijgen van de visuele prestaties van het zeer jonge kind.

Rond een jaar of drie zijn de meeste kinderen in staat om plaatjes te benoemen. Er zijn ettelijke plaatjeskaarten in omloop, maar tot op heden wordt de oude Amsterdamse Plaatjes Kaart het meest gebruikt (🔲 fig. 13.1). Vaak moeten de heel kleintjes wat aangespoord worden, maar meestal lukt het dan wel.

Iets oudere kinderen begrijpen de E-hakenkaart dikwijls al redelijk vlot. Met een grote E aan een steel (commercieel beschikbaar) of een uit karton geknipte E-figuur kan het kind de

◘ **Tabel 13.1**   Gemiddelde visus op verschillende leeftijden.

leeftijd	visus
geboorte	0,05
1 jaar	0,1
2 jaar	0,4
3 jaar	0,6
4 jaar	0,8
7 jaar	1,0

◘ **Tabel 13.2**   Schema oogheelkundig onderzoek bij kinderen.

onderzoek	beoordelen
onverwijd:	
observatie, jonge kind bij ouder op schoot	gelaat, symmetrie, oogleden, grootte ogen
oogstand, corneale reflexbeeldjes (Hirschberg)	symmetrie corneale reflexbeeldjes
oogstand en refractiesymmetrie (Brückner)	(on)gelijke kleur en reflectievorm in pupillen
fixatie en volgen van fixatieobject	fixatie en oogbewegingen
pupilreflexen	symmetrie, direct en indirect
afdek- of covertest	instelbewegingen bij afdekken en niet-afdekken
visus (vanaf 3 jr.) en eventueel refractie	symmetrie visus en refractie
verwijd (tropicamide 0,5 %):	
media	helderheid, troebelingen
fundus	kleur fundusreflectie (eventueel papillen en achterpolen)

E-figuur in de hand in dezelfde richting ophouden als de stand van het gevraagde optotype. Door even voor te doen aan de hand van het grootste optotype van de kaart, ziet het kind vaak onmiddellijk wat de bedoeling is.

De C-kaart volgens Landolt wordt in de jeugdgezondheidszorg gebruikt om vanaf de leeftijd van 3,5 jaar de visus te bepalen. In de praktijk is dit niet altijd gemakkelijk en in veel oogheelkundige praktijken wordt deze kaart niet of nauwelijks gebruikt.

Meestal vindt men bij kinderen onder de 5 à 6 jaar geen visus van 1,0. Dit komt deels door de onrijpheid van de retina, maar heeft ook met het kinderlijke gedrag te maken. Kleine kinderen zullen vrij snel stoppen met aangeven, wanneer de optotypen kleiner worden. Een visus van 0,5 bij een 3-jarige is niet verontrustend, als dit tenminste voor beide ogen gevonden wordt. Een duidelijk en reproduceerbaar verschil tussen de visus van beide ogen is niet normaal en verdient nader onderzoek naar het bestaan van suppressie of al amblyopie.

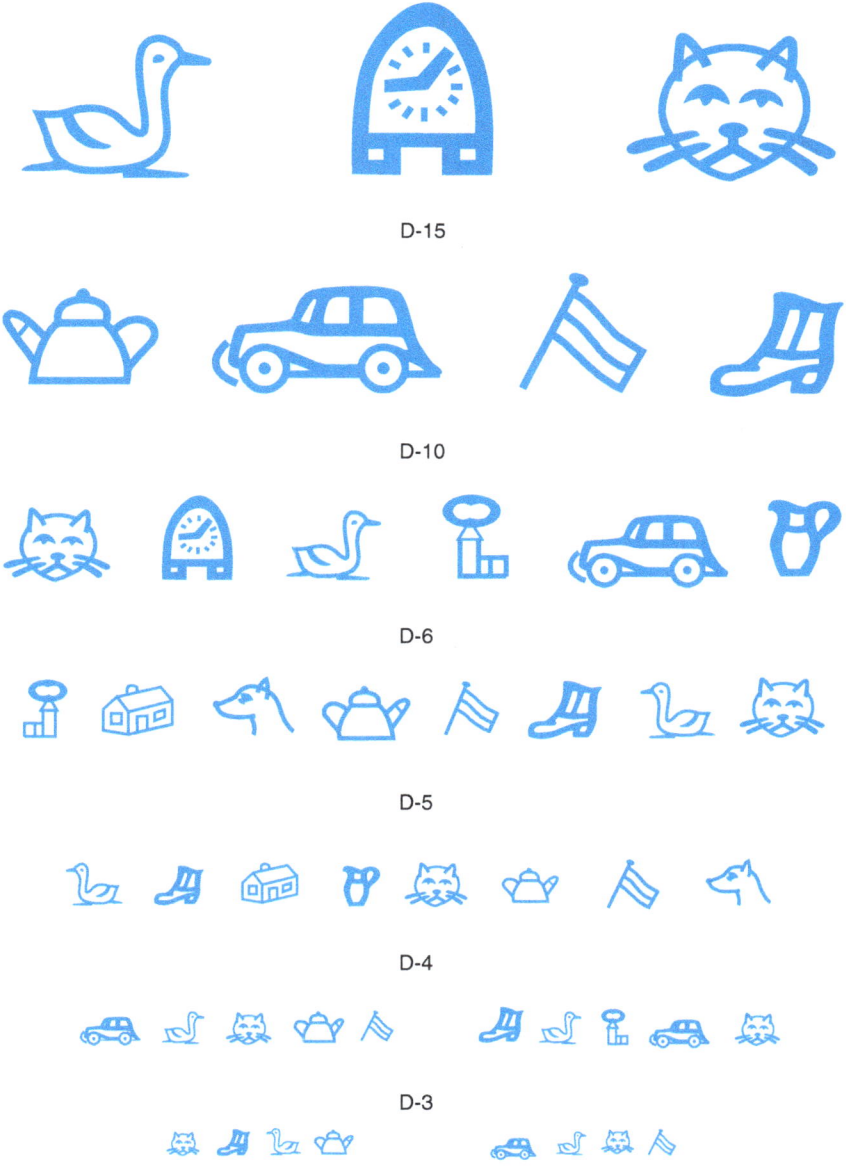

D-15

D-10

D-6

D-5

D-4

D-3

◘ **Figuur 13.1**   Amsterdamse Plaatjes Kaart.

13.1.2 De refractie bij kinderen

Een baby wordt geboren met een axiale lengte van het oog van rond de 17 mm en een vrij sterk gekromde cornea. Meestal is er dan ook sprake van hypermetropie van het oog van een baby. In geval van emmetropie zal het oog tot circa 24 mm uitgroeien totdat de leeftijd van ongeveer 20 jaar bereikt wordt. Dit mechanisme wordt emmetropisatie genoemd. Stoornissen in dit

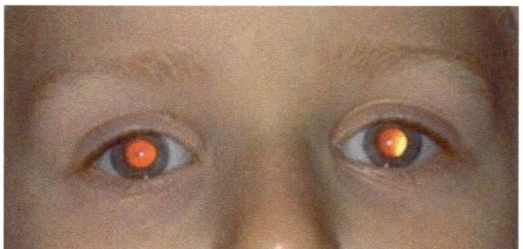

■ **Figuur 13.2**   Brücknertest: verschil in kleur van het door de pupil gereflecteerde.

proces kunnen, behalve tot een refractieanomalie, leiden tot amblyopie, als ze niet op tijd gedetecteerd en gecorrigeerd worden. Vooral een te groot refractieverschil tussen de beide ogen (anisometropie) in de kritische fase van de ontwikkeling, tot ongeveer 6 à 7 jaar, leidt al snel tot suppressie en amblyopie van één oog. Behalve anisometropie kunnen hypermetropie en astigmatisme ook ontwikkelingsproblemen van de visus geven. Bij myopie van meer dan − 3,0 bestaat deze kans in mindere mate ook.

Het bepalen van de refractie bij kinderen is lastig. Omdat kinderen snel en veel kunnen accommoderen is een nauwkeurige refractiebepaling alleen mogelijk na uitschakelen van de accommodatie (cycloplegie) door druppelen van een parasympathicolyticum, zoals cyclopentolaat of atropine. De refractie kan dan objectief bepaald worden met skiascopie of met behulp van een autorefractometer. Wel is het mogelijk om op eenvoudige wijze een grove indruk te krijgen van de refractie bij kleine kinderen met de methode van Brückner.

Bij de Brücknertest wordt gelet op de kleur van de oplichtende pupil bij coaxiale belichting met een oogspiegel (■ fig. 13.2). Bij kleine kinderen kan op deze manier een indruk verkregen worden van de oogstand en van de refractie van beide ogen. De pupillen moeten niet verwijd zijn met mydriatica. Op 50 cm tot 1 m afstand worden beide ogen van het kind belicht. Door de directe oogspiegel met de schijf met correctielensjes op 0 of via de indirecte oogspiegel zonder correctieglas ziet men beide pupillen oplichten. Is de oogstand recht, dan zijn beide pupillen ongeveer gelijk gekleurd. In geval één oog devieert, dan zal de pupil van dit oog lichter gekleurd zijn dan het fixerende oog, mogelijk doordat het licht dat de macula loodrecht raakt deels afgebogen wordt op de helling van foveale dip. Op ongeveer een meter afstand kan de verdeling van het rode licht in de pupil een aanwijzing geven voor de refractie. Als er emmetropie is zullen de beide pupillen min of meer egaal verlicht zijn; is er een afwijkende refractie dan zal een deel van de pupil lichter zijn dan de rest. Bevindt het lichte deel zich bovenin, dan is er sprake van hypermetropie; is het onderste deel lichter dan het bovendeel, dan is er myopie. Als de verdeling van lichte en donkere delen niet gelijk is in beide ogen is er sprake van anisometropie. De grens tussen licht en donker deel is iets gekromd (crescent). Eventuele mediatroebelingen, zoals een congenitale cataract, vallen meestal ook goed op in de coaxiale belichting bij de Brücknertest.

13.1.3 Oogspiegelen bij kinderen

Funduscopie bij jonge kinderen is niet gebruikelijk in de huisartspraktijk. Bij de hele kleintjes komt men dikwijls niet veel verder dan de vaststelling dat er normale oplichtende pupillen zijn en daarmee geen cataract of andere belemmeringen van de lichtinval. Op schoot van een ouder en met wijde pupillen lukt spiegelen bij kinderen vanaf 3 à 4 jaar meestal wel. Een opvallend fenomeen in de jonge fundus is de reflectiviteit van de zenuwvezellaag, die zich onder meer uit in de circulaire lichtreflecties rond de macula. Een scheelziend kind moet minstens één keer gespiegeld worden om anatomische oorzaken voor de standsafwijking, zoals afwijkingen aan de macula, uit te sluiten.

Casus 1

Het jonge paar bezoekt het spreekuur met hun eerste kindje, dat ondertussen drie maanden oud is. De reden van hun komst is hun ongerustheid over het zien van de baby. Op het consultatiebureau was gezegd dat men geen goed idee kreeg van het zien van hun dochtertje en dat er mogelijk sprake was van een niet helemaal normale ontwikkeling van de gezichtszin. Verder was er niets aan de hand. Het was een heerlijk kind, dat prima dronk en groeide en dat een tevreden indruk maakte. Wel had de moeder het gevoel dat ze geen goed oogcontact met haar baby kreeg. Een verwijzing naar de oogarts werd geadviseerd.

U ziet een wolk van een baby, die op prikkels uit de omgeving reageert, maar niet goed lijkt te fixeren. Het hoofdje maakt licht schuddende bewegingen en de oogjes lijken min of meer spontaan te bewegen. Of ze naar de penlight kijkt is niet goed uit te maken. De pupillen zijn isocoor en reageren, zij het misschien iets traag, op licht. Bij doorvallende belichting via de oogspiegel lichten de pupillen netjes rood op.

U overweegt dat er in ieder geval een pupilreactie op licht is, maar dat het visuele gedrag toch niet het normale patroon laat zien, zoals u dat verwacht op een leeftijd van drie maanden. Met name de pendelende oogbewegingen en de fijne schudbewegingen van het hoofd zijn merkwaardig.

Aan de ouders zegt u dat hun dochter niet blind lijkt te zijn, maar dat er mogelijk sprake van een aangeboren oogbewegingsstoornis, waarschijnlijk een vorm van congenitale nystagmus. Samen besluit u de oogarts dit ook te laten beoordelen.

In haar verslag meldt de oogarts dat er inderdaad sprake is van een congenitale nystagmus. Ook de kinderarts keek mee en die vond geen aanwijzingen voor neurologische afwijkingen.

13.2 Stoornissen in de visuele ontwikkeling

Hoewel het visuele systeem bij de geboorte al zover ontwikkeld is dat licht opgevangen en verwerkt kan worden, is het nog zeer beperkt. Door het te gebruiken – dus door te kijken – ontwikkelt het systeem zich naar behoren. Dit kijken moet dan wel met beide ogen plaatsvinden en wel zodanig dat de signalen afkomstig van beide ogen in kwaliteit ongeveer gelijk zijn en de gevormde beelden binnen zekere grenzen over elkaar vallen. Een goed binoculair stereoscopisch zien zal zich dan in de loop van zes jaar ontwikkelen, tenzij er zich in die periode hindernissen in de rijping van het systeem voordoen en deprivatie optreedt.

Enkele belangrijke momenten in de visuele ontwikkeling kunnen onderscheiden worden. Een baby van zes weken zal in het algemeen al aardig kunnen fixeren en met de ogen volgen kan hij meestal rond de leeftijd van twee maanden. De accommodatie en convergentie komen rond drie tot vier maanden en het stereoscopisch zien ontwikkelt zich ongeveer vanaf de leeftijd van vijf maanden om rond het derde levensjaar ongeveer compleet te zijn (tab. 13.3).

Verschillende omstandigheden kunnen tot suboptimale ontwikkeling van het visuele systeem leiden. Er treedt in die gevallen een vorm van deprivatie op. De sterkst werkende vorm van deprivatie is occlusie van één oog. Aanzienlijk verschil in grootte tussen de beelden die

Tabel 13.3   Ontwikkeling visuele functies.

ontwikkeling visuele functies	leeftijd
gerichte fixatie	6 weken
vloeiend volgen	2 maanden
accommoderen	3–4 maanden
convergeren	3 maanden
stereoscopisch zien	5 maanden–3 jaar

door beide ogen gegenereerd worden, en verschuiving van die beelden ten opzichte van elkaar, zijn ook belangrijke depriverende situaties. Het gevolg zal zijn dat een oog na het verstrijken van de plastische periode blijvend een onvoldoende visus zal hebben. Een dergelijk oog heet amblyoop en in de volksmond wordt het een lui oog genoemd. Zeer zelden komt het tot amblyopie van beide ogen en meestal is die dan slechts gering. De drie belangrijkste amblyogene afwijkingen in Nederland zijn: strabismus of scheelzien, anisometropie (te groot verschil tussen de brekingssterkte van beide ogen) en occlusie (belemmering van de lichtinval in het oog). De prevalentie van amblyopie onder Kaukasiërs is ongeveer 4 %.

Casus 2

Volgens de moeder van de 3-jarige Arjen, loenst haar zoontje zo nu en dan. Ze had al wat langer de indruk dat zijn oogjes niet helemaal recht stonden, maar haar omgeving was het niet opgevallen. De laatste tijd leek het echter toe te nemen. Arjen is haar eerste kind en de buurvrouw, een ervaren moeder van vier kinderen, had haar verzekerd dat zoiets eigenlijk altijd vanzelf wel goed komt. Arjens moeder was er toch niet gerust op, omdat haar zus als kind ook een beetje scheelgezien had en uiteindelijk een slechtziend oog had overgehouden.

Arjen is een beetje verlegen, maar werkt toch heel aardig mee. De plaatjeskaart doet hij goed en u meet een visus van rechts 0,5 en links 0,4. Als u hem recht aankijkt, lijkt hij inderdaad een spoortje scheel te kijken naar de neus toe, maar hij heeft ook nog een bij de leeftijd passende brede neusrug met ietsje mongolenplooi rechts en links. Afdekken van een van beide ogen maakt hem kennelijk niets uit. U kijkt naar instelbewegingen met de afdektest, maar of er inderdaad instelbewegingen te zien zijn, kunt u niet goed uitmaken. Via uw oogspiegel ziet u verder twee mooi rood oplichtende pupillen en duidelijke pupilreacties op licht.

U vraagt zich af of u te maken heeft met een pseudostrabisme of toch een convergent scheelzien met een klein hoekje. De relatief lage visus zegt bij een kind van deze leeftijd nog niet zoveel en het verschil tussen rechts en links is gering. Omdat het belangrijk is om een amblyogene situatie zo snel mogelijk op het spoor te komen en gezien de heteroanamnese van het nu en dan optredende scheelzien en de belaste familieanamnese, besluit u het jongetje te laten zien aan de orthoptist, die in de oogheelkundige praktijk van het ziekenhuis werkzaam is.

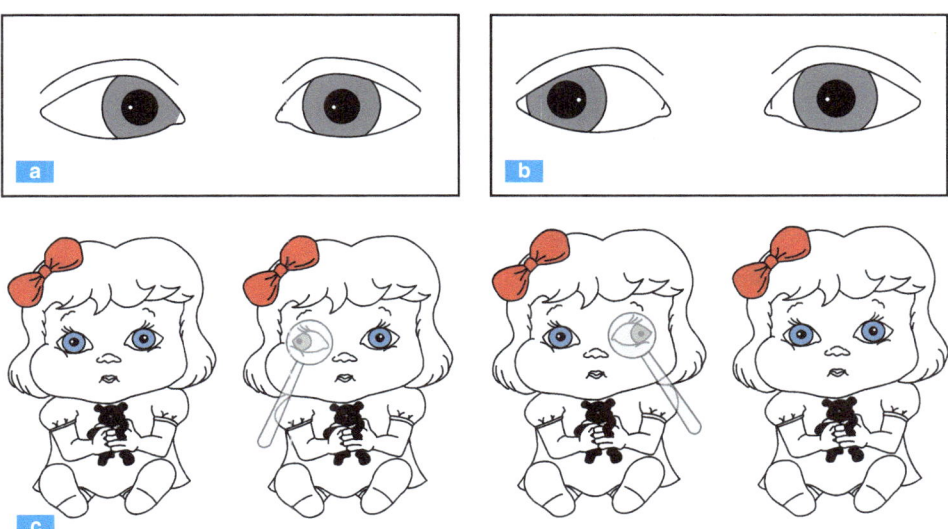

■ **Figuur 13.3**   **a** Convergent strabisme of esotropie. **b** Divergent strabisme of exotropie. **c** Afdektest bij een exoforie.

13.3   **Strabismus**

Strabisme of scheelzien is in Nederland de belangrijkste oogheelkundige afwijking, die tot amblyopie kan leiden. Als de stand van beide ogen niet parallel is, spreken we van een schele oogstand, strabismus. Is de afwijking van de stand in de richting van de neus dan is er sprake van een convergent strabisme of esotropie (■ fig. 13.3a), wijken de ogen buitenwaarts, dan is er een divergent scheelzien of exotropie (■ fig. 13.3b). Met de termen eso- en exotropie worden manifeste standsafwijkingen aangeduid die aanwezig zijn bij twee geopende, niet-afgedekte ogen. Behalve de tropieën, de manifeste standsafwijkingen, zijn er ook latente scheelziensvormen, de forieën. Deze worden pas zichtbaar als na afdekken van één oog de occlusie opgeheven wordt en soms treden ze ook kortdurend spontaan aan het licht. De convergente vorm heet esoforie en de divergente vorm exoforie. Bij een groot deel van de mensen kunnen bij de afdektest kleine forieën gezien worden (■ fig. 13.3c). Verticale deviaties komen ook voor, maar dan hoofdzakelijk in de vorm van forieën en vaak in combinatie met horizontale tropieën.

Een afwijkende oogstand bij volwassenen is meestal het gevolg van een oogspierparese; het scheelzien dat bij kinderen gezien wordt, is bijna altijd aangeboren, hoewel het niet altijd vanaf de geboorte zichtbaar hoeft te zijn. In verreweg de meeste gevallen gaat het dan om standsafwijkingen die niet het gevolg zijn van een paretische externe oogspier. Wat de oorzaak dan wel is, is niet goed bekend. In een deel van de gevallen lijkt het een compensatiemechanisme om een congenitale nystagmus te onderdrukken of dwingt accommodatie bij hypermetropie tot convergentie, maar men komt niet veel verder dan te denken in vage termen van een sturingsdeficiëntie op hoger niveau. Dit niet-paretische strabisme heeft in hoge mate een vaste scheelzienshoek, die in alle blikrichtingen min of meer gelijk blijft: (con)comiterend scheelzien. In zeldzame gevallen kan er sprake zijn van een meestal congenitale parese van een oogspier en dan is de scheelzienshoek ongelijk in de verschillende blikrichtingen, niet-concomiterend.

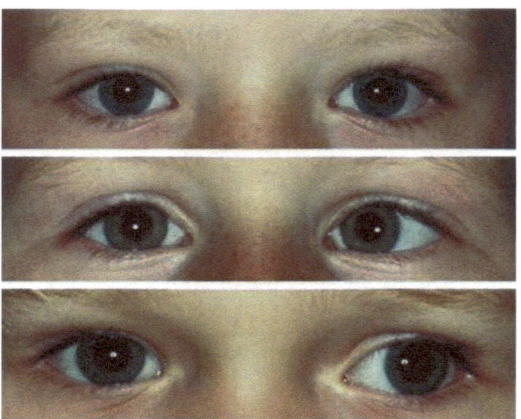

Figuur 13.4 Reflexbeeldjes op de cornea: Hirschbergtest: *boven*: normaal; *midden*: esotropie; *onder*: exotropie.

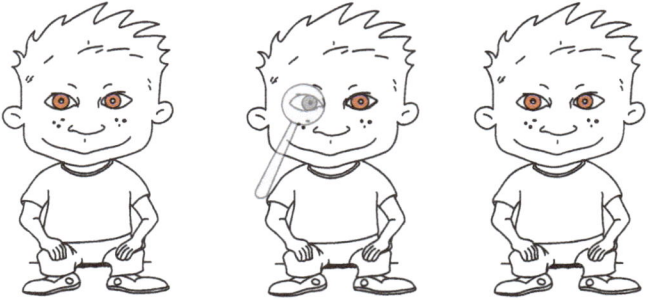

Figuur 13.5 Afdektest bij esotropie: *links*: rechter oog fixeert en linker staat scheel; *midden*: linker oog fixeert en rechter staat scheel achter occluder; *links*: rechter oog neemt fixatie weer over na verwijderen occluder.

Als al eerder een Brücknertest werd gedaan, dan is er waarschijnlijk al een aanwijzing dat de oogstand niet recht is, doordat het straberende oog een lichtere fundusreflectie toont. Met het licht van een penlight kunnen vervolgens de reflecties van het lichtje bekeken worden. Bij een rechte oogstand zullen die min of meer symmetrisch op de hoornvliezen te zien zijn, hoewel vaak niet helemaal in de centra van de corneae. Staat een lichtreflectie in één oog iets verder naar de temporale rand van de cornea, dan staat dit oog convergent; staat het lichtje meer naar de nasale limbus, dan staat het oog divergent (fig. 13.4). Dit onderzoek wordt de test van Hirschberg genoemd en wordt op armlengte van het kind uitgevoerd. De scheelzienshoek laat zich op deze manier ook grof schatten. Staat de lichtreflectie in het afwijkende oog op de limbus, dan komt dat ongeveer overeen met 30°.

Heel kleine hoekjes zijn met de Hirschbergmethode vaak niet te ontdekken. Een kleine instelbeweging valt wel snel op en dat is waarop gelet wordt bij de afdektest of covertest. Wordt in geval van strabisme het op het penlightlichtje of een ander interessant objectje fixerende oog afgedekt, dan zal het afwijkende oog een instelbeweging maken om de fixatie over te nemen (fig. 13.5). Wordt de occlusie opgeheven en blijft het afwijkende oog nu het rechte en dus fixerende oog, dan is waarschijnlijk sprake van een alternerend strabisme of in ieder geval van een nog niet al te diepe suppressie van het primair schele oog. Wordt in plaats van af te dekken een kleine prisma van 4 prismadioptrie gebruikt, kunnen ook zeer kleine hoekjes ontdekt worden, omdat de kleine instelbeweging dan beter te zien is.

Bij jonge kinderen is vaak nog in meer of mindere mate een epicanthus, een mongolen-plooi, aanwezig, die de indruk kan geven dat het kind convergent scheel is. Ook de mate van excentriciteit van de corneareflexbeeldjes kan een strabisme suggereren. Men spreekt dan van een pseudostrabisme. Een instelbeweging is dan niet uit te lokken met de covertest en het kind zal geen verschil in gedrag laten zien bij afdekken van het rechter of het linker oog.

Pseudostrabismus is overigens wel een diagnose die een reëel gevaar met zich meebrengt een zeer klein hoekje te missen, dat wel degelijk tot amblyopie kan leiden. Een orthoptische evaluatie in deze gevallen is dan ook noodzakelijk.

13.3.1 Behandeling van strabismus

De behandeling van strabismus is in de eerste plaats gericht op het voorkomen of in ieder geval zo veel mogelijk beperken van amblyopie. De schele stand kan chirurgisch gecorrigeerd wor-den, maar heeft geen of slechts geringe invloed op de ontwikkeling van het binoculaire zien. Om een goed binoculair zien te kunnen ontwikkelen zijn, behalve twee goed gerichte ogen, ook speciale binoculaire cellen in de cerebrale visuele centra nodig, die al in de eerste maanden na de geboorte aangelegd worden. Ontbreekt een binoculaire prikkel vanuit de beide ogen, dan zullen de corticale binoculaire velden in het brein niet goed tot ontwikkeling komen en zal een goed tweeogig enkelzien niet bereikt worden. Theoretisch is dit dus een argument om zo vroeg mogelijk te opereren en dat gebeurt meestal ook als er sprake is van een duidelijk strabisme op de zeer jonge leeftijd. Bij de meeste kinderen kan de diagnose echter pas na maanden redelijk gesteld worden en dan is de kans op het ontstaan van binoculariteit al snel sterk afgenomen. In de praktijk zal een scheelziensoperatie dan ook vooral een cosmetisch doel dienen.

Zo gauw er enige verdenking op scheelzien bestaat moet het kind orthoptisch/oogheelkun-dig gezien worden. De ontwikkeling aanzien betekent missen van een kans om in een vroeg sta-dium een dreigende amblyopie te behandelen. Kern van een amblyopiebehandeling is het extra stimuleren van het gesupprimeerde, schele oog, vrijwel altijd door occluderen van het fixerende oog (◘ fig. 13.6). De behandeling bestaat dan uit een regime van dagelijks gedurende bepaalde tijd dichtplakken van het fixerende oog. Als dit goed aanslaat, kan het scheelzien alternerend worden, waarbij of het ene oog of het andere oog fixeert. Dat moment wordt vaak gekozen om de ogen eventueel recht te zetten. De fixatie kan ook omslaan tijdens de occlusiebehandeling, waarbij het oorspronkelijk recht staande oog scheel gaat staan en het oorspronkelijk schele oog de voorkeursfixatie krijgt. In dat geval zal er afwisselend rechts en links geplakt gaan worden.

Voordat gestart gaat worden met afplakken van een scheel oog, moet de refractie objec-tief en onder cycloplegie bepaald worden. Een afwijking van de refractie moet gecorrigeerd worden als die van enige orde is, zeker wanneer er sprake is van hypermetropie. Een kind dat hypermetroop is, zal zijn accommodatie inzetten en dit kan resulteren in een convergente oog-stand, omdat de accommodatie en de convergentie tot op zekere hoogte gekoppeld zijn. Vaak gaan de ogen bij deze kinderen al recht staan als de hypermetropie goed gecorrigeerd wordt. Een dergelijk kind heeft een accommodatieve esotropie (◘ fig. 13.7a en b).

In geval van een zeer hardnekkige, meestal diepe amblyopie kan de occlusiebehandeling on-dersteund worden of soms geheel vervangen worden door uitschakeling van de accommodatie

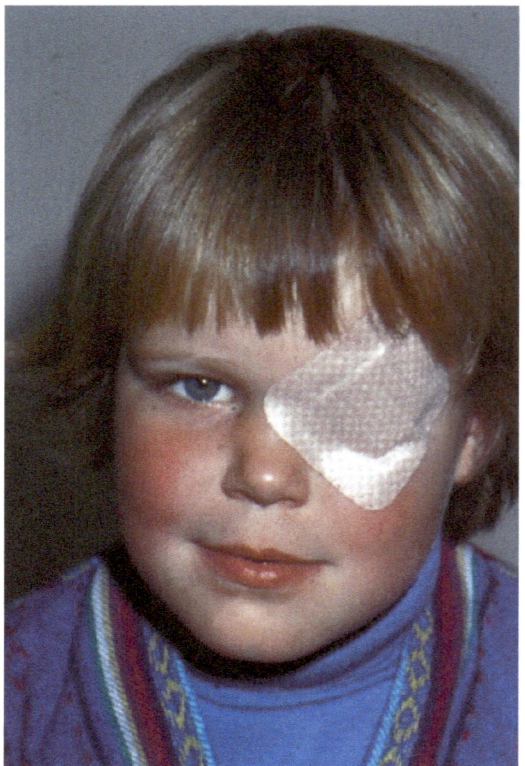

◼ **Figuur 13.6**   Occlusie van het fixerende, niet-schele, oog bij amblyopiebehandeling.

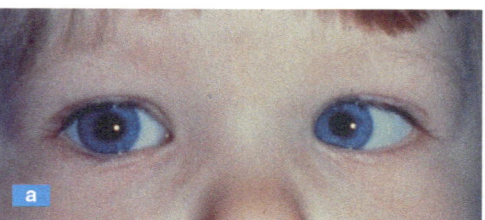 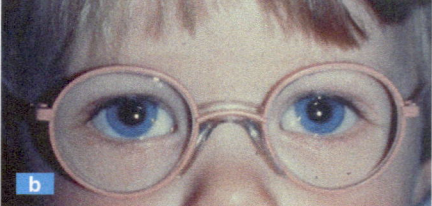

◼ **Figuur 13.7   a** Accommodatieve esotropie. **b** Accommodatieve esotropie gecorrigeerd met positieve bril.

van het goede oog met atropineachtige anticholinerge druppels. Deze druppels zijn tamelijk giftig en de flesjes moeten in huis dan ook niet bereikbaar zijn voor de kleintjes.

De amblyopiebehandeling wordt voortgezet totdat er redelijkerwijs aangenomen kan worden dat de plastische fase in de ontwikkeling van het visuele systeem voorbij is. Dat zal zo rond het zevende jaar grotendeels het geval zijn. Er zijn gevallen waarin de amblyopiebehandeling niet lukt, omdat het kind het afplakken niet accepteert. Dit kan voor vervelende toestanden in het gezin zorgen en soms is het gedoe dermate traumatiserend dat er ten slotte besloten moet worden niet verder te behandelen en het luie oog te accepteren.

Casus 3

Op het consultatiebureau gaf Marijke van 4 voor beide ogen een verschillende visus aan. De Brücknertest was ook asymmetrisch en een orthoptisch consult werd door de verpleegkundige van het bureau aanbevolen.

Marijke is een gezellige peuter die het spelletje met de plaatjes best leuk vindt, maar ook snel afgeleid is en dan alle kanten op kijkt. Met haar rechter oogje geeft ze een visus van 0,5 aan, maar als ze met haar linker oog moet kijken verliest ze al snel de interesse en informeert bij haar moeder hoe het zit met het beloofde koekje dat haar in het vooruitzicht was gesteld als ze knap en dapper zou zijn.

Door de oogspiegel ziet u op 75 cm het linker oog roder oplichten dan het rechter en ook lijkt het bovenste driekwart van de linker pupil lichter dan rechts, waar de pupil maar voor een kwart een lichter gebied aan de bovenzijde laat zien. De covertest laat geen instelbewegingen zien, maar bij afdekken van het rechter oog probeert ze om uw hand heen te kijken.

U besluit dat Marijke waarschijnlijk wat hypermetroop is, omdat de bovenste delen van de lichtende pupillen lichter zijn, en een anisometropie heeft ten nadele van haar linker oog, dat meer hypermetroop lijkt dan haar rechter, gezien het grotere lichtere gebied in de linker pupil. U regelt een afspraak bij de orthoptist.

13.4   Anisometropie en refractieanomalieën

Niet een refractieanomalie op zichzelf, maar vooral de *asymmetrie* tussen rechter en linker oog vormt een amblyogene prikkel. De meeste kinderen beginnen met een lichte hypermetropie, die gewoonlijk afneemt met het toenemen van de leeftijd. Een verschil tussen de brekende sterkte van het rechter en linker oog tot ongeveer drie dioptrieën hoeft niet tot suppressie van één oog te leiden, maar kan dit soms wel doen. Als er bij een jong kind een anisometropie gevonden wordt en er een visusverschil is, dan moet de refractieafwijking gecorrigeerd worden. Ook bij kleinere verschillen dan drie dioptrieën kan dat soms nodig zijn.

Meestal geeft een anisometropie een minder diepe amblyopie dan strabisme of occlusiedeprivatie, maar het wordt ook minder gemakkelijk en vaak later in de ontwikkeling ontdekt. Het gevolg daarvan is een geringere respons op de behandeling.

Amblyopie treedt makkelijker op in geval van hypermetropie en meestal is het meest hypermetrope oog het gesupprimeerde oog. Bij myopie kan echter wel degelijk ook amblyopie optreden, zeker bij wat hogere bijziendheden. Astigmatisme of een duidelijk verschil in astigmatisme tussen beide ogen kan eveneens tot suppressie van een oog leiden.

13.4.1 Behandeling van anisometropie

De behandeling van anisometropie bestaat uit correctie van de nauwkeurig opgemeten refractie onder cycloplegie, meestal in combinatie met occlusietherapie. Als regel is het meest hypermetrope oog het amblyope oog in geval van anisometropie en zijn beide ogen ververziend. Ook in het geval van myopie kan bij een groot verschil tussen beide ogen amblyopie ontstaan en kan zelfs het meest myope oog het luie oog worden. Myopie kan beschouwd worden als minder amblyogeen dan hypermetropie, omdat in geval van myopie er in ieder geval zonder problemen een scherp retinaal beeld gevormd wordt van objecten in de nabijheid.

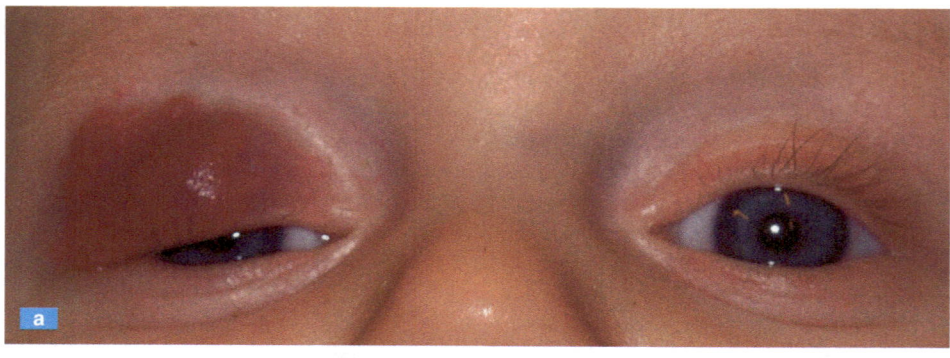

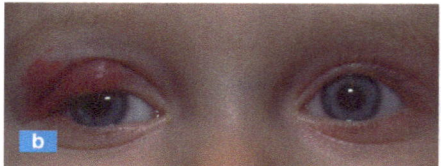
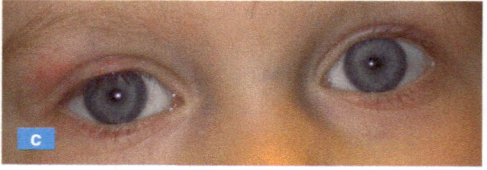

Figuur 13.8   a Ooglidhemangioom op babyleeftijd. **b** Ooglidhemangioom op peuterleeftijd. **c** Ooglidhemangioom op kleuterleeftijd.

Correctie alleen is zelden genoeg en zal ook occlusie toegepast moeten worden. Als het gesupprimeerde oog niet al te veel heeft ingeleverd, dan kan het voldoende zijn om het brillenglas voor het goede oog af te plakken in plaats van het oog zelf (brilocclusie). Als dat niet werkt merken de ouders het snel genoeg, wanneer het kind bij afplakken van het brillenglas over de bril heen gaat kijken.

Casus 4

Het jongste kind van de familie Peters is geboren met een hangend en dik bovenooglid rechts met een rode zwelling. U ziet de baby en de ouders vragen u of er iets aan gedaan kan en moet worden. Het meisje is ondertussen bijna vier maanden en doet het verder uitstekend.

U ziet een gezonde baby met een rechter oogje dat bijna voor de helft dicht zit met een duidelijke aardbeiachtige zwelling (fig. 13.8a). Met uw penlight ziet u nog net de pupil van het rechter oog, het linker is goed open en daar ziet u de hele cornea op een minimaal schilletje aan de bovenzijde na.

Er is sprake van een connataal hemangioom van het rechter bovenooglid, dat de helft van het oog constant bedekt. Via de oogspiegel ziet u beiderzijds een rode pupil met vergelijkbare kleur. Op de covertest is er geen instelbeweging te zien en de reflexbeeldje zijn symmetrisch.

U legt de ouders uit dat een wijnvlek of hemangioom meestal vanzelf verdwijnt in de eerste tien jaren (fig. 13.8b en c). Wel moet er vastgesteld worden of het oog zich goed kan ontwikkelen en het zien niet belemmerd wordt door het ooglid. Is dat wel het geval, dan zal er misschien een operatieve correctie van de ooglidstand moeten plaatsvinden of een behandeling met bètablokkers. Dreigt er geen ontwikkelingsbelemmering, dan is de komende jaren regelmatige controle waarschijnlijk voldoende. U regelt een consult bij de oogarts en de orthoptist in het naburige ziekenhuis.

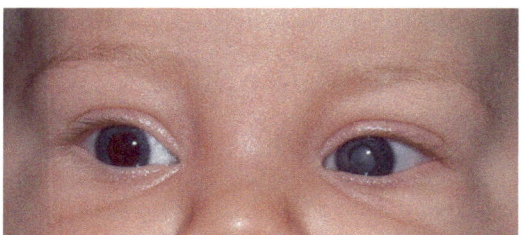

□ **Figuur 13.9** Leukokorie, hier door een monoculaire cataract.

13.5 Occlusiedeprivatie

De krachtigste amblyogene prikkel is occlusie van één oog. Het effectief afdekken van één oog bij een zeer jong kind kan de ontwikkeling van het binoculaire zien al in enkele dagen verstoren. Behalve onder goede begeleiding van een orthoptist of oogarts is het dan ook niet verstandig een oog van een klein kind dicht te plakken.

Occlusie van een oog kan bij de geboorte aanwezig zijn of daarna ontstaan. De belangrijkste oorzaak van deprivatie is congenitale of juveniele cataract. Ook dan geldt, dat een eenzijdige cataract snel tot amblyopie leidt en symmetrische lenstroebeling in veel geringere mate amblyogeen werkt. Een witte of grijze pupil (leukokorie) bij een kind is een verontrustende bevinding, die op korte termijn door een oogarts geëvalueerd dient te worden (□ fig. 13.9). Er is een zeer kleine kans dat er geen sprake is van een cataract, maar van een retinoblastoom of een persisterend primair hyperplastisch corpus vitreum (PHPV). Het retinoblastoom, een in principe dodelijke en vaak familiaire tumor, moet snel behandeld worden en dan is de prognose tegenwoordig goed. Persisterende primair hyperplastisch glasvocht is een misontwikkeling die vrijwel altijd leidt tot een zeer slechtziend oog.

Een tweede aandoening die het gevaar van occlusiedeprivatie met zich meebrengt, is de congenitale ptosis of een ptosis ten gevolge van een zwelling van het bovenooglid, meestal een hemangioom. Zolang het centrum van de pupil vrij is en er geen te groot geïnduceerd astigmatisme optreedt ten gevolge van vervorming van de cornea, is de kans op amblyopie klein.

Theoretisch is het mogelijk dat er een gestoorde visuele ontwikkeling zou kunnen optreden op basis van vervorming van het beeld, door tranenovervloed bij een eenzijdige congenitale dacryostenose. Of dat in de praktijk werkelijk een rol van betekenis speelt, is niet goed duidelijk, maar lijkt niet het geval.

13.5.1 Behandeling van occlusiedeprivatie

De behandeling in geval van een occlusie van een oog is opheffen van de belemmering. In de meeste gevallen zal dat betekenen dat er een chirurgische correctie gedaan zal moeten worden. In geval van een ptosis zal het bovenooglid opgetrokken dienen te worden; een cataract zal geëxtraheerd moeten worden, het liefst in weken na de diagnose. Hierbij moet de refractie goed in de gaten gehouden worden. Bij een cataractextractie zal die uiteraard sterk wijzigen, maar ook door operaties aan het ooglid kunnen refractieveranderingen geïnduceerd worden.

Kindercataract vereist vaak operatie op jonge leeftijd. Als er sprake is van een symmetrische binoculaire staar, dan is er, afhankelijk van de dichtheid, meestal geen haast en soms kan lang gewacht worden of hoeft er helemaal niet geopereerd te worden, wanneer slechts een schil van de beide lenzen troebel is (zonulaire cataract). Wil het kind met een monoculaire cataract nog een kans hebben op een redelijk functionerend oog, dan moet snel geopereerd worden, gevolgd door een intensieve amblyopiebehandeling met optimale correctie. De meeste chirurgen van kindercataracten prefereren in eerste instantie een contactlens, omdat een kinderoog zeer gril-lig kan reageren op de operatie en ook nog zal veranderen van refractie. Een kunstlens wordt dan op een later moment secundair geïmplanteerd. Een kind met een monoculaire cataract heeft echter een grote kans te eindigen met een amblyoop oog. Wordt de diagnose pas gesteld als het kind de 6 jaar nadert, dan is amblyopie onvermijdelijk en vaak diep.

Is er sprake van een hemangioom van het bovenooglid waardoor de stralengang door de pupil belemmerd wordt, kan er operatief ingegrepen worden. Tegenwoordig worden hemangi-omen met redelijk succes ook behandeld met oraal toegediende bètablokkers en kan operatie vermeden worden.

Casus 5

De tienjarige Ozan, van Turkse komaf, bezoekt met zijn ouders uw spreekuur. Hij vertelt dat hij in de schemer slecht kan zien. Ook bij daglicht loopt hij overigens wel eens tegen een object op dat hij niet onmiddellijk zag.

Bij onderzoek geeft hij een visus van 0,9 beiderzijds en hij lijkt niet ver van emmetropie af te zitten. Bij confrontatieve schatting van zijn gezichtsvelden lijken die kleiner te zijn dan die van uzelf. De oogstand is recht, de voorsegmenten zijn normaal, de media helder en de pupillen lichten donkerrood op in het coaxiale licht van de oogspiegel. Na verwijding ziet u in de ietsje donkere fundi niets bijzonders.

U diept de anamnese nog iets verder uit en vraagt naar het voorkomen van oogaan-doeningen in de familie. Nachtblindheid blijkt vaker voor te komen in zowel de familie van vader als die van moeder. De ouders zijn achterneef en -nicht. De nachtblinde familieleden gaan met het klimmen der jaren steeds slechter zien en enkelen raken tussen hun 30e en 40e jaar zeer slechtziend of praktisch blind. Ozan heeft nog een broertje en een ouder zusje, die niets mankeren.

In het afsluitende gesprek meldt u Ozan en zijn ouders dat u rekening houdt met de mogelijkheid dat Ozan een erfelijke netvliesdegeneratie heeft, die zeer waarschijnlijk in de familie zit. U verwijst de familie naar de oogarts onder deze verdenking, met het verzoek ook een genetisch consult te regelen indien uw vermoeden bevestigd wordt.

13.6   Erfelijke en congenitale aandoeningen

Op jonge leeftijd kunnen congenitale en erfelijke aandoeningen aan de dag treden. Veel syndro-male aandoeningen kunnen gepaard gaan met oogafwijkingen en bij de evaluatie van dergelijke beelden hoort dikwijls ook een oogheelkundig onderzoek. Naast een veelheid aan zeldzame beelden zijn er enkele die met enige regelmaat in de praktijk gezien worden, zoals de retinitis pigmentosa (RP). Ook het congenitale glaucoom of buphthalmus en het retinoblastoom zijn in veel gevallen erfelijke aandoeningen, die – hoewel zeldzaam – grote consequenties voor het kind hebben. Een grondige familieanamnese is vaak belangrijk in geval van een kind met een aangeboren afwijking. Naar eventuele familierelaties tussen beide ouders moet expliciet gevraagd worden.

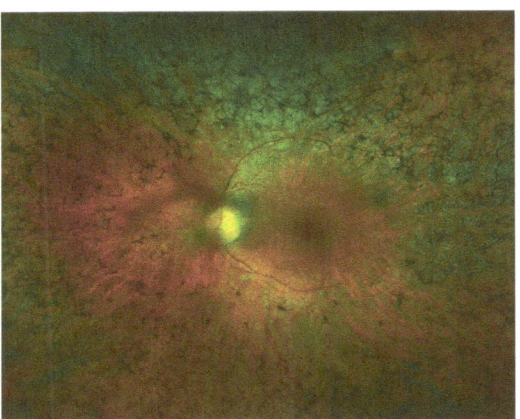

Figuur 13.10 Retinitis pigmentosa, zoals het er uiteindelijk op volwassen leeftijd uitziet.

13.6.1 Hereditaire aandoeningen

Erfelijke aandoeningen kunnen bij de geboorte aanwezig zijn, maar zich ook soms later pas manifesteren. De retinadystrofieën behoren tot de laatste groep. Het gaat hierbij om een grote groep van netvliesdegeneraties met defecten in het retinametabolisme op verschillende niveaus. De erfelijkheid varieert in hoge mate en de ernst van de verschillende vormen wisselt sterk. Het overgrote deel van deze dystrofieën speelt zich af in de staafjes en slechts in een enkel geval is de primaire plaats van de afwijking de maculaire of kegeltjesregio. De staafjesdystrofieën geven in meer of mindere mate alle het beeld dat bekend staat als de retinitis pigmentosa of RP. Nachtblindheid is het eerste symptoom en kan al beginnen in de lagereschoolperiode. Naarmate de staven verder degeneren zal het gezichtsveld progressief concentrisch vernauwen totdat een klein centraal gezichtsveld overblijft, het zogenoemde 'kokergezichtsveld', dat vaak al rond het 20e levensjaar een feit is. Wanneer de aandoening al wat gevorderd is, zijn in de fundus pigmentklompjes te zien in de periferie en de midperiferie ('kraaienpootpigmentaties'), worden de vaten opvallend nauw en de papil wit atrofisch (◻ fig. 13.10). Bij de agressievere vormen zijn de patiënten rond hun 30e zeer slechtziend of praktisch blind. De lenzen worden rond die periode ook vaak troebel. Therapeutische mogelijkheden zijn er vooralsnog niet, hoewel bepaalde vormen van gentherapie bij enkele typen veelbelovend lijken. Het advies vitamine A te gaan gebruiken is niet aan te raden. Het doet meestal niets en blijkt bij een aantal vormen zelfs de aandoening te verslechteren. Beter is het om een contact met een instelling voor visuele revalidatie (VISIO, Bartiméus) tot stand te brengen en de familie een consult van een afdeling klinische genetica aan te bieden.

Cataract bij kinderen komt ook als erfelijke aandoening voor, zowel autosomaal dominant als X-gebonden. Het gaat dan vrijwel altijd om een dubbelzijdige cataract, waar de familie goed mee bekend is. Over het algemeen verloopt de behandeling succesvol en ontwikkelen de kinderen zich normaal.

Albinisme komt in verschillende vormen voor – van totaal oculocutaan albinisme tot geïsoleerd oculair albinisme. Door het geheel of gedeeltelijk ontbreken van pigment is de iris diafaan, lichtdoorlatend, en de patiënt fotofoob. Ook is de macula hypoplastisch, de visus laag (meestal om en nabij 0,2) en is er een nystagmus. Vaak kunnen deze kinderen (en later ook als volwassenen) heel aardig met hun visuele handicap overweg, maar soms kunnen ze wel wat hulp gebruiken van een instelling voor visuele revalidatie.

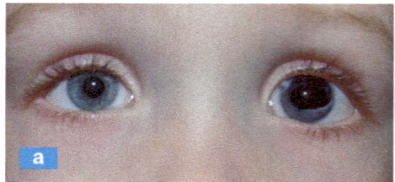 

Figuur 13.11   a Buphthalmus links, al geopereerd op babyleeftijd. **b** Retinoblastoom.

Congenitaal glaucoom is in ongeveer de helft van de gevallen een recessief overervende aandoening met een zeer wisselende penetrantie. In de kamerhoek belemmert een embryonaal membraan de afvoer van kamerwater, met als gevolg een ernstige drukverhoging in het oog. Het jonge oog zwelt hierdoor en er ontstaat een groter dan normaal oog, buphthalmus (runderoog) (▪ fig. 13.11a). Deze baby's hebben daar duidelijk last van. Ze zijn huilerig en opvallend lichtschuw. Snel ingrijpen is geboden bij een buphthalmus. De ingreep, een goniotomie, waarbij de embryonale membraan gekliefd wordt, is meestal afdoende.

Het retinoblastoom is een kwaadaardige tumor van de retina, die meestal ontdekt wordt door een witte pupil (leukokorie) (▪ fig. 13.11b). In Nederland worden deze kinderen behandeld in het retinoblastoomcentrum in het VUmc – gelukkig met veel succes.

Het syndroom van Down is een van de meest voorkomende chromosomale syndromen waarbij verschillende oogafwijkingen kunnen voorkomen. Het valt dan ook te overwegen de oogheelkundige status van kinderen met het syndroom van Down in kaart te brengen. Cataract en keratoconus komen, naast strabisme, veel voor bij mensen met het Down-syndroom. Keratoconus is een abnormale uitbochting van de cornea, die dan dun wordt en een irregulair astigmatisme geeft. Tegenwoordig kan het hoornvlies sterker gemaakt worden door middel van crosslinking, waarbij door het vormen van bindweefselbruggen verdere uitbochting en verdunning voorkomen kunnen worden en een corneatransplantatie vermeden. Het meeste succes heeft crosslinking in de vroege fase van de keratoconus. De bindweefselbruggetjes komen tot stand door het met riboflavine voorbewerkte hoornvlies met een speciale laser te bestralen. Deze behandeling lijkt bij mensen met het Down-syndroom en keratoconus een goede mogelijkheid. Hoornvliestransplantaties bij deze categorie patiënten zijn vaak erg moeizaam.

13.7   Verkregen congenitale aandoeningen

In de zwangerschap kan soms iets gebeuren dat ook inwerkt op het ongeboren kind en op het zich ontwikkelende oog. De moeder kan een infectie oplopen die ook het kind treft, bijvoorbeeld toxoplasmose en rode hond, er kunnen intoxicaties optreden of het kind kan te vroeg ter wereld komen, wanneer het oog eigenlijk nog een ontwikkelingsfase door had gemoeten onder de omstandigheden die in de baarmoeder heersen (prematurenretinopathie, *retinopathy of prematurity*, ROP). Ook kan een probleem bij de partus tot schade aan een oog leiden of kan het kind geïnfecteerd raken in het baringskanaal, zoals bij een chlamydia-infectie van de moeder.

13.7.1   Infecties

Er zijn verschillende infectieziekten die oogproblemen kunnen geven bij het ongeboren kind. De bekendste zijn toxoplasmose en rubella, maar waarschijnlijk zijn veel met name virale

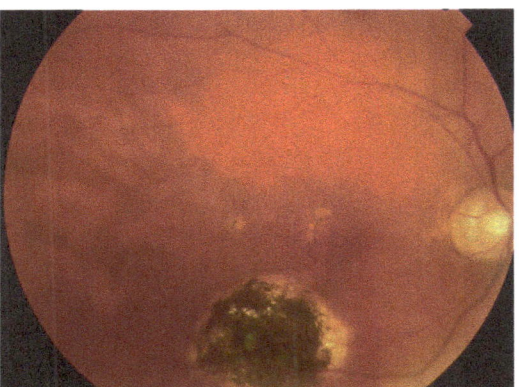

◘ **Figuur 13.12**   Toxoplasmoselittekens in fundo.

verwekkers in staat het oog van het kind te beschadigen. Rode hond kan verschillende problemen in het kinderoog veroorzaken. Meestal treedt er een cataract op, maar ook in het achtersegment kunnen afwijkingen ontstaan en de kans is groot dat een kind dat intra-uterien met
rubella besmet werd, uiteindelijk slechtziend wordt. Kinderen van gevaccineerde vrouwen of
vrouwen die de infectie al doormaakten, zijn beschermd.

Toxoplasmose is in ons land de belangrijkste verwekker van een infectieuze uveïtis posterior. Deze infectie treft vooral het ongeboren kind, dat een gemene en vaak dubbelzijdige
uveïtis doormaakt in de baarmoeder. Omdat Toxoplasma in de vorm van sporen in het lichaam
aanwezig blijft, bestaat de kans dat er later recidieven op zullen treden met telkens meer schade.
De infectie heeft een voorkeur voor de achterpool en een dergelijk oog zal dan ook een lage tot
zeer lage visus hebben. Bij spiegelen vallen de littekens dikwijls goed op, als grote gepigmenteerde laesies van de retina en choroidea (◘ fig. 13.12). Toxoplasma gondii heeft met name de kat
als gastheer, die het organisme met de feces uitscheidt. Het is dan ook verstandig om zwangeren
te waarschuwen voor de kattenbak. Overigens kan een primaire infectie ook later in het leven
optreden. Kleine kinderen kunnen dus ook het beste uit de buurt van de kattenbak gehouden
worden. Een primaire infectie op latere leeftijd of een recidief kunnen behandeld worden om
de uitbreiding van de (her)infectie zo veel mogelijk te beperken. Een definitieve behandeling
is niet voorhanden.

Een infectie die pasgeborenen soms kunnen oplopen bij hun gang door het baringskanaal,
is de conjunctivitis veroorzaakt door Chlamydia trachomatis. Als de moeder deze geslachts-
ziekte heeft, besmet zij haar kind tijdens de baring. In de loop van de eerste week ontstaat een
matige conjunctivitis, die enkele weken aan kan houden. Omdat een dergelijke infectie nogal
wat consequenties kan hebben voor het kind en de ouders, is het aan te raden om bij een conjunctivitis bij een neonaat het kind aan de oogarts te laten zien. In geval van een chlamydia-
conjunctivitis dient het kind ook pediatrisch gezien te worden en moet het systemisch antibio-
tisch behandeld worden. Ook moet de moeder voor chlamydia-infectie behandeld worden en
moeten zij en haar seksuele partner(s) op verdere soa's onderzocht worden.

Gelukkig wordt de gonoblenorrhoe, de door gonokokken veroorzaakte conjunctivitis bij de
pasgeborene, zelden meer gezien. Het is echter een alarmerend beeld dat in zeer korte tijd kan
leiden tot perforatie van de cornea en functioneel verlies van het oog. Vaak treedt deze infectie
sneller na de geboorte aan het licht en is dikwijls zeer heftig met vorming van veel pus, dat
opgesloten zit achter de gesloten en gezwollen oogleden. Pas dan ook op voor zelfcontaminatie

bij pogingen het oog voor onderzoek te openen. Een kind met een dergelijk ziektebeeld moet onverwijld voor intensieve behandeling ingestuurd worden.

De neonatale conjunctivitis, ophthalmia neonatorum, kan ook veroorzaakt worden door andere micro-organismen, als humaan herpesvirus of stafylokokken.

13.7.2 Niet-infectieuze afwijkingen

Een veelvoorkomende aandoening bij baby's is de nog niet geopende traanafvoerweg, de dacryostenosis congenita. Rond de geboorte moet het traanafvoerkanaal eigenlijk netjes geopend zijn. Soms blijft echter de vernauwing in de ductus nasolacrimalis – de plaats waar het deel vanuit de traanzak en dat vanuit de neus elkaar treffen – langer bestaan en is er obstructie van de traanafvoer. Omdat het kind niet onmiddellijk na de geboorte een goede traanproductie heeft, zal het probleem pas na enige tijd, dagen tot weken, duidelijk worden. Het oogje staat constant vol tranen en vaak is het ook wat viezig. Als het hoofdje verder uitgroeit, zal het traankanaal zich verder ontwikkelen, zal de vernauwing verdwijnen en de afvoer op gang komen. In het grootste deel van de kinderen met een congenitale dacryostenose zal dat het geval zijn in de loop van het eerste jaar. In een enkel geval gebeurt dat echter niet en zal een traanwegsondage moeten plaatsvinden. In het algemeen wordt daarmee gewacht tot om en nabij de eerste verjaardag. Slechts zeer zelden is daarmee het probleem nog niet opgelost en moet een dacryocystorinostomie gedaan worden.

Massage van de traanzakregio, in de richting van de neus, kan het openen van de traanafvoerweg bespoedigen. Verder kunnen de ouders het oogje het best goed schoonhouden. Antibiotische druppels of zalf moeten spaarzaam ingezet worden en alleen als er duidelijk sprake is van een purulente secundaire infectie of een dacryocystitis.

Prematuur geboren kinderen hebben soms te kampen met problemen die het gevolg zijn van het zich moeten ontwikkelen buiten de baarmoeder terwijl dat niet zo geprogrammeerd was. In verschillende functies kunnen haperingen optreden, die in ernst afhankelijk zijn van de gestationele leeftijd van het kind bij de geboorte. Voor het oog en dan vooral voor de retina geldt dat ook. De vascularisatie van de retina, die vanuit de papil van de n. opticus plaatsvindt, is rond de veertigste week van de zwangerschap voltooid en naarmate de prematuur vroeger geboren werd, zal een groter deel van de perifere retina nog avasculair zijn. Onder invloed van het extra-uteriene milieu en de verdere conditie van het kind, kan de avasculaire retinaperiferie te veel vaatgroeistimulerende stoffen uitscheiden met als gevolg de vorming van kwalitatief slechte neovascularisatie en fibrovasculaire woekering. Er kunnen bloedingen optreden en de retina kan losgetrokken worden, met als uiteindelijk resultaat een blind oog met het beeld van wat men vroeger retrolentale fibroplasie noemde. Allerlei omstandigheden kunnen dit proces nog extra nadelig beïnvloeden. Te hoge zuurstofspanning bij toediening van zuurstof in de couveuse was de eerst bekende, maar allerlei stoornissen werken hieraan mee. Om deze reden worden premature baby's vanaf de gestationele leeftijd van 32 weken frequent gespiegeld, om de vascularisatie van de retina te volgen en om direct in te grijpen als die dreigt te ontsporen. In het algemeen wordt dan met laser de avasculaire perifere zone en daarmee de productie van vaatgroeistimulerende factoren uitgeschakeld. Soms echter zal ook een vitrectomie gedaan moeten worden. Kinderen die een prematurenretinopathie (ROP) doorgemaakt hebben, houden een grotere kans op oogheelkundige problemen in hun latere leven. Ze hebben een grotere kans op strabismus, maar ook een hoger risico op netvliesafwijkingen en ablatio retinae.

Casus 6			

Sophie van 11 klaagt over slecht zien, vooral op school, en hoofdpijn. Ze is een iets mollige, gezonde prepuber, die een beetje verlegen oogt en door moeder aangespoord wordt te vertellen wat er aan de hand is. Vaak staat ze al op met hoofdpijn en lezen en op het bord kijken kost haar veel moeite.

U vraagt aan Sophie of ze zich zorgen maakt. Dit blijkt niet zo te zijn, maar door haar klachten kan ze nog minder goed meekomen op school, terwijl het al niet zo goed ging. Moeder blijkt erg bezorgd te zijn dat Sophie moet blijven zitten en hoopt dit door het oogprobleem op te lossen te voorkomen. De beide oudere zussen van Sophie kunnen immers heel goed leren.

Bij onderzoek moet u wat moeite doen, maar ten slotte geeft ze toch beiderzijds een ongecorrigeerde visus van 1,0 aan. Met S. + 0,5 wordt het voor beide ogen slechter. De oogstand is recht en behalve een spoortje esoforie vindt u aan de motiliteit niets bijzonders. De pupillae zijn isocoor en reageren vlot op licht. De media zijn helder en bij spiegelen ziet u een normale achterpool met nette papillen en mooie lichtreflecties rond de maculae.

U meldt Sophie en moeder dat haar ogen prima functioneren en dat er geen oogziekte aanwezig is die haar klachten verklaart.

Moeder is hierover zeer verbaasd en vraagt u dringend om een verwijzing naar de oogarts. Tenslotte kan Sophie het niet goed meer zien en heeft ze toch klachten. U besluit om Sophie voor een eenmalig consult naar de oogarts te verwijzen, maar geeft aan dat u graag wilt dat Sophie en moeder nadien bij u een afspraak maken om de resultaten van de oogarts te bespreken.

13.8 Andere oogheelkundige ziektebeelden op de kinderleeftijd

Een aantal ziektebeelden is moeilijk oogheelkundig te verklaren, maar manifesteren zich wel met visusproblemen. Als het gaat om kinderen met psychomotore schade, dan is er vaak sprake van een cerebraal bepaalde visusstoornis, CVI (*cerebral visual impairment*). In geval van verder gezonde kinderen, speelt er dikwijls een psychologisch probleem.

Klachten van wazig zien, vaak in combinatie met hoofdpijnklachten, komen regelmatig voor bij kinderen, vooral rond de vroege tienertijd. Niet zelden worden de kinderen tijdens het bezoek aan de praktijk vergezeld door een ouder of beide ouders met een redelijk uitgesproken mening over de klachten van hun kind. In de meeste gevallen levert het onderzoek niets bijzonders op, maar is er wel een uitgesproken wens voor een doorverwijzing naar een oogarts. De oogarts doet er dan in het algemeen verstandig aan om het bij één consult te houden en zich niet te snel te laten verleiden tot doorverwijzen naar neuroloog of kinderarts. Het is niet denkbeeldig dat deze kinderen onterecht in het medische circuit terecht komen.

Cerebrale visusstoornissen komen veel voor bij kinderen met afwijkingen in de hersenen. Cerebrale schade door allerlei oorzaken kan aan de basis liggen van CVI, zoals aanlegstoornissen, trauma, epilepsie, hydrocefalie, stofwisselingsstoornissen, facomatosen en intracerebrale bloedingen. Zowel de cerebrale visuele stoornissen als ook het onderliggend lijden kunnen subtiel zijn. Ook kunnen slechts bepaalde kwaliteiten van de visuele waarneming in het geding zijn. CVI is een vrij moeilijk te stellen diagnose. Als er verdenking bestaat op visuele stoornissen bij kinderen met verschillende problemen, kan een visueel functieonderzoek door een van de instellingen voor visuele rehabilitatie uitkomst bieden.

13.9   Opsporing van visuele stoornissen

In de consultatiebureaus worden kinderen op vaste momenten getest op hun visuele ontwikkeling. Hiervoor werd door de Jeugdgezondheidszorg een standaard ontwikkeld: de *Richtlijn Opsporing visuele stoornissen van 0–19 jaar* (2010). Het screeningsprogramma bestaat uit drie tests: de VOV-test, het onderzoek van Van Wiechen en de visusbepaling.

De VOV-test bestaat uit inspectie, pupilreacties, beoordeling rode fundusreflex bij doorvallend licht en beoordeling van de stand en de oogbewegingen. Het Van Wiechenonderzoek is een observatie van de ontwikkeling waarin ook gekeken wordt naar de fixatie en de volgbeweging. De visusbepaling gebeurt met de Amsterdamse Plaatjes Kaart, de APK, of de gemodificeerde APK-TOV-kaart en vanaf de leeftijd van drie jaar en zes maanden met de Landolt C-kaart. Lukt de visusmeting met deze kaarten niet, dan worden kaarten gebruikt met optotypen volgens Lea Hyvarinen (LH), die vooral makkelijker zijn voor het onderzoek van verstandelijk beperkte kinderen.

■ **VOV-test**
Het VOV-onderzoek omvat met name:
— inspectie van het oog (inclusief pupilreacties);
— het beoordelen van de doorgankelijkheid (rode fundusreflex);
— het bepalen van de oogstand aan de hand van reflexbeeldjes en afdektest;
— het beoordelen van de volgbewegingen (monoculair en binoculair).

Voor zowel de APK-TOV-kaart als de APK-kaart geldt een meetafstand van 5 m. Wanneer dit niet haalbaar is, kan de APK-TOV-kaart op 4 of 3 m afstand gebruikt worden. Het gebruik van de APK-TOV-kaart op 4 of 3 m wordt alleen aanbevolen wanneer een testafstand van 5 m niet realiseerbaar is en voor kinderen bij wie onderzoek op 5 m afstand niet lukt door onvoldoende medewerking van het kind. Kinderen op de leeftijd van drie jaar moeten minimaal drie plaatjes juist kunnen benoemen op de laatste juist benoemde regel. Op de leeftijd van drie jaar bij een testafstand van 5 m kan worden volstaan met het testen tot maximaal D = 5; bij een testafstand van 4 m tot D = 4 en op een afstand van 3 m tot D = 3. Bij gebruik van de APK-TOV-kaart bij een kind op de leeftijd van drie jaar en negen maanden, moet het kind minimaal vier plaatjes juist benoemen om de regel voldoende te hebben en moet worden doorgetest tot regel D = 3, ongeacht de testafstand.

■ **Onderzoek van Van Wiechen**
Bij het onderzoek van Van Wiechen worden de volgende ontwikkelingskenmerken beoordeeld:
— ontwikkelingskenmerk 1: ogen fixeren (1 mnd);
— ontwikkelingskenmerk 2: volgt met ogen en hoofd (2 mnd);
— ontwikkelingskenmerk 4: kijkt naar eigen handen (3 mnd).

■ **Landolt C-kaart**
Het onderzoek met de Landolt C-kaart begint bij de bovenste regel. Ga bij een juist antwoord naar de volgende regel. Zorg voor variatie in de openingsrichting van de aangewezen symbolen. Wijs steeds één symbool van afnemende stapgrootte aan. Wijs bij een fout antwoord in dezelfde regel nog een symbool aan. Is dit symbool ook fout, ga door tot de laatste juist benoemde regel: het kind moet minimaal vier symbolen juist benoemen op deze regel. Test voor ieder oog door tot een visuswaarde van minimaal 1,0 is bereikt. Als dit in de praktijk niet mogelijk blijkt door bijvoorbeeld onvoldoende aandacht van het kind, dan zal het van de leeftijd van het kind afhangen of een voldoende visuswaarde bereikt is.

Bij onvoldoende visus moet verwezen worden. Bij twijfelachtige visus wordt het onderzoek zo snel mogelijk herhaald (3,5 tot 5,0 jaar binnen drie maanden, vanaf 5,0 jaar binnen zes maanden); is de uitslag dan hetzelfde of slechter, dan wordt het kind verwezen. Bij voldoende visus volgt geen actie tot het volgende standaardcontactmoment voor visusbepaling. Lukt de visusbepaling niet door onvoldoende medewerking van het kind, dan moet het onderzoek zo snel mogelijk, maar in ieder geval binnen drie maanden (voor kinderen tot en met 4 jaar) of zes maanden (vanaf 5 jaar) herhaald worden. Als het bij herhaling niet lukt om een goede gezichtsscherpte te verkrijgen, moet het kind verwezen worden. Bij de uitvoering, controle en eventuele verwijzing dient ook altijd het algehele ontwikkelingsniveau van het kind in de beoordeling betrokken te worden.

13.9.1 Schema van onderzoekmomenten en beoordelingen

Leeftijds-periode	Onderzoek	Uitkomst ▶ Actie	
1–2 mnd	VOV-test: uitwendig aspect oog, pupil en pupilreacties, fundusreflex	Twijfelachtige score voor 1 of meer kenmerken	▶ Herhalen ❶
		Onvoldoende score voor 1 of meer kenmerken	▶ Verwijzen ❷
	Onderzoek van Van Wiechen: ogen fixeren, binoculaire volgbewegingen	Negatieve score bij 1 of beide kenmerken	▶ Verwijzen ❷
3–4 mnd	VOV-test: uitwendig aspect oog, pupil en pupilreacties, fundusreflex	Twijfelachtige score voor 1 of meer kenmerken	▶ Herhalen ❶
		Onvoldoende score voor 1 of meer kenmerken	▶ Verwijzen ❷
	Onderzoek van Van Wiechen: kijken naar eigen handen, binoculaire volgbewegingen	Negatieve score in combinatie met andere afwijkende bevindingen	▶ Verwijzen ❷
6–9 mnd	VOV-test: uitwendig aspect oog, pupil en pupilreacties, oogstand d.m.v. corneareflexbeeldjes en afdektest, monoculaire en binoculaire volgbewegingen	Twijfelachtige score voor 1 of meer kenmerken	▶ Herhalen ❶
		Onvoldoende score voor 1 of meer kenmerken	▶ Verwijzen ❷
14–24 mnd	VOV-test: uitwendig aspect oog pupil en pupilreacties, oogstand d.m.v corneareflexbeeldjes en afdektest, monocularie en binoculaire volgbewegingen	Twijfelachtige score voor 1 of meer kenmerken	▶ Herhalen ❶
		Onvoldoende score voor 1 of meer kenmerken	▶ Verwijzen ❷

❶ De test moet binnen 6 weken worden herhaald. Als de uitslag dan wederom twijfelachtig is, dient het kind te worden verwezen.

❷ Verwijzen naar huisarts.

Leeftijds-periode	Onderzoek	Ultkomst ▶ Actie	
3 jaar	Visusbepaling: APK of	Twijfel (zie tabel 1)	▶ Herhalen ③
		Onvoldoende (zie tabel 1)	▶ Verwijzen ④
	APK-TOV of	Twijfel (zie tabel 2)	▶ Herhalen ③
		Onvoldoende (zie tabel 2)	▶ Verwijzen ④
	LH-kaart evt.	Visus aan 1 of 2 ogen **minder dan 0,5** of Visusverschil van **2 regels of meer**	▶ Verwijzen ④
3jr 9mnd	Visusbepaling ⑥: Landolt C-kaart	Visusverschil van **2 regels**	▶ Herhalen ⑤
	Indien het afnemen van de test niet lukt: controle binnen 3 mnd, lukt afnemen dan weer niet: verwijzen	Visus aan 1 of 2 ogen **minder dan 0,5** of Visusverschil van **meer dan 2 regels**	▶ Verwijzen ④

③ Het onderzoek dient te worden herhaald, binnen 3 maanden. Indien de visus bij dit herhalingsonderzoek hetzelfde of slechter is dan dient het kind te worden verwezen.

④ Verwijzen naar huisarts.

⑤ Het onderzoek dient te worden herhaald binnen 3 maanden (kinderen t/m 5 jaar) of binnen 6 maanden (kinderen vanaf 6 jaar). Indien de visus bij dit herhalingsonderzoek hetzelfde of slechter is dan dient het kind te worden verwezen.

⑥ Het eerste oog doortesten tot visuswaarde 1,25. Als deze waarde gehaald wordt volstaat bij het tweede oog een waarde van 1,0.

Leeftijds-periode	Onderzoek	Uitkomst ▸ Actie	
5-6 jaar	Visusbepaling ⁶:	Visus aan 1 of 2 ogen **groter dan 0,5 maar kleiner dan 0,8**	▸ Herhalen ⑤
	Indien het afnemen van de test niet lukt: controle binnen 6 mnd, lukt afnemen dan weer niet: verwijzen	Visus aan 1 of 2 ogen **0,5 of minder** of Visusverschil van **2 regels of meer**	▸ Verwijzen ④
> 6 jaar	Visusbepaling op indicatie ⑥ Landolt C-kaart	Visus aan 1 of 2 ogen **groter dan 0,5 maar kleiner dan 0,8**	▸ Herhalen ⑤
		Visus aan 1 of 2 ogen **0,5 of minder** of Visusverschil van **2 regels of meer**	▸ Verwijzen ④

Bij elke bepaling van de gezichtsscherpte bij kinderen vanaf 3 jaar:

Steeds als de gezichtsscherpte wordt bepaald, moet ook aandacht besteed worden aan:
- uitwendig aspect van het oog;
- pupil en pupilreacties;
- oogstand;
- monoculaire en binoculaire volgbewegingen.
Bij afwijkende bevindingen dient controle of verwijzing overwogen te worden.

④ Verwijzen naar huisarts.

⑤ Het onderzoek dient te worden herhaald binnen 3 maanden (kinderen t/m 5 jaar) of binnen 6 maanden (kinderen vanaf 6 jaar). Indien de visus bij dit herhalingsonderzoek hetzelfde of slechter is dan dient het kind te worden verwezen.

⑥ Het eerste oog doortesten tot visuswaarde 1,25. Als deze waarde gehaald wordt volstaat bij het tweede oog een waarde van 1,0.

Leesadvies

Sijssens KM, Swart JF, Boer JH de. Twee kinderen met reuma en uveïtis: het klinisch belang van oogheelkundige screening bij kinderen met jeugdreuma. Ned Tijdschr Geneeskd. 2006;150:2289–93.

Website

▸ http://www.ncj.nl/bibliotheek/richtlijnen/details/21/jgz-richtlijn-opsporing-visuele-stoornissen-0-19-jaar-1eherziening.

Organisatie, instrumentarium en onderzoek ten behoeve van de oogheelkundige patiënt in de huisartspraktijk

J. de Waard

Samenvatting

Wat is in de huisartspraktijk nodig om patiënten met oogheelkundige klachten goed te onderzoeken en te behandelen? Dit hoofdstuk beschrijft het basisonderzoek van het oog door de huisarts. Daarnaast beschrijft het voor geïnteresseerden extra technieken en daarvoor benodigd instrumentarium. Organisatorische aspecten die nuttig zijn komen ook aan bod. Ten slotte wordt een aantal kleine ingrepen die door de huisarts aan het oog kunnen worden uitgevoerd besproken.

Y. van Leeuwen et al. (Red.), *Oogheelkunde*, Praktische huisartsgeneeskunde,
DOI 10.1007/978-90-313-9926-0_14, © 2016 Bohn Stafleu van Loghum, onderdeel van Springer Media BV

onderzoek		§	probleemgebied	indicaties
basisonderzoek				
visus	visuskaart	14.1	refractief systeem en macula	acute/geleidelijke visusdaling, vlekken en flitsen
	stenopeïsche opening	14.2	refractief systeem versus macula	acute/geleidelijke visusdaling
	wentelglas	14.2	refractief systeem	geleidelijke visusdaling
	Amsler	14.3	macula	acute/geleidelijke visusdaling, metamorfopsie
	Donders	14.3	perifere retina	acute visusdaling, vlekken en flitsen
pupil	swinging light-test	14.4	afferente neurologische baan	monoculaire visusdaling
voorste oogsegment	focale belichting met loep	14.4	oogleden, conjunctiva, cornea, iris	rood, pijnlijk of tranend oog
	laterale penlighttest	14.4	diepte voorste oogkamer	voorafgaand aan mydriaticum
	focale belichting met blauw licht en fluoresceïne	14.4	cornea	rood, pijnlijk of tranend oog
	penlight test op fotofobie, vóór en na oxybuprocaïne	14.4	cornea en iris	rood, pijnlijk of tranend oog
	mydriasis, coaxiaal licht indirecte oftalmoscoop	14.4	lens, vitreum, netvliesloslating	acute/geleidelijke visusdaling
optioneel aanvullend onderzoek				
voorste oogsegment	spleetlamp	14.4	oogleden, traanpunt, traanfilm/TBUT	rood, pijnlijk of tranend oog
			sclera en conjunctiva	rood, pijnlijk of tranend oog, zwelling.
			voorste oogkamer	rode pijnlijke oog (cellen, Tyndall), voorafgaand aan toedienen mydriaticum
			iris	diabetes, glaucoom, pigmentafwijkingen
			lens	geleidelijke visusdaling
			corpus vitreum	vlekken en flitsen

onderzoek		§	probleemgebied	indicaties
tonometrie	Goldmann-applanatie	14.4	intraoculaire druk	glaucoom
	Icare-tonometer			
achterste oogsegment	spleetlamp +78/90 D-lens	14.5	retina, achterste deel corpus vitreum	acute of geleidelijke visusdaling, vlekken en flitsen, glaucoom
	indirecte oftalmoscoop +20 D-lens	14.5		
kleine ingrepen				
corpus alienum	wattenstaaf	14.6	binnenzijde boven-ooglid	rood en pijnlijk oog
corpus alienum corneae	wattenstaaf, oogguts, scherpe naald, frees	14.6	cornea	rood en pijnlijk oog
chalazion	chalazionklem en curette	14.6	oogleden	chalazion > 2 maanden
ingegroeide wimper	epileerpincet	14.6	oogleden	rood, pijnlijk of tranend oog
proef van Anel	bewerkte 27G-naald +2 ml spuit, NaCl 0,9 %	14.6	oogleden	tranend oog

14.1 Inleiding

Gewoonlijk worden patiënten met oogklachten op het gangbare spreekuur gezien. Als de huisarts speciale interesse in oogheelkunde heeft is het soms zinvol om het spreekuur daarop aan te passen. Daarbij is dan wel meer instrumentarium nodig voor onderzoek en behandeling.

De verdieping in diagnostische mogelijkheden, therapie en kennis op oogheelkundig gebied die door extra opleiding bereikt kan worden, verhoogt voor veel huisartsen het werkplezier en kan leiden tot een geringer en vooral gerichter aantal verwijzingen naar de oogarts.

Een registratie van de huisarts voor oogheelkunde bij het College voor Huisartsen met Bijzondere Bekwaamheden (CHBB) biedt een garantie voor kwaliteit en is een voorwaarde van de zorgverzekeraar om oogheelkundig onderzoek te kunnen vergoeden. Na een voltooide cursus bij de Stichting Onderwijs Oogheelkunde aan Huisartsen (STOOHN), een Curriculum Cursus Oogheelkunde voor Huisartsen van het Wenckebach Instituut UMCG of PAO-Heyendael-UMC St Radboud is het mogelijk voor de huisarts om deze registratie bij het CHBB aan te vragen.

Het onderzoek en het daarvoor benodigde instrumentarium dat in de ▶ par. 14.3 tot en met 14.4.1 besproken wordt, is gebruikelijk in elke huisartspraktijk, en hiermee kan de huisarts al zeer veel informatie verkrijgen. Het is beslist niet noodzakelijk voor iedere huisarts om extra apparatuur aan te schaffen en een aanvullende opleiding te volgen. De overige paragrafen en de beschreven casus gaan in op meer gespecialiseerde onderzoekstechnieken die goed in de huisartspraktijk toepasbaar, maar niet noodzakelijk zijn. De casus beschrijft hoe een patiënt met aanvullend oogonderzoek in de huisartspraktijk kan worden beoordeeld.

Mevrouw Sanders, 70 jaar, meldt zich bij de assistente met het verzoek om een verwijsbrief voor de oogarts. Zij is bij de opticien geweest omdat zij minder goed is gaan zien. Deze opticien 'kwam er niet uit' en adviseerde onderzoek bij de oogarts. Mevrouw heeft van haar een briefje meegekregen waarop haar brilvoorschrift en visus na correctie staat. De vraagstelling is: cataract? Advies: verwijzing oogarts.

De assistente vraagt verder naar haar klachten en het blijkt dat mevrouw Sanders al sinds een half jaar slechter ziet, maar vooral over tranende en soms branderige ogen klaagt. De assistente legt uit dat in de groepspraktijk een huisarts met speciale belangstelling voor oogproblemen aanwezig is en dat deze in staat is haar klachten te beoordelen en kan adviseren of een verwijzing naar de oogarts zinvol is.

Mevrouw krijgt bij deze huisarts twee afspraken van 10 minuten met een tussenpauze van 20 minuten. Patiënte zal een zonnebril meenemen en zorgen voor een begeleider die haar kan terugbrengen met de auto, omdat na het druppelen van de ogen het zicht meestal een aantal uren onscherp is.

Op het spreekuur vraagt de huisarts mevrouw Sanders naar haar klachten van slechter zien en tranen. Daarbij blijkt zij niet zoveel last te hebben van het minder scherpe zien, maar vooral last van het tranen en de branderigheid, bijvoorbeeld bij televisie kijken of buiten in de wind. De huisarts informeert naar bijkomende klachten zoals een droge mond en kijkt in haar medische voorgeschiedenis naar aandoeningen als reumatoïde artritis. Er zijn geen aandoeningen bekend die gepaard kunnen gaan met traanproblemen. In de familie van mevrouw Sanders komen geen oogziekten zoals glaucoom en maculadegeneratie voor.

De huisarts bepaalt de visus voor ieder oog afzonderlijk met haar huidige correctie (VODmc 0,9 VOSmc 0,8) en doet per oog een diagnostische refractie met een sferisch positief en negatief glas van 0,5 dioptrie. Hierbij verbetert de visus van mevrouw Sanders niet. Visusbepaling met stenopeïsche opening geeft een iets betere visus met voor elk oog 1,0.

Na een uitwendige inspectie van de ogen, pupillen, oogstand en oogleden plaatst de huisarts patiënte achter de spleetlamp. Daarmee is een gedetailleerde beoordeling mogelijk van ooglidranden, de wimpers, de traanbuisingang en traanfilm. De traanmeniscus heeft een normale hoogte, maar vertoont wel wat schuim temporaal.

Na uitleg krijgt mevrouw Sanders een met fysiologisch zout bevochtigd stripje fluoresceïne kort in de onderste conjunctivale fornix beiderzijds. De huisarts vraagt haar enkele malen te knipperen en vervolgens haar ogen open te houden. Met blauw licht kan op deze manier de *tearfilm break-up time* gemeten worden; deze is bij patiënte beiderzijds te laag, namelijk 7 sec.

De uitmondingen van de klieren van Meibom op de ooglidrand laten bij druk enig troebel en taai materiaal zien, dat op talg lijkt. De ooglidrand is wat hobbelig en er zijn veel kleine vaatjes te zien. De conjunctiva, zowel aan de bulbaire als onderste palpebrale zijde, laten geen bijzonderheden zien. De huisarts kijkt naar de sclera, de cornea, iris en schat de diepte van de voorste oogkamer met de methode van Van Herick. De cornea vertoont een licht punctatabeeld.

Na uitleg krijgt patiënte een druppeltje oxybuprocaïne 0,4 % in elk oog en wordt opnieuw een papiertje met fluoresceïne kort tegen de conjunctiva gehouden. De huisarts meet de oogdruk met de Goldmann-applanatietonometer aan beide ogen. Deze is met 16 en 17 mmHg normaal in beide ogen.

Vervolgens krijgt mevrouw in beide ogen een druppel tropicamide 0,5 % gedruppeld en neemt ze plaats in de wachtkamer gedurende 20 minuten. In die tijd is er ruimte voor één of twee andere patiënten.

Bij het tweede deel van het onderzoek neemt patiënte opnieuw plaats achter de spleetlamp. Nu kan een indruk gekregen worden van de lens en het voorste deel van het corpus vitreum. Er vallen enkele corticale spaken in beide lenzen op, geen daarvan in de optische as. De lenzen zijn lichtgeel gekleurd.

Funduscopie via de spleetlamp met een +90D-lensje laat een normale papil zien, met een geschatte cup-discratio van 0,4 beiderzijds. De vaten en de maculae zien er normaal uit. De midperifere retina bekijkt de huisarts eerst achter de spleetlamp door patiënte in verschillende richtingen te laten kijken met +90D-lens en vervolgens nog aanvullend zonder spleetlamp met een indirecte oftalmoscoop en +20D-lens.

De huisarts noteert de bevindingen in het huisartsinformatiesysteem (HIS) en bespreekt met patiënte de bevindingen: mevrouw Sanders heeft een geringe staar die niet verantwoordelijk lijkt te zijn voor haar klachten, wel is er sprake van Meibom-klierdisfunctie waardoor er snellere verdamping van de traanfilm optreedt. Dit geeft uitdroging van haar hoornvlies, tranende ogen en een branderig gevoel. Mevrouw start met warmteapplicaties en poetsinstructies aan haar oogleden en druppelt haar ogen gedurende enkele weken met kunsttranen. Zij komt terug als het resultaat onvoldoende is. Voor haar staar spreekt de huisarts af dat ze over één jaar terugkomt om de visus opnieuw te bepalen, zonder verder uitgebreid onderzoek. Bij subjectieve of objectieve achteruitgang kan zij dan verwezen worden naar de oogarts om te zien of zij voor een staaroperatie in aanmerking komt.

14.2   Organisatie spreekuur

14.2.1 Inrichting spreekuur

De huisarts krijgt op het spreekuur een divers aanbod van oogheelkundige klachten. Het meest voorkomend zijn klachten van een rood, jeukend, brandend en soms pijnlijk oog. Verder zijn er vaak klachten over verminderde visus of flitsen en vlekken en ten slotte komt een deel van de patiënten voor een controleafspraak, bijvoorbeeld voor funduscontrole bij diabetes mellitus type 2.

Een duidelijke instructie aan de assistente hoe om te gaan met oogklachten is belangrijk. Omdat zij veel te maken heeft met 'verwijzingen' van de opticien naar de oogarts, waarbij de huisarts alleen nog om een administratieve handeling gevraagd wordt, kan de huisarts afspreken dat bij elk verzoek om verwijzing naar de oogarts de patiënt eerst op het spreekuur komt.

Bij rode of geïrriteerde ogen, een vuiltje of metaalsplinter in het oog is een afspraak van 10 minuten voldoende.

Bij visusklachten, flitsen, vlekken en funduscontroles voor bijvoorbeeld diabetes is het, wanneer de huisarts beschikt over een spleetlamp, nodig om de afspraak in twee delen te maken, met een pauze van 20 minuten om het mydriaticum te laten inwerken. In het begin is het verstandig 20 minuten per deel uit te trekken, maar bij toenemende ervaring van de huisarts met spleetlamponderzoek en funduscopie is tweemaal een consult van 10 minuten voldoende.

Bij niet-acute klachten en voor controles kan de huisarts er ook voor kiezen om een categoraal spreekuur in te stellen. De patiënt krijgt een mydriaticum gedruppeld en moet dus instructie krijgen om een chauffeur mee te nemen, omdat deelname aan het verkeer na afloop

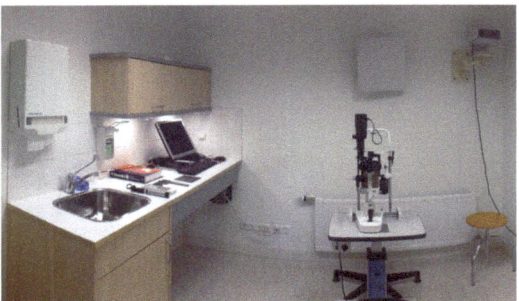

Figuur 14.1   Ruimte voor oogonderzoek in huisartscentrum Dokkum.

niet verantwoord is. In sommige gevallen kan de huisarts ook besluiten – wanneer slechts één consult is ingepland – het eerste deel van het onderzoek dan te verrichten en patiënt op een ander tijdstip te laten terugkomen voor het deel met pupilverwijding.

14.2.2 Inrichting onderzoekskamer

Er is niet veel ruimte nodig voor oogheelkundig onderzoek. Dit kan in de onderzoekskamer plaatsvinden, maar ook een andere ruimte is hiervoor geschikt te maken (zie 🔲 fig. 14.1). Bij een ruimte kleiner dan 5 m lang, kan een spiegel uitkomst bieden voor de visusmeting. Dan is 2,5 m voldoende. De afstand tot de visuskaart moet exact opgemeten worden omdat dit van grote invloed is op de visusbepaling. Het is praktisch om voor instrumentarium en druppels één plank in kast of lade te reserveren. De kamer hoeft niet volledig duister te zijn, maar eventueel daglicht moet wel af te schermen zijn. Voor sommige onderzoeken is een volledig verduisterde kamer echter wel het beste. Een lichtknop binnen handbereik scheelt veel heen en weer geloop.

Zorg voor in hoogte verstelbare krukken, waarbij de kruk van de huisarts met wieltjes beweeglijk is en die van de patiënt, zonder wieltjes, juist stabiliteit biedt.

Is de huisarts in bezit van een spleetlamp, dan is dit het centrale instrument waaromheen alle handelingen plaatsvinden. De voor de spleetlamp benodigde ruimte inclusief krukken is minimaal 110 x 170 cm.

14.2.3 Registratie bevindingen

De huisarts noteert alle bevindingen in het huisartsinformatiesysteem (HIS). Tekeningen kunnen ingescand worden en er kunnen foto's met camera of smartphone gemaakt worden.

Systematisch uitvoeren en noteren van het onderzoek verkleint de kans iets over het hoofd te zien.

In verband met tijdsbesparing en overzicht in het platte tekstdeel van het HIS kan het gebruik van afkortingen praktisch zijn. In plaats van een lange opsomming van normale bevindingen kan men ook kiezen om alleen de afwijkingen te noteren. Risico is wel dat dan achteraf niet is vast te stellen welke onderzoeken gedaan zijn.

De volgende beschrijving geeft een voorbeeld weer van de manier waarop de huisarts de bevindingen van mevrouw Sanders in het HIS zou kunnen noteren onder de O-regel van de SOEP. In de oogheelkunde bestaat echter weinig eenheid in notatie.

■ **Voorbeeld HIS-notaties**

VODmc	0,9 S + 0,5D 0,6 S − 0,5D 0,9 SO 1,0
VOSmc	0,8 S + 0,5D 0,6 S − 0,5D 0,8 SO 1,0
AT	17/18 mmHg @ 09:00 uur
SL	OTT: veel taai troebel secreet bij expressie ooglidranden, traanfilm schuimend; S/C gb; K: oppervlakkige epitheliale putjes aankleurend met fluoresceïne; TBUT bdz 7s; VOK: diep en rustig; I: gb; L: bdz spaken niet in optische as en iets gele verkleuring. V: gb
FO	normale kleur papil, C/D 0,4; vaten gb; macula gb; periferie gb

Verdere onderzoeksbevindingen (die buiten deze casus vallen) kunnen notities zijn over:
- oogstand en oogbewegingen;
- pupilgrootte en reacties op convergentie en licht (PERRLA: *pupils equal and round, reactive to light and accommodation*);
- onderzoek naar relatief afferent pupildefect (RAPD);
- perifere gezichtsveldbepaling door confrontatiemethode volgens Donders;
- centrale gezichtsveldbepaling met Amslerkaart.

■ **Verklaring afkortingen**

VODmc	visus oculus dexter met correctie
VOSzc	visus oculus sinister zonder correctie
S + 0,5D	visus met sferisch + 0,5 dioptrielensje uit wentelglas
SO	stenopeïsche opening
AT	Goldmann-applanatietonometrie rechter/linker oog met vermelding tijdstip
SL	spleetlamponderzoek
OTT	oogleden, traanpunten, traanfilm
TBUT	*tearfilm break-up time*
S/C	sclera/conjunctiva
K	cornea
VOK	voorste oogkamer
I	iris
L	lens
V	corpus vitreum
FO	fundusonderzoek
C/D	verticale cup/disc-ratio papil

14.3   Visus- en gezichtsveldbepaling

Bepaling van de visus zou men samen met oogdrukmeting en pupilreacties tot de beoordeling van de vitale functies van het oog kunnen rekenen.

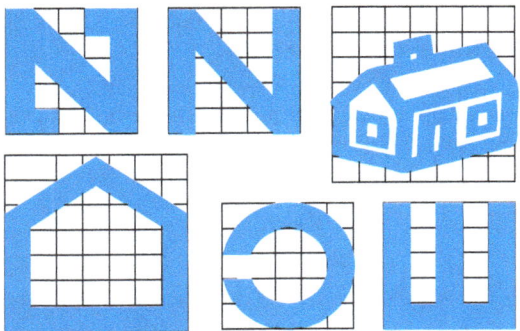

De visusbepaling moet als eerste onderzoek worden gedaan omdat de meeste daaropvolgende onderzoeken door het schijnen van licht in het oog of pupilverwijding deze meting ongunstig beïnvloeden. Als de visus aan een oog verlaagd is krijgt de huisarts door gebruik van wentelglas en stenopeïsche opening aanvullende informatie over de vermoedelijke oorzaak.

De Amslerkaart helpt bij de beoordeling van het centrale gezichtsveld, dat soms verstoord is bij macula-aandoeningen. Gezichtsveldbepaling volgens Donders kan snel informatie over het perifere zien opleveren; dit onderzoek is met name afwijkend bij neurologische uitval of bepaalde retinale aandoeningen. Zowel visusbepaling als perifere gezichtsveldbeoordeling zijn ook vereiste onderzoeken bij rijbewijskeuringen.

14.3.1 Visuskaart

In de dagelijkse praktijk gebruikt men voor het bepalen van de gezichtsscherpte een kaart of projector met optotypen. Een optotype is een letter, cijfer, C- of E-haak of voor kleine kinderen een plaatje. Bij het bepalen van de gezichtsscherpte is het doel om de kleinste hoek waarop de patiënt nog twee punten afzonderlijk kan waarnemen vast te stellen.

Het optotype is zo ontworpen dat deze bij de afstand D (distantia) in totaal vijf boogminuten groot is en het kleinste te onderscheiden detail van het optotype één boogminuut beslaat (zie ■ fig. 14.2).

Deze afstand D wordt soms op de kaart per regel vermeld en de gemeten visus kan dan worden uitgedrukt als fractie ten opzichte van de gebruikte meetafstand (d). Deze wijze van noteren waarbij $V = d/D$ is de manier waarop Snellen in 1862 zijn visuskaart introduceerde. Als bijvoorbeeld bij gebruik van een 6 m testafstand (d = 6) door de patiënt alleen de rij optotypen met D = 12 m en groter kunnen worden gelezen noteert men de visus als 6/12.

In Nederland is het echter meestal gebruikelijk om de visus als decimaal uit te drukken. Daarom ziet men bij veel letterkaarten, en met name bij gebruik van projector of computer, per rij optotypen alleen een decimaal getal vermeld staan. Bij het eerdergenoemde voorbeeld staat dan in plaats van D = 12 alleen 0,5, uitgaande van een testafstand van 6 m. Een dergelijke aanduiding veronderstelt dus een vaste meetafstand, die voor de kaart in dit voorbeeld 6 m is.

■ **Visuskaart niet bruikbaar door te lage visus**
De meeste visuskaarten hebben als grootste optotype een formaat dat overeenkomt met een visuswaarde van 0,1. Als de patiënt deze niet kan lezen zijn er nog enkele vervolgtesten mogelijk.

De afstand tussen twee gespreide vingers van een hand is ongeveer 1 boogminuut op 60 m. Bij 6 m nog net vingers kunnen tellen betekent een visus van 6/60 = 0,1.

Is dit bijvoorbeeld slechts tot 3 m mogelijk, dan is de visus 3/60 = 0,05.

Handbewegingen worden als 1 boogminuut op 300 m gezien. Als handbewegingen op maximaal 1 m worden waargenomen betekent dat een visus van 1/300 = 0,003.

Alleen lichtperceptie (LP) noteert men als LP +. Wanneer er ook geen licht wordt waargenomen LP– of visus 0.

▪ Soorten visuskaarten

Transparante visuskaarten met een lichtkast geven een goede gelijkmatige verlichting. Een niet-transparante kaart vraagt om twee lampen van meer dan 1.300 lm (100 Watt equivalent) schuin boven en vóór de kaart of zijdelingse verlichting met twee verdekt opgestelde tl-buizen van 1.250–2.000 lm (20–30 Watt).

Een alternatief is een lcd-scherm aangesloten op een computer met een programma met verschillende optotypen. Een voorbeeld is de gratis toegankelijke *Freiburg Vision Test*. Ook een projector met afstandsbediening is erg gebruiksvriendelijk.

Op tablets en smartphones zijn gevalideerde programma's verkrijgbaar die gebruikmaken van de hoge beeldschermresolutie van deze apparaten. Deze applicaties lijken echter voorlopig beter geschikt voor toepassing tijdens een visite.

▪▪ Optotypen

De *NHG-standaard Visusstoornissen* heeft geen voorkeur voor type kaart en optotype (Landolt C-ringen, E-haken of letters). Toch zijn er verschillen:

— De letterkaarten kunnen onderscheiden worden in kaarten met schreefletters van Snellen en het schreefloze Sloan-lettertype. Bij de Sloan-optotypen zijn alle letters in gelijke mate herkenbaar, dit is niet het geval bij de Snellen-optotypen.

— De opbouw van de standaard Snellenkaart is ongelijkmatig: zowel de afstand tussen de optotypen, het aantal optotypen per regel en de afname in grootte per regel wisselen.

— Sloan-letters worden vaak bij de logaritmisch opgebouwde *Early Treatment of Diabetic Retinopathy Study* (ETDRS)-kaart gebruikt. Deze kaart is de gouden standaard bij klinische onderzoeken.

— De C-ring is het best reproduceerbare optotype; alle optotypen zijn gelijkwaardig qua herkenbaarheid. Landolt C-ringen zijn toepasbaar bij kinderen vanaf 3,5 jaar en hebben dan de voorkeur boven plaatjeskaarten. De C-ring is verder ook geschikt voor analfabeten.

— De patiënt herkent gemiddeld 2–4 Sloan-optotypen meer dan C-ringen. Ook gaat het werken met letters iets sneller dan met C-ringen.

— Vaak gebruikt bij kinderen vanaf 3 jaar is de Amsterdamse Plaatjes Kaart (APK) (zie ▢ fig. 14.2 en 13.1), waarbij echter een aantal van de plaatjes, zoals fluitketel en sleutel, zo gedateerd is dat ze niet meer door de jongste generatie herkend worden. De APK moet van een afstand van 5 m worden gemeten; bij de APK-TOV-versie (Stichting tijdig onderkennen visuele stoornissen) kan dit eventueel vanaf 3 m plaatsvinden. Een kaart met Lea Hyvärinen-optotypen is een andere mogelijkheid. Voor deze plaatjeskaarten geldt dat ze niet volledig aan het Snellenprincipe van 1 boogminuutdetail voldoen, wat tot gevolg heeft dat een 3/3 of 5/5 notering bij de APK-TOV-kaart overeenkomt met een visuswaarde van 0,5 en voor de Lea-kaart met 0,75, indien vergeleken met een meting met een Landolt C-kaart. Bij plaatjeskaarten is de genoteerde breukwaarde dus niet gelijk aan de decimale visuswaarde gemeten met een Landolt C-kaart!

Samenvattend is de ETDRS-kaart de wetenschappelijk best onderbouwde kaart, maar is qua formaat groot en het bepalen van de visus neemt meer tijd in beslag. Een kaart met Landolt C-ringen is het meest universeel toepasbaar; met dit optotype meet men het meest exact de boogminuut en qua uitvoeringstijd neemt deze een middenpositie in. De Snellenkaart is populair uitgedrukt '*quick and dirty*' en wordt waarschijnlijk daarom veel in de dagelijkse praktijk gebruikt.

▪ Aanvullende omstandigheden

De afstand van de visuskaart tot de patiënt moet exact 5 of eventueel exact 6 m bedragen. Is de onderzoeksruimte te klein dan kan door een spiegel de afstand verdubbeld worden. Een voordeel is in dat geval dat de huisarts tijdens het onderzoek naast de patiënt kan blijven en deze beter kan observeren. Bij kleine kinderen is een spiegel niet geschikt, zij kunnen zich hier niet op concentreren. Als de meetafstand kleiner is dan 5 m, dan moet de patiënt accommoderen, wat vooral bij oudere patiënten de visusbepaling negatief kan beïnvloeden. Desondanks wordt bij de bij wetenschappelijk onderzoek veel gebruikte ETDRS-kaart een afstand van 4 m aangehouden.

Het licht in de onderzoekskamer kan het beste aan blijven, hierdoor heeft de patiënt meestal de vereiste pupildiameter tussen 2 en 4 mm.

Het is om esthetische redenen verstandig om een vergeelde kaart te vervangen, maar de invloed van vergeling op de visusbepaling zelf blijkt zeer gering. Gebruik van een aanwijsstok voorkomt storende vingerafdrukken op de kaart.

▪ Uitvoering visusbepaling

Het rechter oog wordt eerst gemeten, waarbij de patiënt het linker oog afdekt met een occluder of de handpalm die wat gebold gehouden wordt om druk op het oog te voorkomen.

Heeft de patiënt een bril voor de verte, dan bepaalt de huisarts de visus bij de patiënt uitsluitend met bril. Afdekken van het andere oog kan dan bijvoorbeeld met een opgevouwen receptpapiertje achter het brillenglas geschieden.

De huisarts wijst op een optotype uit een regel met middelmatige grootte en vraagt deze te benoemen. Bij correct antwoord kan vervolgens per rij met steeds kleinere optotypen één optotype worden getest, totdat patiënt een fout maakt. Dan gaat de huisarts één rij terug en test deze volledig. Het principe van gedwongen keuze betekent dat de huisarts niet ophoudt als patiënt aangeeft dat hij de optotypen niet meer kan herkennen. De patiënt moet altijd een letter of richting benoemen, wat op de grens van het onderscheidend vermogen voor hem als gokken voelt. Door deze aanpak kan een voorzichtige patiënt echter soms nog meerdere regels verder correct benoemen!

Over het exacte regelafkappunt bestaan diverse opvattingen. De vorige NHG-standaard *M12 Refractieafwijkingen* uit 2001 hanteert de richtlijn dat bij maximaal één onjuiste benoeming de regel als correct wordt geaccepteerd, bij twee onjuiste benoemingen wordt de regel erboven genoteerd. Ook zijn er onderzoekers die bij een gevonden regel plussen of minnen noteren om de bevindingen verder te nuanceren. Als bijvoorbeeld op de rij 1,0 twee fouten worden gemaakt noteert men 1,0 –. De werkgroep ergoftalmologie van het Nederlands Oogheelkundig Gezelschap (NOG) adviseert om bij keuringen de kleinste regel waarbij nog meer dan 50 % van de optotypen correct wordt benoemd aan te houden. Dat wil zeggen dat op een regel minstens drie van de vijf of vier van de zes optotypen nog correct worden aangegeven. Zij raden het gebruik van plussen en minnen af.

Het is voor de huisarts belangrijk om één systeem consequent toe te passen. Bij rijbewijskeuringen is het verstandig de >50 % richtlijn van de werkgroep ergoftalmologie (NOG) te

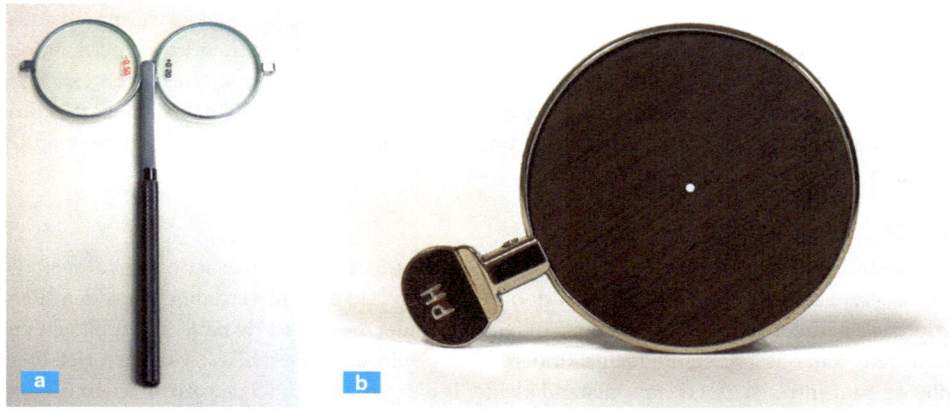

🔷 **Figuur 14.3   a** Wentelglas met een sferisch + en −0,5 dioptrieglas. **b** Stenopeïsche opening. (Foto's: B. J. Ufkes)

volgen. De huidige NHG-standaard *Visusklachten M12* uit 2015 adviseert om deze nieuwe regel in de dagelijkse praktijk altijd te gebruiken. Hoewel wetenschappelijk beter te verdedigen is deze in de dagelijkse praktijk lastiger toe te passen dan de oude regel uit 2001, waarbij als afkappunt één misser per regel werd toegestaan.

Een computerprogramma kan behulpzaam zijn: de eerdergenoemde *Freiberg Vision Test* past het > 50 %-afkappunt automatisch toe.

14.3.2 Wentelglas en stenopeïsche opening

Diagnostische refractie met wentelglas en visusbepaling met stenopeïsche opening geeft veel informatie als de patiënt een verminderde visus heeft (zie ▶ H. 2 Refractieafwijkingen).

Het wentelglas (zie 🔷 fig. 14.3a) voor diagnostische refractie bevat twee sferische lensjes waarvan één 0,5 dioptrie positief en de ander 0,5 dioptrie negatief is. De lenzen zitten op een steel waardoor het makkelijk is om te switchen van het positieve naar het negatieve glas. Diagnostische refractie geeft alleen inzicht *of* er sprake is van hypermetropie of myopie, maar niet in welke mate. Het heeft niet tot doel een brilvoorschrift te bepalen.

De stenopeïsche opening, ook wel *pinhole disc* genoemd (zie 🔷 fig. 14.3), bestaat uit een plastic of metalen schijfje met één of meerdere gaatjes van 1 mm doorsnede. Ook een dun karton met een door een injectienaald(20G) gemaakt gaatje kan tijdelijk dienst doen.

Als de visus verbetert met een stenopeïsche opening is er vaak sprake van een refractieafwijking of licht tot matig cataract. Een aandoening van de macula, bijvoorbeeld leeftijdgebonden maculadegeneratie, is bij verbetering zeer onwaarschijnlijk geworden.

Bij verslechtering van de visus met stenopeïsche opening moet echter vooral aan ernstig cataract of een maculadegeneratie gedacht worden; de sterke reductie aan licht door de opening veroorzaakt dan een verminderde visus.

■ **Uitvoering**

De visus van het oog wordt eerst gemeten met eigen correctie of, als de patiënt geen vertebril heeft, zonder correctie. Als de visus lager is dan 1,0 maar hoger dan 0,2 is het zinvol om diag-

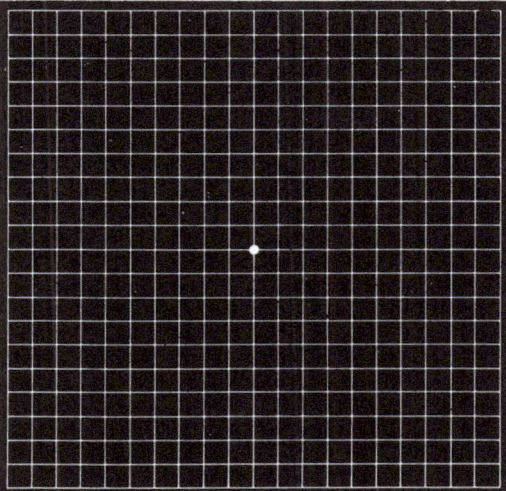

🔲 **Figuur 14.4** Amslerkaart (nummer 1).

nostische refractie te verrichten. Dit kan ook nuttig zijn bij een visus ≥ 1,0 met verdenking op asthenope klachten. Zie ▶ par. 10.4, asthenopie/*eye strain*.

De huisarts meet de visus aan ditzelfde oog achtereenvolgens met de 0,5 dioptrie positieve en daarna de 0,5 dioptrie negatieve lens van het wentelglas. Aanvullend kan nog de stenope-ische opening gebruikt worden. Bij een brildrager moet de opening tussen het oog en het bril-lenglas geplaatst worden. Dit is voor sommige patiënten een lastige handeling.

14.3.3 Amslerkaart

Met de kaart volgens Amsler (zie 🔲 fig. 14.4) is het centrale deel van het gezichtsveld te testen. Er zijn zeven typen kaarten, waarvan de zwarte kaart met witte lijnen 20 x 20 met 5 mm-blok-ken voor de huisartspraktijk voldoende is. Elk blok beslaat op 30 cm afstand 1 graad van het centrale gezichtsveld. Een witte kaart met zwarte lijnen (kaart nummer 6) kan eventueel wor-den gebruikt voor het intekenen van centrale scotomen of metamorfopsieën die patiënt waar-genomen heeft. De sensitiviteit van de Amslertest voor het aantonen van maculaire pathologie is rond de 50 %. Bij een normale test kan er dus toch sprake zijn van maculaire afwijkingen.

▪ Uitvoering

Zorg voor adequate belichting. De afstand waarop de patiënt de kaart houdt is 30 cm (leesaf-stand) en het is belangrijk om een goede leesbril te gebruiken, geen bifocale of multifocale bril. Dek één oog af, bijvoorbeeld door een opgevouwen receptbriefje aan die kant achter de bril te schuiven. Vraag of de patiënt het centrale punt kan zien. Lukt dit niet dan is er mogelijk sprake van een centraal scotoom. Kan patiënt dit punt wel zien, laat hem dan tijdens de test dit fixeren en vraag vervolgens of alle hoeken en randen van het totale blok te zien zijn. Vraag daarna of bij de kleine blokjes lijnen wazig of afwezig zijn. Informeer ten slotte of er lijnen vervormd of golvend zijn. Herhaal de procedure met het andere oog. Noteer de bevindingen eventueel op een witte Amslerkaart met zwarte lijnen.

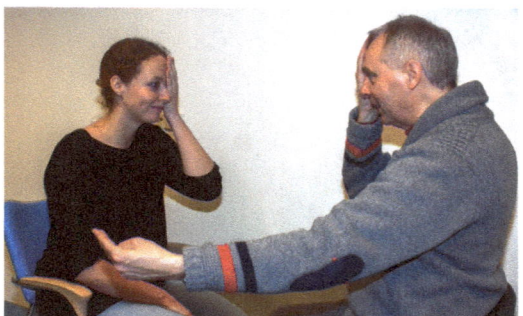

▪ **Figuur 14.5**   Confrontatiemethode volgens Donders. (Foto: B. J. Ufkes)

14.3.4 Confrontatiemethode volgens Donders

Deze methode helpt bij een globale bepaling van de grenzen van het perifere gezichtsveld van de patiënt, door deze met die van de huisarts zelf te vergelijken. Confrontatie betekent dat de arts en patiënt tegenover elkaar zitten. Er zijn vele varianten van uitvoering van het onderzoek. Donders heeft de test geïntroduceerd maar nooit gepubliceerd, dus een originele versie is niet door hem beschreven. De methode is niet geschikt voor kleinere scotomen als bij glaucoom. Perifere gezichtsvelduitval door bijvoorbeeld een netvliesloslating, retinitis pigmentosa en hemianopsie door neurologische uitval kunnen wel ontdekt worden, maar de sensitiviteit en specificiteit van deze methode zijn laag.

▪ **Uitvoering**
Patiënt en huisarts zitten op ongeveer 1 m afstand recht tegenover elkaar, hun knieën raken elkaar net niet (▪ fig. 14.5). De huisarts bedekt het rechter oog en de patiënt het linker oog. Beiden kijken in elkaars onbedekte oog. Sommige patiënten vinden het moeilijk de ander recht in het oog te kijken en dwalen telkens af. Het kan dan helpen naar de neus van de onderzoeker te kijken. De huisarts beweegt de vingers van de linker hand, die precies in het midden tussen hen gehouden wordt, vanuit de periferie langzaam naar het centrum en vraagt de patiënt aan te geven op welk moment deze de vingers ziet. Omdat een bewegend object beter wordt gezien dan een stilstaand object, kan de huisarts deze positie verder testen door de hand stil te houden en te vragen hoeveel vingers worden opgehouden. De huisarts herhaalt deze procedure in alle acht richtingen waarbij aan de nasale zijde de rechter hand wordt gebruikt. Vervolgens wordt het andere oog getest.

Een snelle uitvoering is de variant waarbij de huisarts in de hoek van elk kwadrant de hand in de rand van diens gezichtsveld stil houdt en de patiënt vraagt om het moment aan te geven wanneer deze ziet dat de huisarts de vingers beweegt.

14.4   Beoordeling voorste oogsegment

14.4.1 Directe oftalmoscoop, voorhoofdloep en penlight

Bij een verlaagde visus of een rood of geïrriteerd oog kan de huisarts al een behoorlijke indruk krijgen met deze in bijna elke praktijk aanwezige instrumenten. Ze maken namelijk een beoordeling van oogleden, conjunctiva, sclera, voorste oogkamer, iris en pupil goed mogelijk.

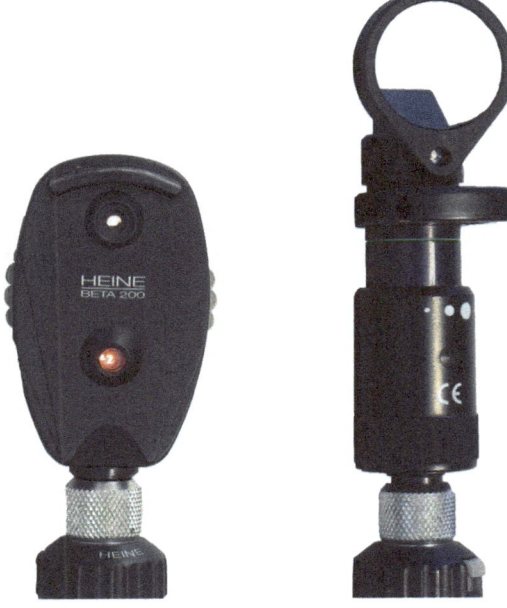

Figuur 14.6 *Links* directe oftalmoscoop, *rechts* indirecte oftalmoscoop.

De directe oftalmoscoop (🔹 fig. 14.6) is nuttig voor gedetailleerde beoordeling van papil en macula, maar kan ook goede diensten bewijzen bij onderzoek van het voorsegment.

De directe oogspiegel heeft een schuif om diafragmaopeningen van verschillende grootte te kunnen kiezen. Verder is vaak een spleetverlichting, een groenfilter en soms een blauwfilter aanwezig. Daarnaast zit er een Recoss-schijf op die lensjes bevat van verschillende sterkte, waarbij de negatieve lensjes met rode cijfers aangegeven worden.

Als alternatieve lichtbron kan ook een eenvoudige penlight worden gebruikt.

Een Berger- of Eschenbach-voorhoofdloep vergroot 2,5–3,5x en zorgt ervoor dat de huisarts de handen vrij heeft. Nadeel is dat men dicht op de patiënt zit en niet iedereen goed een binoculair beeld krijgt door deze loepen. Een andere mogelijkheid tot vergroting is het gebruik van de lens van de Bluminator (zie bij Uitvoering, blauwfilter) of een +20D-sferische lens die ook bij monoculaire indirecte funduscopie gebruikt wordt als vergrootglas.

▪ **Uitvoering**

Focale belichting (zie 🔹 fig. 14.7a) De huisarts houdt voorhoofdloep, Bluminator of +20D-lens op ongeveer 5 cm afstand van het oog van de patiënt en schijnt schuin met penlight of directe oftalmoscoop op oogleden, conjunctiva en cornea. Deze methode is geschikt om bijvoorbeeld een corpus alienum op te sporen of een blefaritis te zien.

Optische dwarsdoorsnede voorste oogsegment Als op de directe oftalmoscoop de spleet geselecteerd wordt, krijgt de huisarts ook een indruk van het voorste oogsegment, zoals bij een spleetlamp. De loepvergroting is echter wel veel geringer namelijk 3–7x tegenover minstens 10–16x met de spleetlamp; ook is het oplossend vermogen kleiner waardoor minder details gezien worden. Toch kan zo een indruk van de cornea en lens verkregen worden.

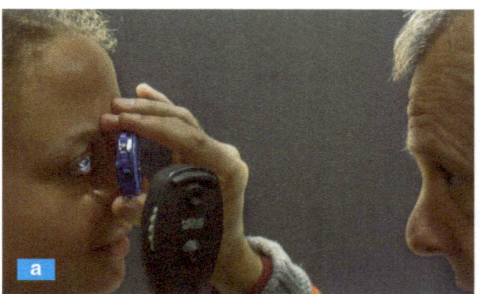
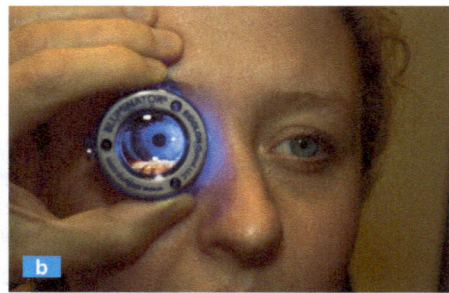

■ Figuur 14.7   a Focale belichting: in dit geval met gebruik van het witte licht van de directe oftalmoscoop en het 7x-vergrotende lensje van de Bluminator. b Bluminator: bij indrukken schakelaar blauw led-licht. (Foto's: B. J. Ufkes)

Blauwfilter   Het blauwfilter van de directe oftalmoscoop kan gebruikt worden na aankleuring van het oog met fluoresceïne voor beoordeling van de cornea op bijvoorbeeld erosies, keratitis punctata of marginalis. Voor de penlight zijn voor dit doel eenvoudige blauwe opzetlensjes beschikbaar, die door de geringere lichtsterkte echter minder contrast geven. Een Wood's-tl-lamp is goed bruikbaar, evenals een zogenoemde Bluminator, die de cornea 7x vergroot en van blauw led-licht gebruikmaakt (■ fig. 14.7b). Fluoresceïne wordt vaak gebruikt in de vorm van strips of eventueel de meer geconcentreerde druppels uit minims. Deze kleurstof bindt zich aan beschadigde epitheelcellen van cornea of conjunctiva en kleurt ook gebieden waar het epitheel verdwenen is. Een blauwfilter (golflengte licht 365–470 nm) verhoogt het contrast doordat de kleurstof in deze gebieden fluoresceert. Met de spleetlamp, maar ook met de Bluminator kan bij verdenking droge ogen de *tearfilm break-up time* (TBUT) bepaald worden (zie ► par. 14.4.2). Verder is fluoresceïne nodig bij oogdrukmeting: applanatietonometrie volgens Goldmann (zie ► par. 14.4.3).

■ ■ Fluoresceïne aanbrengen in het oog:
De huisarts doet een druppel fysiologisch zout of kraanwater op de strip en slaat met een korte beweging van de hand de druppel van het stripje af boven de wasbak om overmatig aanbrengen van kleurstof te voorkomen. Heeft de patiënt net een oogdruppel in het oog gekregen, dan kan het bevochtigen van de strip achterwege gelaten worden. De patiënt kijkt omhoog en de huisarts beweegt het onderste ooglid omlaag en plaatst de strip kort in de onderste fornix. Het is belangrijk daarbij niet de cornea te raken. Een andere mogelijkheid is de patiënt opzij te laten kijken en de strip aan de andere zijde tegen de conjunctiva te houden. Is toch te veel fluoresceïne aangebracht en 'zwemt' het oog in de kleurstof dan zijn details slecht te zien. Met een gaasje de onderste conjunctivaalzak kort droog deppen verhelpt dit probleem.

Diepte voorste oogkamer schatting met penlight   Voorafgaand aan toediening van een mydriaticum of bij verdenking op (intermitterende) acuutglaucoomaanvallen is het goed mogelijk om met een penlight of oftalmoscoop de diepte van de voorste oogkamer te schatten. Wanneer de huisarts met penlight of brede bundel van de oogspiegel van temporaal op de cornearand schijnt, licht gewoonlijk de hele iris op. Is er een schaduw nasaal op de iris die meer dan 1/3 van het totale pupiloppervlak beslaat, dan is er mogelijk een nauwe kamerhoek (zie ■ fig. 14.8).

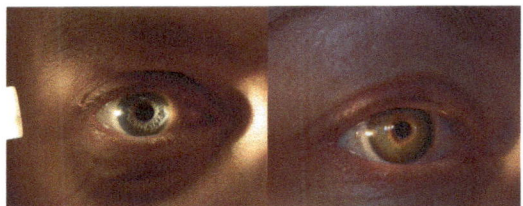

■ **Figuur 14.8**   *Links* diepe kamerhoek, *rechts* ondiepe kamerhoek met schaduw nasaal. (Foto: B. J. Ufkes)

Swinging light-test   Deze test (■ fig. 14.9) kan door de huisarts toegepast worden wanneer een patiënt klaagt over een visusdaling aan één oog die in relatief korte termijn is opgetreden. De test is vooral informatief wanneer de patiënt over eenzijdige visusdaling klaagt en er nadien bij verder oogheelkundig onderzoek geen afwijkingen gevonden worden. Er is dan vaak sprake van neuritis retrobulbaris, dat geassocieerd wordt met multipele sclerose. De test is verder afwijkend bij bijvoorbeeld anterieure ischemische opticusneuropathie, papillitis en zeer uitgebreide netvliesbeschadiging of ver gevorderde maculadegeneratie. Maar in deze gevallen is er ook duidelijk waarneembare oogheelkundige pathologie aan de papil of het netvlies zichtbaar. Een afwijkende swinging light-test wordt veroorzaakt door een relatief afferent pupildefect (RAPD). Bij een RAPD zijn de uitgangspupillen beiderzijds van gelijke grootte (isocoor), maar bij eenzijdige belichting van de perifere retina van het aangedane oog treedt een veel geringere pupilconstrictie aan beide ogen op dan bij belichting van het gezonde oog. In het aangedane oog is namelijk het afferente deel (ergens in traject netvlies, nervus opticus, chiasma optica, tractus opticus) van de pupilreflex op licht relatief verstoord.

■ ■ Uitvoering swinging light-test
De patiënt kijkt voor zich uit in een spaarzaam verlichte omgeving zodat de pupillen middelwijd zijn (■ fig. 14.9a). Met het licht van de penlight of oftalmoscoop schijnt de huisarts van onderen op het gezonde oog (■ fig. 14.9b) en wacht ongeveer 3 sec tot de kortdurende extra vernauwing door lichtadaptatie is uitgedoofd (bijvoorbeeld van net 2 mm naar 3 mm). Als dit fenomeen niet optreedt, is het verstandig de lichtintensiteit van de lichtbundel te verminderen. Daarna wisselt de huisarts het licht snel van dit oog naar het aangedane oog en ziet daar eerst nog dezelfde (consensuele) vernauwing van 3 mm. Bij een RAPD verwijdt de pupil echter vervolgens tot bijvoorbeeld 5 mm. Het lijkt hierdoor dus alsof de pupil bij het beschijnen van het aangedane oog iets verwijdt, hoewel er feitelijk sprake is van relatief minder vernauwing ten opzichte van beschijnen van het gezonde oog (■ fig. 14.9c).
   Wanneer het licht vervolgens snel teruggezwaaid wordt naar het gezonde oog, heeft dit eerst nog dezelfde pupilgrootte van 5 mm als net daarvoor aan het aangedane oog te zien was, maar wordt dan weer gevolgd door pupilvernauwing (■ fig. 14.9d). De huisarts herhaalt deze procedure een aantal malen achterelkaar (■ fig. 14.9e). Het is alleen nodig op de pupildiameter van het oog dat beschenen wordt te letten. Kortom: telkens ziet men bij beschijnen van het gezonde oog een vernauwing en bij het beschijnen van het aangedane oog enige verwijding.

■ ■ Valkuilen
— onvoldoende snel wisselen van ene oog naar andere oog waardoor in de tussentijd beide pupillen tot 'ruststand' verwijden;
— door fixatie van patiënt op een nabij object, bijvoorbeeld het licht of de onderzoeker, een pupilvernauwing uitlokken;

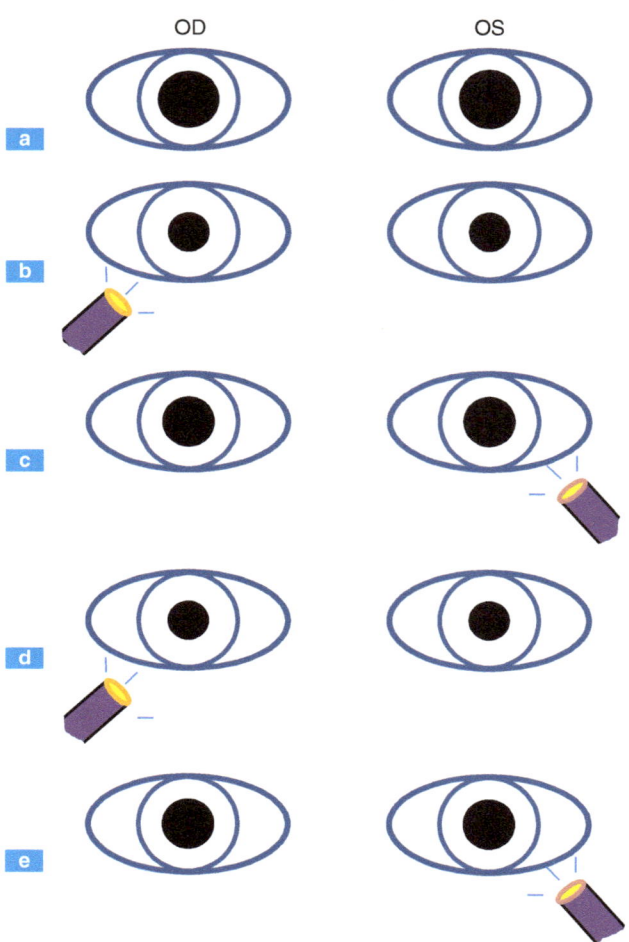

OD   OS

a

b

c

d

e

■ **Figuur 14.9**   Swinging light-test.

— niet op de perifere retina maar recht op de macula schijnen; dit geeft een veel sterkere afferente prikkel waardoor het verschil in reactie niet meer zichtbaar is;
— als het omgevingslicht onvoldoende gedempt is, is de uitgangsdiameter van de pupil te klein om verschillen goed te kunnen ontdekken.

Penlight-test op fotofobie   Een andere eenvoudig toe te passen test is de penlight-test op fotofobie. Bij een rood oog kan het recht in het oog schijnen van licht met penlight of oftalmoscoop gedurende 2 sec op 15 cm afstand in het oog pijnlijk zijn. Aanwezigheid van fotofobie verhoogt de kans op een serieuze oogaandoening. Meestal is sprake van pathologie van de cornea of een uveïtis anterior. Als na verdoven van de cornea met een druppel oxybuprocaïne er geen fotofobie meer optreedt, is er corneapathologie.

Beoordelen media met coaxiaal licht van directe of indirecte oftalmoscoop   Deze test is (■ fig. 14.10) met eenvoudige middelen toepasbaar en kan veel relevante informatie geven. Troebelingen door corticaal of subcapsulair cataract, heldere troebelingen in het glasvocht

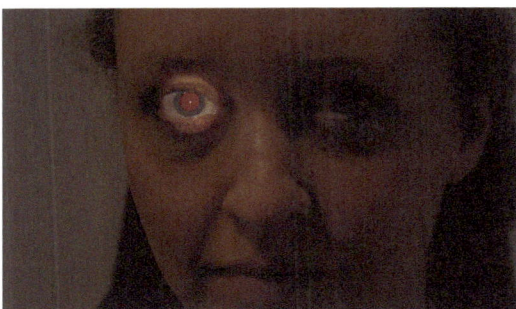

🔲 **Figuur 14.10**   Bekijken media met direct invallend licht oftalmoscoop. (Foto: B. J. Ufkes)

door floaters of donkere strepen door glasvochtbloedingen en een grotere netvliesloslating worden zichtbaar.

■ ■ Uitvoering

Bij een verwijde pupil na mydriatica kan op ongeveer 15–30 cm afstand een indruk verkregen worden van deze afwijkingen door zogenoemde directe coaxiale lichtinval. De huisarts kijkt hierbij door de directe oftalmoscoop na selecteren van bijvoorbeeld een +6-lensje met de Recoss-schijf en schijnt recht in het oog. Bij bewegen van het oog zal een troebeling in de lens verplaatsen, met de oogbeweging mee als de troebeling zich in de voorste lensdelen bevindt en tegengesteld aan de oogbewegingen wanneer de troebeling achter het centrum van de lens zit. Glasvochttroebelingen bewegen ook als het oog beweegt, maar met vertraging, omdat ze niet verbonden zijn aan een vaste structuur in het oog.

14.4.2 Spleetlamp[1]

De spleetlamp neemt een centrale positie in bij het oogonderzoek. Bij diffuse verlichting zijn hiermee veel details waar te nemen van het voorste oogsegment. Omdat het oog veel licht-doorlatende structuren bevat, kan men met een spleetverlichting dwarsdoorsneden maken die informatie geven over lokalisatie en diepte van afwijkingen.

■ Onderdelen van de spleetlamp

De spleetlamp (🔲 fig. 14.11) bestaat uit drie onderdelen:
- fixatiesysteem voor het hoofd van de patiënt;
- lamp en projectiesysteem die een verlichte spleet scherp afbeelden, exact ter plaatse van de draaias van de lamp. Bij het Haag-Streit-model zit de lamp bovenin en projecteert de spleet via een spiegel. Het Zeiss-model is compacter, heeft de lamp in de basis en beeldt de spleet via prisma's af;
- een binoculair microscoop waarmee deze spleet scherp, vergroot en met enige diepte kan worden gezien.

---

1   Vanaf deze paragraaf komen instrumenten en technieken aan de orde die de huisarts kan toepassen om nog meer verfijning in oogheelkundige diagnostiek en behandeling te krijgen. De tekst kan als aanvulling dienen op het praktische eerstelijns oogheelkundig onderwijs voor de huisarts.

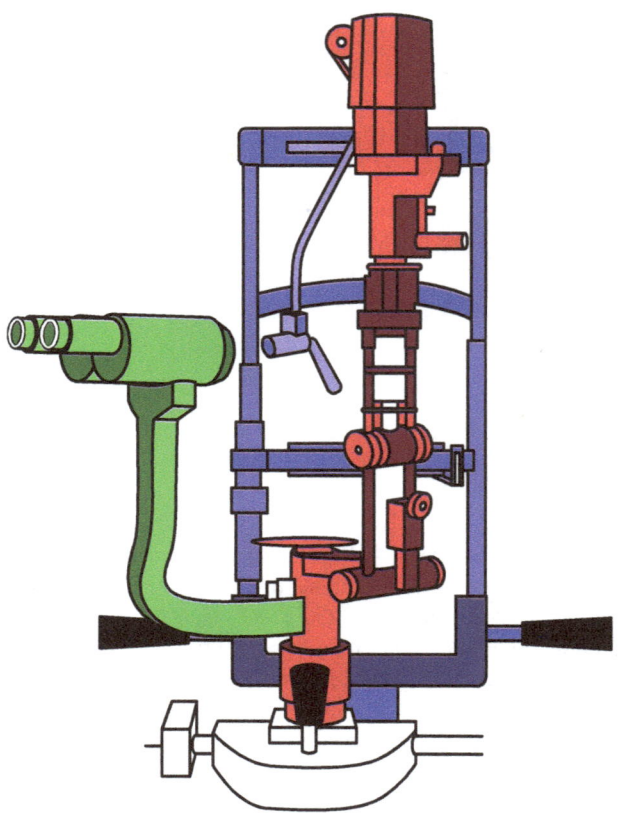

■ **Figuur 14.11**   Spleetlamp type Haag-Streit: fixatiesysteem (*blauw*), lamp en projectiesysteem (*rood*) en microscoop (*groen*).

■ Bediening van de spleetlamp

Projectiesysteem en microscoop zijn mechanisch aan elkaar verbonden waarbij het projectie-systeem roteert om de as en de spleet altijd scherp afgebeeld blijft bij draaien en bewegen van de lamp of oculairen. De spleetlamp kan in voor-, achter- en zijwaartse richting worden bewogen en met de joystick zijn deze bewegingen te verfijnen. Door de joystick te roteren, beweegt de spleet omhoog of omlaag.

Een spleetlamp is met vele knoppen uitgerust. Een keer zonder patiënt alles uitproberen maakt de huisarts snel vertrouwd met het apparaat. Een praktische cursus is noodzakelijk om de onderzoekstechnieken optimaal toe te passen.

Om een spleetlamp voor stof en schade te behoeden is het belangrijk na gebruik altijd de schroef op de kruistafel vast te zetten, zodat de spleetlamp niet kan schuiven en de stofhoes over de lamp te plaatsen. Iedereen maakt een keer mee dat de spleetlamp na gebruik niet is uitgezet en de lamp doorbrandt. Daarom is het praktisch om een reservelamp in voorraad te hebben.

De spleet is in hoogte en breedte te vergroten. Op deze manier kan een spleetverlichting veranderen in diffuse verlichting. De onderzoeker verlaagt de lichtsterkte bij diffuse verlich-ting of bij funduscopie door inschakelen van het ingebouwde 10 %-grijsfilter of door draaien aan de potentiometer van de transformator. Er zijn verder meestal een groen (roodvrij), een blauw en soms een geel filter beschikbaar. Met groen licht wordt het contrast van bloedvaten

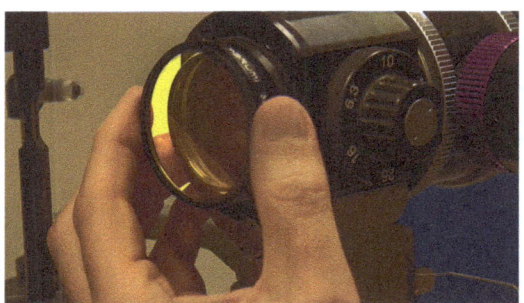

🔹 **Figuur 14.12**   Een *geelfilter* dat voor het objectief wordt gehouden verhoogt het contrast van fluoresceïne met *blauwlicht* aanzienlijk. (Foto: B. J. Ufkes)

groter en blauw licht laat fluoresceïne geel oplichten. Een geelfilter versterkt het contrast van fluoresceïne met blauw licht, doordat deze het teruggekaatste blauwe licht wegfiltert en alleen het fluorescerende geelgroene licht doorlaat. Als dit filter niet in de spleetlamp is ingebouwd kan ook een los geelfilter uit de fotografie (kleurfilter Wratten no. 12/deep yellow/minus blue, bijv. een LF2020-filter) voor het objectief van de spleetlamp gehouden worden (🔹 fig. 14.12).

Het beeld door de oculairen kan bij eenvoudige spleetlampexemplaren vaak alleen 10x en 16x vergroot worden door een flipschakelaar om te zetten. De vergroting van 10x in combinatie met diffuse verlichting is nuttig bij inspectie van de oogleden en algemene oriëntatie van cornea en iris. Ook kan deze vergroting goed samen met spleetverlichting worden toegepast bij de start van de funduscopie met +78D- of +90D-lens. De vergroting van 16x geeft bij spleetverlichting meer detail van de oogstructuren. Door beginnende onderzoekers wordt de spleetlamp vaak nog statisch gehanteerd. Als de ervaring toeneemt, ziet men dat het oog met de spleetlamp wordt afgetast waarbij frequent geschakeld wordt tussen diffuse en spleetverlichting, de hoek van de verlichting en vergroting van de oculairen.

Bij het plaatsen van de patiënt achter de spleetlamp stelt de huisarts de hoogte van de spleetlamp en de hoogte van stoel of kruk zo in, dat beiden comfortabel zitten. De kinsteun moet zodanig worden ingesteld dat de laterale ooghoek van de patiënt zich ter hoogte van de markering op de zijkant van de hoofdsteun bevindt. Gebeurt dit niet, dan krijgt de huisarts het oog van de patiënt niet volledig in beeld. Het verticale bereik door draaien aan de joystick is beperkt.

■ **Aanpassen van de spleetlamp aan de onderzoeker**
Juiste instelling van de sterkte van de oculairen zorgt voor een optimaal scherp beeld. Het veel gegeven advies om de oculairen in te stellen op de refractieafwijking van de onderzoeker is niet erg nauwkeurig. Als de instelling niet correct is kan het voorkomen dat bij gebruik van scheef invallende spleetverlichting een structuur alleen scherp te stellen is door deze in de rand van het kijkgebied te plaatsen.

Het is daarom aan te raden om de oculairen te kalibreren met een zogenoemde justeerstaaf die standaard bij elke spleetlamp wordt meegeleverd. Deze staaf wordt in de draaias van de spleetlamp geplaatst en met het matruwe oppervlak exact in de richting van de oculairen gekeerd (🔹 fig. 14.13). Zet de vergroting op 16x. Bij het kijken door een kleine opening accommodeert bij iedereen het oog. Door beide oculairen op de maximale plusstand te draaien, wordt deze accommodatie opgeheven. Daarna kan men voor elk oog apart langzaam het oculair terugdraaien in de richting van min, tot het eerste moment dat het oppervlak scherp in beeld

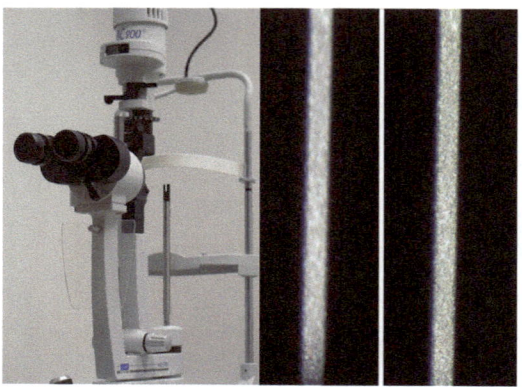

■ **Figuur 14.13**   Justeerstaaf geplaatst voor kalibratie van oculairen; ernaast de onscherpe afbeelding van de spleet die na draaien aan het oculair scherp wordt.

is. Bij verder doordraaien blijft het beeld scherp maar treedt accommodatie op, wat bij langer gebruik tot vermoeidheid kan leiden.

Nadat dit voor elk oog gedaan is kan de huisarts de afstand tussen de oculairen onderling zodanig veranderen dat de spleet op de justeerstaaf één beeld vormt en daarmee voor diens pupilafstand aangepast is.

Is de justeerstaaf zoek, dan kan nog een alternatieve procedure gevolgd worden. Een dunne spleet wordt recht op het gesloten ooglid van de patiënt gericht. Vervolgens zwenkt de huisarts de spleetlamp heen en weer en zoekt daarbij, door de lamp tegelijk ook naar voren of achteren te bewegen, naar die positie waarin de spleet niet meer zijdelings beweegt. Op dat moment bevindt de spleet zich namelijk op de hoogte van de draaias van de spleetlamp. Met de stelschroef zekert de huisarts deze positie op de kruistafel en dan is het mogelijk de procedure per oculair te herhalen zoals beschreven bij de justeerstaaf. Het gesloten ooglid is dan het vlak waarop de oculairen scherp zijn te stellen.

Het kalibreren van de oculairen hoeft de huisarts feitelijk maar eenmaal voor de eigen spleetlamp te doen. Omdat echter vaak meerdere personen een spleetlamp bedienen of doordat de oculairen soms verdraaien door afhalen of plaatsen van de stofhoes is het nuttig om snel te kunnen controleren of de instelling nog juist is. Bij de *fading slit*-test stelt de huisarts een *scheve* smalle bundel op de cornea scherp met maximale vergroting van de oculairen. Vervolgens wordt deze spleet langzaam kleiner gemaakt. Is de instelling van de oculairen goed, dan vernauwt de spleet zich tot een dunne haarlijn en bij nog verder doordraaien valt het licht uit. Is de instelling echter niet goed, dan wordt de spleet bij vernauwen op een gegeven moment niet smaller maar alleen waziger en valt daarna uit. In dat geval moeten de oculairen opnieuw gekalibreerd worden.

■ **Uitvoering spleetlamponderzoek van het voorste oogsegment**

Er zijn geen strikte richtlijnen voor hoe het onderzoek moet plaatsvinden. Voor een systematisch onderzoek kan het volgende voorbeeld houvast geven.

De volgende structuren moeten na afronding van het spleetlamponderzoek van het voorste oogsegment in beeld zijn gebracht:

– oogleden, wimpers, traanpunten, traanfilm;
– sclera en conjunctiva;
– cornea;

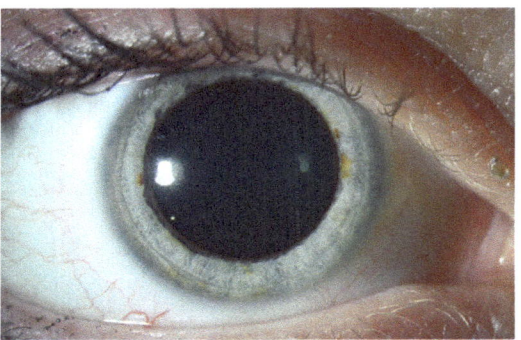

■ **Figuur 14.14**   Diffuse verlichting.

— voorste oogkamer;
— iris;
— lens;
— vitreum.

■■ Diffuse verlichting

Diffuse verlichting (■ fig. 14.14) betekent strikt genomen het gebruik van een verspreidings-lensje of glas bij de spiegel van de spleetlamp; echter maar weinig lampen zijn hiermee uit-gerust. De hier besproken methode is directe focale verlichting met brede bundel, die hier gemakshalve diffuse verlichting genoemd wordt.

De huisarts start met oculaire vergroting 10x en diffuse medium sterke verlichting waarbij de hoogte van de spleet maximaal en de breedte 4 mm tot maximaal is. Het licht wordt onder een hoek van bijvoorbeeld 45 graden geplaatst. Door deze brede verlichtingsbundel over het oog te bewegen is een beoordeling van oogleden, ooglidranden, traanbuisopeningen, bulbaire en palpebrale conjunctiva mogelijk. De palpebrale conjunctiva kan bekeken worden door eversie van het onderooglid en eventueel op indicatie ectropioneren van het bovenooglid. De sclera en cornea zijn met deze stand ook te inspecteren, waarbij het belangrijk is de patiënt het oog te laten bewegen om ook bedekte gebieden te kunnen zien. Met name de bovenzijde van de cornea wordt anders vaak over het hoofd gezien. Met deze vergroting en verlichting kan ook de traanfilm ter hoogte van de cornea goed worden gezien.

■■ Focale blokdoorsnede

Na de diffuse verlichting schakelt de huisarts over op 16x-vergroting en focale verlichting met smalle bundel voor een zogenoemde blokdoorsnede (parallellepipedum) voor meer detail van de cornea (■ fig. 14.15a). De lichtbundel komt hierbij onder een hoek van ongeveer 45° op de cornea, heeft een breedte van 1–2 mm, een variabele hoogte en maximale lichtsterkte. Voor-deel van deze focale blokdoorsnede is dat, naast deels behoud van overzicht, ook inzicht in de diepte-uitbreiding van eventuele afwijkingen wordt verkregen. Bij afwijkingen van de cornea kan aan het einde van het spleetlamponderzoek deze nog gekleurd worden met fluoresceïne. Een subtiele keratitis punctata is hiermee bijvoorbeeld beter zichtbaar.

■■ Optische dwarsdoorsnede

Daarna kan de cornea aanvullend beoordeeld worden door een optische dwarsdoorsnede (■ fig. 14.15b). Hierbij heeft de bundel de smalst mogelijke breedte; bij nog smaller zetten valt het licht uit. De bundel valt onder een hoek in en de huisarts zet de vergroting op 16x. De lagen

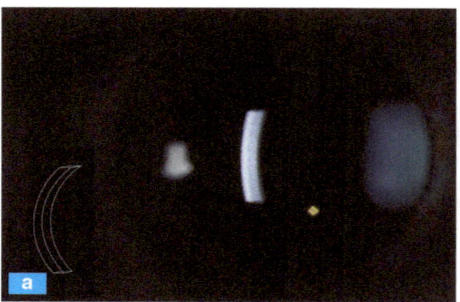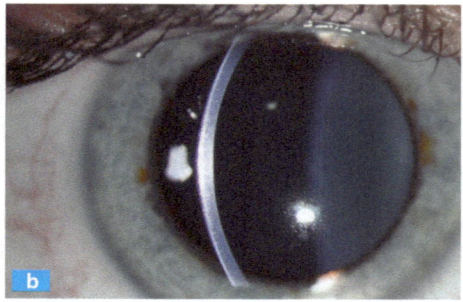

◘ **Figuur 14.15   a** Focale blokdoorsnede cornea, inzet: illustratie blok. **b** Optische dwarsdoorsnede cornea.

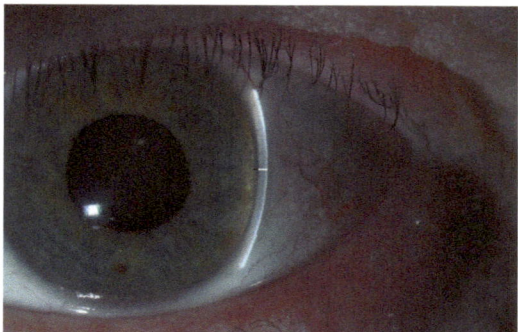

◘ **Figuur 14.16   **Schatten van diepte voorste oogkamer volgens methode van Van Herick bij een niet-wijde pupil. De *witte balk* markeert de dikte van de cornea ter hoogte van de limbus, de *zwarte balk* geeft de diepte van de voorste oogkamer aan: 1:1/3.

en laagdikte van de cornea zijn op deze wijze zeer goed zichtbaar. Er is wel minder overzicht dan met diffuse verlichting of focale blokdoorsnede.

▪▪ Diepte voorste oogkamer

Het schatten van de diepte van de voorste oogkamer is nuttig voorafgaande aan de toediening van mydriatica en bij verdenking op intermitterend acuut glaucoom.

Met een optische dwarsdoorsnede is ook de diepte van de voorste oogkamer te schatten door middel van de Van Herick-methode (◘ fig. 14.19). Hierbij raakt een 3 mm hoge lichtbundel onder een hoek van exact 60° net de temporale kant de cornea. Het licht valt dan op de limbus van de cornea en daarachter als heldere rand op de iris. Het donkere gebied daartussen is de voorste oogkamer.

Men stelt de diameter van de cornea op 1 en vergelijkt dit met de diepte van de voorste oogkamer. Zijn beide bijvoorbeeld even diep, dan is de verhouding 1:1. In ◘ fig. 14.16 is de verhouding 1:1/3. Als de verhouding 1:1/4 of kleiner is spreekt men van een nauwe kamerhoek.

▪▪ Cellen en Tyndall-effect met diafragmaverlichting

Bij een rood of pijnlijk oog is het belangrijk de voorste oogkamer op eiwit en leukocyten te controleren, omdat dit vaak een teken is van een serieuze ontsteking. Dit wordt vooral gezien bij een uveïtis anterior, maar ook in geringere mate bij bijvoorbeeld een corpus alienum in de cornea of na een cataractoperatie.

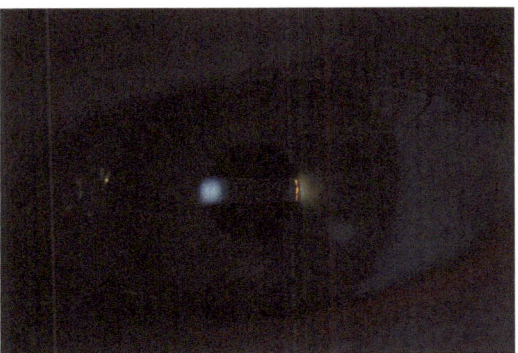

🔹 **Figuur 14.17** Diafragmaverlichting voorste oogkamer; in dit geval cellen aanwezig en een positieve Tyndall.

Na bij voorkeur volledig verduisteren van de onderzoekkamer zet de huisarts de verlichting van de spleetlamp op maximaal en de vergroting van de oculairen op ten minste 16x. De lichtbundel wordt dan versmald tot een blokdoorsnede van 1 mm breed en 2 mm hoog of tot een smalle ronde bundel van 1 mm. Dit heet diafragmaverlichting. De lichtstraal wordt temporaal onder een hoek van 40–85 graden op de cornea gericht. De huisarts kijkt naar het zwarte gebied van de niet-gedilateerde pupil; het licht raakt dan de cornea temporaal en passeert het zwart van de pupil om vervolgens de nasale rand van de iris te raken. Door de spleetlamp een klein stukje naar voren of achteren te bewegen – waarbij de temporale cornea of nasale iris tijdelijk scherp wordt – kan de huisarts instellen op dit in het gezonde oog optisch lege tussenliggende gebied voor de pupilopening. Nadeel is dat het licht dat op de nasale rand van de iris valt nog wat strooilicht geeft. Door nu de hoek van de verlichting iets kleiner te maken valt het licht niet meer op de irisrand en is de voorste oogkamer scherp in beeld (🔹 fig. 14.17). Indien er sprake is van ontstekingsactiviteit in de voorste oogkamer, ziet men cellen die met de stroom van het kamervocht meedrijven en als kleine bewegende puntjes oplichten. Ontstekingseiwit in het kamervocht zorgt voor een Tyndall-effect: de normaal onzichtbare scheve lichtbundel wordt dan zichtbaar, net zoals een lichtbundel in een rokerige ruimte.

■ ■ Traanmeniscus

Bij klachten van een droog, tranend of irriterend oog (zie ook ▶ par. 10.4) is beoordeling van traanmeniscus en *tearfilm break-up time* nuttig. De traanmeniscus is de op dwarsdoorsnede halvemaanvormige vloeistofspiegel die aan de bovenste en onderste ooglidrand kleeft (2,9 µl) en de overgang vormt van de pre-oculaire traanfilm (1,1 µl) en het traanvocht in de fornices van de oogleden (4,5 µl).

Voor het bekijken van de traanmeniscus zet de huisarts de verlichting van de spleetlamp op minimaal, de vergroting van de oculairen op 16x, de bundel op 1–2 mm breedte (blokdoorsnede) en de hoogte op maximaal. Onder een hoek van 60 graden temporaal wordt vervolgens de onderste ooglidrand bekeken. Hierbij volgt de huisarts deze rand van temporaal naar nasaal en beoordeelt de kwaliteit van de traanmeniscus. De traanmeniscus is zichtbaar als een rand met lichtreflectie. Er wordt gekeken of er oppervlakkige kleurreflecties zijn door olie, als teken van Meibom-klierdisfunctie. Met een optische dwarsdoorsnede kan daarna de diepte van de traanmeniscus gemeten worden; deze is gewoonlijk 0,2–0,4 mm. Als de spleetlamp over een schaal beschikt is dit te meten door de hoogte van de bundel gelijk te maken aan de diepte van de traanmeniscus en vervolgens de hoogte van de spleet af te lezen. Bij gebruik van fluoresceïne met een kobaltblauwfilter en zo mogelijk geelfilter wordt de traanmeniscus nog beter zichtbaar. Een traanmeniscus kleiner dan 0,2 mm past bij te weinig traanproductie.

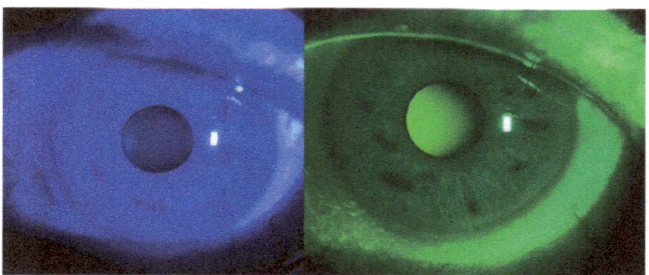

⬛ Figuur 14.18   Tearfilm break-up time: het moment waarop de continuïteit van de traanfilm door verdamping verbroken wordt. *Rechts*: met een *geelfilter* nog beter zichtbaar. Een TBUT < 10 sec is afwijkend.

▪▪ Tearfilm break-up time

De *tearfilm break-up time* (TBUT) kan het beste aan het einde van het spleetlamponderzoek, net vóór de oogdrukmeting en het druppelen met oxybuprocaïne plaatsvinden. De TBUT kan daarnaast zonder spleetlamp met de Bluminator goed beoordeeld worden. Belangrijk is dat aan de oogleden niet is gemanipuleerd, omdat extra vrijgekomen inhoud van Meibom-klieren verstorend kan werken. De procedure van het aanbrengen van de fluoresceïne in beide ogen is al eerder beschreven; in dit geval is het beter om de bevochtigde fluoresceïnestrip zacht tegen de temporale bulbaire conjunctiva te houden in plaats van in de conjunctivaalzak, om reflexmatig tranen te voorkomen. De huisarts zorgt voor diffuse verlichting met een breedte van ten minste 4 mm, maximale hoogte en maximale lichtsterkte. De vergroting van de oculairen staat op 10x. Het blauwfilter wordt ingeschakeld en indien aanwezig ook het geelfilter. Toepassing van dit laatste filter vergemakkelijkt beoordeling van het onderzoek nog aanzienlijk, maar is niet per se noodzakelijk.

Men vraagt de patiënt een aantal keer te knipperen zodat de fluoresceïne zich goed verdeelt en laat daarna de ogen zolang mogelijk open houden. De huisarts meet de tijd en scant gelijktijdig de traanfilm ter hoogte van de cornea. Het tijdstip van verschijnen van de eerste zwarte stippen of lijnen in de met fluoresceïne gekleurde traanfilm is het moment van de onderbreking. Een TBUT korter dan 10 sec past bij droge ogen. De TBUT is ook gestoord bij bepaalde vormen van cornea dystrofie (⬛ fig. 14.18).

▪▪ Doorlichtingsdefecten iris bij coaxiale belichting

De huisarts bekijkt met diffuse verlichting de iris op pigmentafwijkingen zoals naevi of melanomen. Bij diabeten en na retinale vaatocclusie is het belangrijk te letten op neovascularisaties, met name langs de pupilrand: rubeosis iridis. Als bij onderzoek van de cornea aan de endotheelzijde pigmentatie is opgemerkt – dikwijls in de vorm van een verticale spoel of Krukenberg-spindle – is het verstandig de iris op doorlichtingsdefecten te controleren (⬛ fig. 14.19). Dit kan de diagnose pigmentdispersieglaucoom ondersteunen (zie ▸ H. 4 Glaucoom). De iris kan overigens ook transilluminatiedefecten hebben na trauma, een herpetische uveïtis anterior, een cataractoperatie of oculair albinisme. Discrete doorlichtingsdefecten zijn niet waarneembaar met focale of diffuse belichting, maar alleen met zogenoemde coaxiale belichting. De fundusreflex maakt pigmentverlies in de iris als rood licht doorlatende gaten zichtbaar.

De pupil is niet verwijd en de huisarts zet de spleetlamp onder een hoek van 0 graden rechtuit (coaxiaal), hierbij wordt gewoonlijk een klik gevoeld. De oculairen worden op 10x-vergroting gezet en de spleethoogte op 2 mm en breedte op 1 mm. De lichtsterkte is maximaal en de onderzoekkamer wordt verduisterd. Om hinderlijke reflecties van de cornea te vermijden

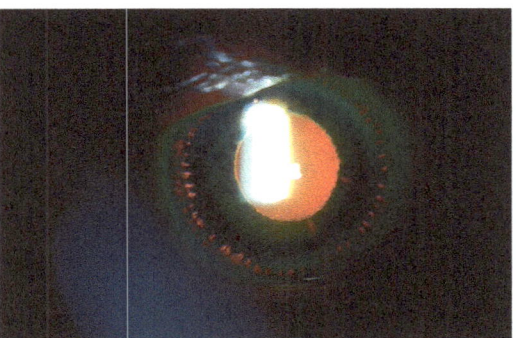

■ **Figuur 14.19**   Transilluminatiedefecten bij irisatrofie. (Bron: Retinagallery, Mayo Clinic Jacksonville, Florida)

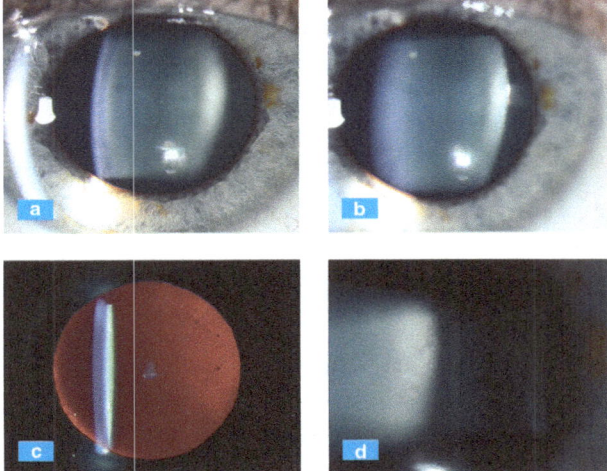

■ **Figuur 14.20**   Beoordeling lens en glasvocht. **a** Optische dwarsdoorsnede, scherp gesteld op voorste lenskapsel. **b** Optische dwarsdoorsnede, scherp gesteld op achterste lenskapsel. **c** Lens met coaxiale belichting. **d** Corpus vitreum optische dwarsdoorsnede, smalle bundel.

schijnt de huisarts niet in het midden maar net door de zijrand van de pupil naar binnen. De pupil licht dan rood op en eventuele diafane gebieden in de iris zijn goed zichtbaar.

Na onderzoek van de iris en voor toediening van een mydriaticum, meet men gewoonlijk de oogdruk door middel van applanatietonometrie. Dit wordt besproken in ▶ par. 14.4.3.

■■ Lens

Pas na mydriasis is beoordeling van de lens en de voorzijde van het corpus vitreum optimaal mogelijk. De lens kan het beste met focale blokdoorsnede, optische dwarsdoorsnede en coaxiale belichting bekeken worden (■ fig. 14.20).

Door te beginnen met een focale blokdoorsnede krijgt men overzicht, ziet men diepte en kan verkleuring van de lens beoordeeld worden. De huisarts start aan de temporale zijde en stelt scherp op de voorzijde van de lens. Door in dit vlak de spleetlamp naar nasaal te bewegen, wordt de voorzijde van de lens bekeken. Soms kan een dunne schilferige aanslag op de voorste lenskapsel gezien worden, dat kenmerkend is voor het pseudo-exfoliatiesyndroom (▶ fig. 4.3). Dit is een risicofactor voor glaucoom. Gelet wordt op corticale spaken en verkleuringen van de kern (▶ fig. 3.1a en b). Vervolgens kan door de joystick iets naar de patiënt te bewegen, de achterzijde van de lens van nasaal naar temporaal worden bekeken. Bij het scannen van dit achterste deel is het belangrijk extra aandacht te besteden aan de achterste lenskapsel, waar de optisch sterk storende verdichtingen van posterieur subcapsulair cataract zich kunnen bevinden. Met een optische dwarsdoorsnede kan een eventueel gevonden verdichting dan verder gelokaliseerd worden.

Door de lens coaxiaal te belichten met een oculaire vergroting van 10x ziet men goed vacuolen in de lens, corticale spaken en posterieur subcapsulair cataract (▶ fig. 3.1c). Deze techniek is ook nuttig bij het in beeld brengen van nastaar na implantatie van een kunstlens.

▪▪ Corpus vitreum

Het corpus vitreum behoort tot het achterste oogsegment, maar omdat men het voorste deel van het glasvocht gewoonlijk direct na het onderzoek van de lens bekijkt, wordt het hier beschreven.

Met de spleetlamp kan zonder extra lenzen het voorste 1/3 deel van het glasachtig lichaam onderzocht worden. Het achterste deel kan men deels in beeld krijgen door daarnaast gebruik te maken van een +78D- of +90D-lens. Dit wordt bij indirecte funduscopie besproken. De huisarts maakt gebruik van een smalle bundel van bijvoorbeeld 1 en 2–3 mm hoogte met medium tot maximale lichtsterkte. De hoek van oculairen en het licht van spleetlamp vallen beide onder een hoek van 15 graden ten opzichte van de lijn loodrecht op het oog. Daarvoor moet het deel met de oculairen dus iets opzij gedraaid worden. Vaak begint men met een 10x-vergroting voor het overzicht, stelt scherp op de cornea en beweegt de focale verlichting geleidelijk naar achteren van cornea door de lens tot in het vitreum. Bijzonderheden worden met een vergroting van 16x bekeken (◘ fig. 14.23d).

Het glasvocht zelf is een heldere structuur en daarmee onzichtbaar met de spleetlamp. Draderige structuren zijn met het ouder worden vaker te zien. Deze draden zijn een gevolg van verminderd vochtgehalte van de collageenfibrillen. Door vervloeien van het glasvocht ontstaan holtes waarin nog drijvende vaste bestanddelen bewegende schaduwen op de retina kunnen werpen (*mouches volantes* of *floaters*). Deze condensaties zijn bij funduscopie ook waar te nemen.

De huisarts let bij visusvermindering of bij een rood oog op leukocyten in het voorste deel van het glasvocht, herkenbaar als kleine witte puntjes die tussen de fibrillen drijven, vergelijkbaar met cellen die in de voorste oogkamer te zien zijn. Leukocyten in het glasvocht zijn vooral zichtbaar bij een heftige uveïtis anterior en bij een intermediaire of posterieure uveïtis.

Wanneer de patiënt klaagt over plotse flitsen of toename van floaters is het zinvol om in het glasvocht te kijken naar erytrocyten of pigmentcellen als teken van een retinascheur. Deze zijn als kleine rode of bruine spikkels waarneembaar, gelijkend op tabaksrook. Ze vallen extra op als patiënt even de ogen heen en weer beweegt. Maar ook als deze bevindingen afwezig zijn, doet de huisarts er verstandig aan een patiënt met dergelijke acuut ontstane klachten naar de oogarts te verwijzen. Zie ook ▶ H. 9 Vlekken en flitsen voor een afweging van deze beslissing.

Vaak wordt net achter de lens in het vitreum een hangend vlies met een *glossy*, wat gekreukelde rand waargenomen, de ruimte erachter is zwart. Bij bewegen van het oog plooit dit als een gordijn mee. Dit is meestal een teken van achterste glasvochtmembraanloslating (PVD, posterior vitreous detachment), waarbij de waargenomen plooi de achterste glasvochtmembraan is.

In het glasvocht kunnen soms lichtgevende partikels gezien worden. Bij ouderen en diabeten ziet men weleens in één oog vele witgele deeltjes in het glasvocht, die doen denken aan een sneeuwbol of aan de nachtelijke hemel met sterretjes (asteroïden). De deeltjes bestaan uit calciumbevattende fosfolipiden in het hyaluronzuurnetwerk. Deze goedaardige aandoening

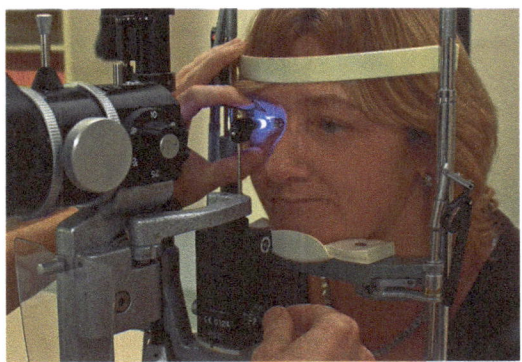

🔲 **Figuur 14.21**   Tonometrie met de Goldmann-tonometer. Let op de correcte positie van de vingers die het oog openhouden: deze drukken op de orbitarand, niet op het oog. (Foto: B. J. Ufkes)

– asteroïde hyalose – veroorzaakt bij de patiënt meestal nauwelijks klachten, maar het bemoeilijkt wel de funduscopie door veel lichtreflecties.

Synchysis scintillans is een zeldzame aandoening met cholesterolkristallen in het glasvocht die in tegenstelling tot de deeltjes bij asteroïde hyalose naar beneden uitzakken.

14.4.3 Tonometer

Het meten van de oogdruk is een van de basisonderzoeken van het oog.

Er zijn diverse tonometers in omloop. De gouden standaard voor tonometrie is de applanatietonometer volgens Goldmann (AT) (🔲 fig. 14.21). De Goldmann-tonometer moet op een spleetlamp gemonteerd worden. De Glaucotest en Schiøtz-tonometer zijn apparaten die in onbruik zijn geraakt en beter niet meer gebruikt kunnen worden. Bij de non-contact-tonometrie (NCT) wordt de cornea door een luchtstoot afgeplat en de mate van afplatting gemeten. Er is geen verdoving van de cornea nodig en er is uiteraard geen direct contact met de cornea. Dit is de reden dat deze methode gebruikt wordt door opticiens.

In opkomst is het gebruik van de Icare-tonometer (🔲 fig. 14.22a). Dit is een apparaat dat een klein bolletje aan een steeltje op het onverdoofde hoornvlies laat terugkaatsen. Na zes opeenvolgende metingen geeft het apparaat de berekende intraoculaire druk weer. Het instrument is draagbaar, nauwkeurig en eenvoudig toepasbaar.

Met Goldmann-applanatietonometrie meet men de kracht die nodig is voor de tonometerkop om de cornea af te platten tot een cirkel met een diameter van 3,06 mm. Bij deze diameter heeft Goldmann namelijk berekend dat de tegengestelde krachten van sclera en traanfilm elkaar opheffen en de benodigde druk gelijk is aan de intraoculaire druk. Door gebruik te maken van het blauwfilter en fluoresceïne is de rand van de afplatting als groene cirkel beter waar te nemen. Het horizontale prisma in de tonometerkop splitst deze cirkel in twee halve bogen. De hoek waarin deze prisma's staan, is zodanig dat wanneer de binnenkanten van de bovenste en onderste halve groene boog elkaar raken, de diameter van de cirkel en dus de doorsnede van de afplatting van de cornea exact 3,06 mm is. De kracht die nodig is voor deze afplatting regelt men met een knop met maatverdeling op de tonometer in mm kwik (mmHg). Bij dikke cornea's (> 600 μm) wordt een vals-hogere druk en bij dunnere cornea's (< 500 μm) een vals-lagere druk gemeten. Deze corneadikte is met pachymetrie te meten (zie ▶ H. 15). De onderverdeling op de schaal van de tonometer is 2 mmHg per streep (zie 🔲 fig. 14.21).

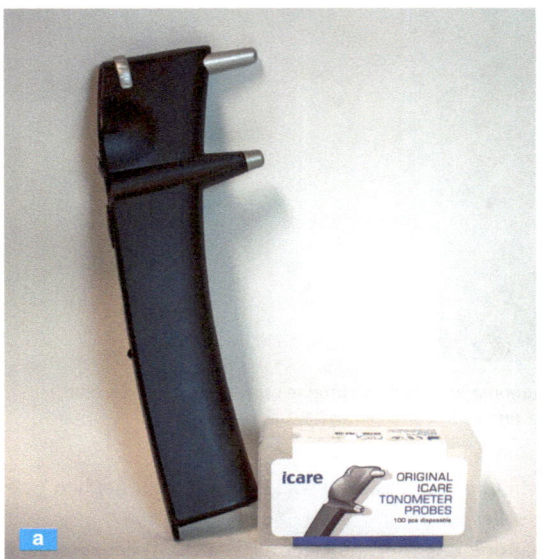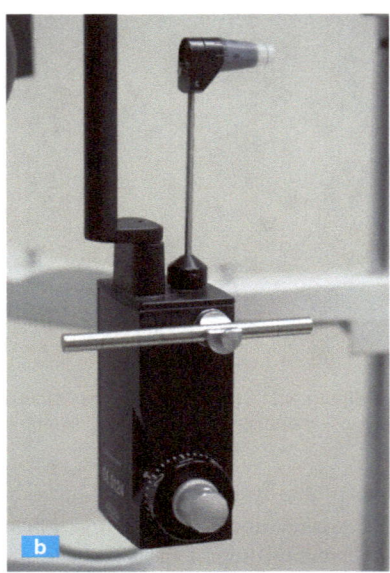

◘ Figuur 14.22   a Icare-tonometer. (Foto: B. J. Ufkes.) **b** Kalibratie Goldmann-tonometer.

Net als alle andere meetinstrumenten in de huisartsenpraktijk moet ook de tonometer ten minste een jaarlijkse kalibratie ondergaan. De huisarts kan dit zelf uitvoeren of jaarlijks bij het basisonderhoud van het medisch instrumentarium laten verrichten. De procedure is eenvoudig met een door de fabrikant bijgeleverd staafgewicht (◘ fig. 14.22b).

Een snelle check van de tonometer is mogelijk zonder dit kalibratiegewicht. Als de tonometer op 0 is gezet, waarbij de tonometerkop naar voren wijst, hoort de arm waarop het prisma gemonteerd is, vrij naar voren en achteren te wiebelen door de knop net iets boven en onder de 0 te draaien.

Bij de uitvoerige meting schuift men daarna de staaf tot 2 gr in de houder, waarbij na het plaatsen van deze houder in het contactpunt aan de zijkant van de tonometer, het lange deel van de staaf naar achteren wijst. Nu wordt het balanspunt rond de 2 (20 mmHg) op de tonometer gezocht. De fabrikant acht een afwijking van maximaal 0,5 in alle posities toegestaan; klinisch lijkt echter een afwijking tot 1 mmHg acceptabel bij 20 mmHg. Als men de meting bij 6 gr herhaalt, mag een wat ruimere marge worden geaccepteerd. Bij overschrijding van deze grenzen is het verstandig het instrument naar de leverancier te sturen voor reiniging en herijking.

■ **Uitvoering Goldmann-applanatietonometrie**

Applanatietonometrie is voor huisartsen uitstekend te doen. Wel vraagt deze techniek goede instructie en verbetert de meting door ervaring.

De cornea wordt verdoofd met een druppel oxybuprocaïne 0,4 % en de traanfilm gekleurd met fluoresceïne. De huisarts klikt de tonometer voor de spleetlamp en schakelt het kobaltblauwfilter in met maximale belichting onder een hoek van ongeveer 45–90 graden zodat de tonometerkop goed belicht wordt. De vergroting van de oculairen zet hij op 10x en de knop van de tonometer op 10 mmHg.

De patiënt krijgt uitleg dat een voelertje net tegen het oog komt, dat dit niet pijnlijk is, maar soms wat kriebelt door contact met de wimpers. Daarna vraagt men de patiënt het hoofd

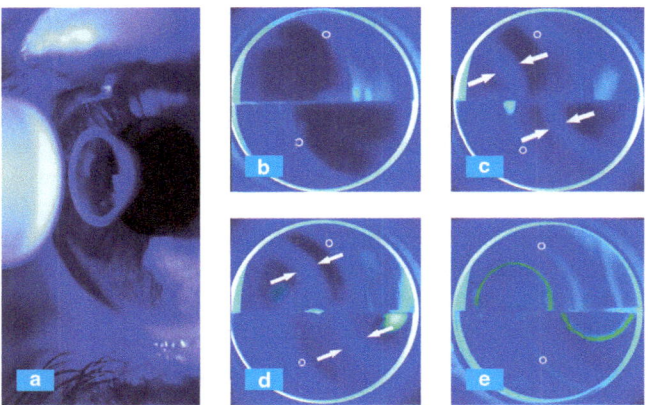

🔹 **Figuur 14.23**   *Witte* precontactringen helpen bij het centreren van de tonometerkop. **a** De *witte* reflectering zoals zichtbaar bij naderen van de cornea. **b** Nog geen precontactring zichtbaar door oculair, de met 0 gemarkeerde bogen zijn de randen van de tonometerkop in het prisma. **c** Witte precontactringen verschijnen tussen de *pijlen* en **d** schuiven naar elkaar toe bij naderen van de cornea. **e** *Groene* fluorescentiebogen, die ontstaan bij contact van de tonometerkop met de cornea. In dit geval is de onderste boog toch nog iets kleiner dan de bovenste, dit kan door het draaien aan de joystick naar boven verholpen worden. Vervolgens meet men de druk door draaien aan de tonometerknop totdat de binnenzijde van beide *groene* halve bogen elkaar raken.

in de hoofdsteun te plaatsen en vooral het voorhoofd goed tegen de band te drukken, rechtuit te kijken en de ogen zo wijd mogelijk open te houden. Knipperen komt vaak door het raken van de wimpers met de tonometriekop. Het is belangrijk dit zo veel mogelijk te vermijden. In sommige gevallen moet de huisarts het oog toch met de hand openhouden omdat de patiënt de oogleden dichtknijpt. In dat geval moet er geen druk op het oog zelf worden uitgeoefend, maar alleen op de benige orbitarand.

Vooral voor de beginnende onderzoeker is het vervolgens handig om van opzij te kijken wanneer men de spleetlamp met tonometerkop tot enkele millimeters voor de cornea schuift. Het is hierbij praktisch om de joystick wat naar achteren te houden zodat de laatste fijne bijstelling uitsluitend gebeurt door bewegingen van de joystick.

Bij het door de oculairen kijken dient men zich te realiseren dat slechts door één van de oculairen het prisma wordt waargenomen. Wanneer na contact met de cornea de cirkels niet gelijkmatig boven en onder de evenaar van het prisma verdeeld zijn of zich niet centraal in het prisma bevinden, moet de tonometerkop en daarmee ook de spleetlamp iets in verticale en/of horizontale richting verplaatst worden. Als vuistregel kan men hanteren dat de spleetlamp in de richting van de grootste cirkel of boog bewogen moet worden. Het is aan te raden om dan de tonometerkop eerst iets los te halen van de cornea en vervolgens de correctie met de joystick aan te brengen. Op deze manier voorkomt men het schaven van de tonometer over de cornea. Soms moet deze procedure enkele malen herhaald worden voordat de tonometerkop goed op de apex van de cornea staat. Veel van deze correcties zijn te voorkomen door gebruik te maken van de witte precontactringen (🔹 fig. 14.23).

Deze ringen hebben niets te maken met de oogdruk zelf, maar zijn een gevolg van lichtweerkaatsing op de cornea op het moment dat de tonometerkop zich enkele millimeters vóór de cornea bevindt. Wanneer men op dat moment door correcties met de joystick ervoor zorgt dat deze witte ringen zich bij het naderen van de cornea boven en onder de evenaar van het prisma symmetrisch verplaatsen, zijn op het moment van contact van de tonometerkop met de cornea de groene ringen bijna altijd op de juiste positie.

De arts ziet na contact een 90 graden gedraaide groene S vorm. Door rustig het knopje van de tonometer omhoog te draaien totdat de *binnenzijden* van beide halve groene bogen elkaar raken wordt de oogdruk gemeten. De huisarts trekt dan de spleetlamp direct terug en leest de druk op de schaalverdeling af. Daarna zet hij de meter weer op 10 mmHg voor het andere oog.

Soms vervloeien de ringen tijdens de meting door overtollig traanvocht. In dat geval verbreekt de huisarts eerst het contact van de tonometer met de cornea en droogt daarna de tonometerkop en de onderste conjunctivaalzak van de patiënt met een gaasje. Bij te dikke ringen die een onderschatting van de oogdruk geven volgt men dezelfde procedure. Bij te dunne ringen die leiden tot een overschatting van de oogdruk kan men de patiënt vragen de ogen een tijdje te sluiten zodat zich meer traanvocht vormt, eventueel aangevuld met wat extra fluoresceïne.

Het is verstandig om het tijdstip van meting ook in het HIS te vermelden, omdat de oogdruk 's ochtends hoger is dan 's middags.

De tonometertip moet na gebruik gedesinfecteerd worden in een oplossing van Gigasept, Sekusept of waterstofperoxide 3 %. Op vele oogpoli's wordt de tip ook met een gaasje alcohol 70 % gereinigd; als dit gevolgd wordt door afspoelen met koud water is er een goede desinfectie. De kit van het prisma zou kunnen oplossen door alcohol, maar dit treedt vooral op wanneer de tips hierin permanent bewaard worden. Het is belangrijk de tonometerkop regelmatig te onderzoeken op beschadigingen. Een duurder alternatief is het gebruik van *disposable* prisma's.

14.4.4 Oogdruppels en -zalf

■ **Lokaal anesthetica**

Oxybuprocaïnedruppels 0,4 % in minim- of monofreevorm zijn goed te gebruiken bij verdoven van de cornea voor het verwijderen van een corpus alienum en het uitboren van achterblijvende roestringen. Tevens kan oxybuprocaïne diagnostisch gebruikt worden om te zien of een pijnlijk oog door een corneale prikkeling wordt veroorzaakt. De werking treedt na 15 sec in en houdt ongeveer 10–20 minuten aan.

Tetracaïne 1 %-druppels hebben een dieper verdovende werking en zijn daarom bij kleine chirurgische ingrepen, zoals een chalazion, meer geschikt om de conjunctiva te verdoven. Het is verstandig om eerst een druppel oxybuprocaïne toe te dienen omdat tetracaïnedruppels meer irriteren.

■ **Mydriatica**

Meest gebruikt worden tropicamide 0,5 %-monofreedruppels. Mydriasis treedt op door anticholinerge blokkade van de pupilsfincter. Werking treedt in na 15–30 minuten en houdt 5–8 uur aan. Er treedt ook gedeeltelijke cycloplegie op waardoor dichtbij zien verslechtert en met name bij hypermetropen ook problemen met verte zien optreedt. Verder veroorzaakt pupilverwijding afname in scherptediepte. De patiënt mag daarom niet actief aan het verkeer deelnemen na het druppelen van tropicamide. De mydriasis kan bij een patiënt met een nauwe kamerhoek een acuutglaucoomaanval uitlokken, maar de kans op een dergelijke aanval is zeer klein en het is gunstiger voor de patiënt dat dit na het druppelen aan het licht komt dan op een ander en ongecontroleerd moment. De huisarts druppelt geen mydriaticum als de kamerhoek gemeten met de methode van Van Herick 1/4 of kleiner is of wanneer met een penlight bij de beschreven procedure de schaduw nasaal meer dan 1/3 van het oppervlak beslaat.

Fenylefrine 2,5 % minims kan de huisarts in aanvulling op de tropicamidedruppels gebruiken. Het werkt door alfa-adrenerge stimulatie van de m. dilatator pupillae. Het is behulpzaam in het geval onvoldoende mydriasis met tropicamide wordt verkregen, zoals soms bij diabeten en patiënten met een donker gepigmenteerde iris. Men moet voorzichtig zijn bij patiënten met cardiovasculaire problemen in verband met bloeddrukstijging of hartritmestoornissen. Geeft men fenylefrine dan kan de systemische resorptie beperkt worden door de ogen van patiënt direct na druppelen twee minuten gesloten te houden of de traanpuntjes dicht te drukken.

▪ Oogzalf

Het is praktisch om één tube chlooramfenicol 1%-oogzalf op voorraad te hebben. Deze zalf kan dan direct ingebracht worden na uitboren van een roestring uit de cornea of bij een ingreep als een chalazionexcochleatie. De huisarts kan deze tube vervolgens aan de patiënt meegeven en nieuwe zalf op naam van patiënt bestellen.

Inbrengen oogzalf: de huisarts brengt een korte streep chlooramfenicol oogzalf aan in de onderste conjunctivaalzak en pakt het bovenste ooglid vast bij de wimpers. Door dit ooglid tegen het onderste ooglid aan te brengen voorkomt men dat door dichtknijpen van het oog de zalf grotendeels uit het oog geperst wordt.

14.5 Beoordeling van het achterste oogsegment

14.5.1 Indirecte oftalmoscoop en lenzen

We beperken ons hier tot de monoculaire indirecte funduscopie, omdat dit relatief eenvoudig is aan te leren en het instrumentarium niet kostbaar is. Verder is een voordeel dat de fundus onder een grotere hoek (40 graden) dan directe funduscopie (8 graden) wordt waargenomen en dus meer overzicht biedt. Nadeel is dat details minder goed zijn waar te nemen.

De binoculaire indirecte oftalmoscoop kan bestaan uit een speciaal opzetoculair op de indirecte oogspiegel of een systeem dat gemonteerd is op een soort helm. Dit geeft hetzelfde beeld als met de monoculaire indirecte oftalmoscoop, maar met daarbij enige stereoscopie, en zorgt er bovendien voor dat de arts één hand vrij heeft.

Bij de indirecte oftalmoscopie kijkt de arts met één oog naar een in horizontale en verticale richting omgekeerd reëel beeld van de fundus, dat geprojecteerd wordt tussen de voor het oog gehouden positieve (condensor) lens en de oftalmoscoop (◻ fig. 14.24a en 14.24b).

Voor de monoculaire indirecte funduscopie kan de huisarts eventueel de vaak aanwezige *directe* oftalmoscoop samen met een +20D-lens gebruiken, waarbij hij de Recoss-schijf van de oftalmoscoop op +3 zet. Details van de fundus kunnen dan zelfs door verder 'opplussen' nog dichterbij bekeken worden. Het licht van de indirecte fundoscoop is echter wel zwak. Het is daarom makkelijker en beter om een speciale indirecte monoculaire oftalmoscoop aan te schaffen (zie ◻ fig. 14.6). Voordelen zijn sterker licht, makkelijk te variëren diameter van de lichtbundel en eenvoudig in te schakelen groenfilter voor meer contrast met bloedvaten, microaneurysma's en andere structuren. Een achter het prisma gemonteerde +3D-lens vergroot het geprojecteerde fundusbeeld en zorgt bij presbyopie van de arts voor een scherpe afbeelding hiervan.

De lenzen die gebruikt worden om het teruggekaatste funduslicht te condenseren tot een reëel beeld hebben een sterkte van +15D, +20D of +30D. Hoe sterker de lens hoe kleiner, maar wel uitgebreider het beeld. Meestal wordt de +20D-lens gebruikt, waarbij het belangrijk is erop te letten dat de meest bolle zijde naar de arts wijst. Sommige merken hebben een kant met zilveren rand die naar de patiënt wordt gedraaid.

Bijzondere varianten zijn het Panoptic-systeem, waarbij een ingebouwd lenzensystemen zorgt voor een 25 gradenbeeld van de fundus met correctie van het omgekeerde beeld. Dit instrument is feitelijk een alternatief voor de directe oogspiegel, maar geeft een mate van overzicht van het netvlies dat tussen directe en indirecte funduscopie inzit.

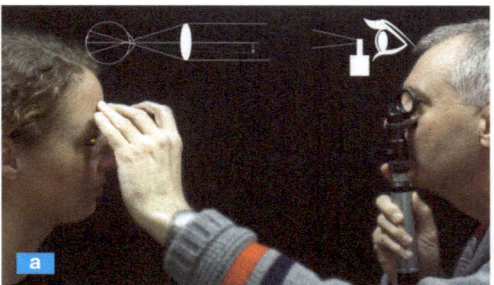 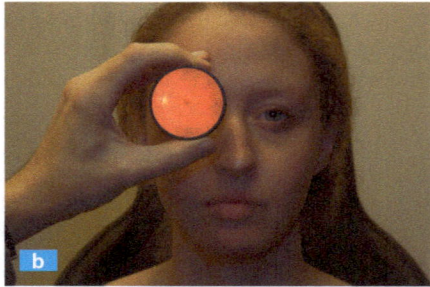

■ **Figuur 14.24**   **a** Indirecte oftalmoscopie; de onderzoeker kijkt naar het reëel geprojecteerde beeld van de retina dat zich tussen hem en de patiënt bevindt. **b** Het reëel geprojecteerde retinabeeld is in horizontale en verticale richting omgekeerd. (Foto's: B. J. Ufkes)

■ **Schoonmaken lenzen**

Door vingers en wimpers kan de coating van de lenzen vet worden. Bij schoonmaken spoelt men de lens eerst met lauw leidingwater af om stofdeeltjes die anders zouden kunnen krassen te verwijderen. Een pH-neutraal afwasmiddel (geen citroen!) kan daarbij helpen. Maak vervolgens één kant tegelijk schoon door met een gewoon lensdoekje in de richting van de klok vanuit het centrum naar de rand de lens schoon en droog te wrijven. Poetsen in de tegenovergestelde richting zou het glaselement uit de ring los kunnen schroeven. Belangrijk is om geen microvezeldoekjes te gebruiken, omdat deze op den duur de coating afslijten. Laat de lens niet aan de lucht drogen, omdat er dan kalk kan achterblijven.

■ **Uitvoering monoculaire indirecte funduscopie**

De patiënt heeft bij voorkeur een verwijde pupil en de verlichting van de onderzoekkamer is gedimd. Arts en patiënt zitten recht tegenover elkaar en hun hoofden bevinden zich door instelling van de krukken op gelijke hoogte. De arts plaatst de indirecte oftalmoscoop met de orbitasteun (het iets uitstekende randje onder de + 3D-lens) tegen het jukbeen van zijn dominante oog. Dominant is dat oog waarmee men bijvoorbeeld door een sleutelgat kijkt. Begonnen wordt met het rechter oog van de patiënt. Eerst kan een indruk van lens en glasvocht worden verkregen door directe belichting zonder voorgehouden lens op een afstand van ongeveer 30 cm. Net als bij coaxiale belichting met de spleetlamp krijgt de huisarts dan een indruk van corticaal en posterieur subcapsulair cataract, floaters of bloedingen in het corpus vitreum en ziet hij eventueel zelfs een rand van een netvliesloslating. Door deze handeling is de as van het oog van de onderzoeker, het licht en de pupil van de patiënt gelijk op één lijn gebracht. Wanneer de patiënt naar het rechter oog of oor van de arts kijkt, wordt het teruggekaatste licht witter van kleur door de papil van de oogzenuw die nu ook belicht wordt. Het is belangrijk deze gezichtsas vast te houden wanneer men vervolgens een + 20D-lens vlak voor het rechter oog van de patiënt plaatst.

De lens kan het beste tussen duim en wijsvinger worden vastgehouden, met middelvinger of ringvinger en pink steunt men op de wenkbrauw van de patiënt. Dit contact met middelvinger of ringvinger en pink helpt om het door de lens gebundelde licht in de pupil te laten vallen en in deze positie te fixeren. Door daarna de lens langzaam naar zich toe te trekken tot de focale afstand van de + 20D-lens, namelijk 5 cm, wordt de invallende lichtbundel in de pupil tot bijna één punt vernauwd. Het hierbij uit de fundus teruggekaatste licht projecteert daarna via dezelfde lens een reële afbeelding op ongeveer 15 cm van het oog van de patiënt. De huisarts kan dit beeld het beste waarnemen op ongeveer 40–50 cm van de lens. Zoals eerder genoemd staat bij deze afbeelding de fundus op zijn kop en is links en rechts ook omgewisseld.

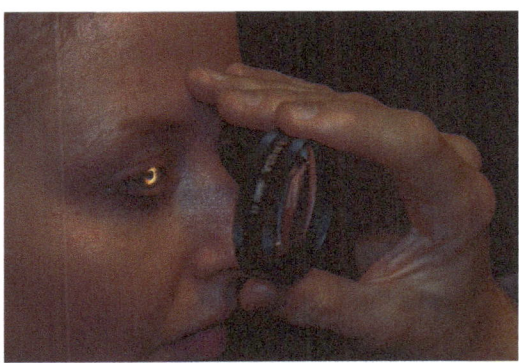

🔲 **Figuur 14.25**   Indirecte funduscopie: de +20D-lens wordt op een wat kleinere afstand dan 5 cm van de pupil gehouden; er valt een bredere bundel op cornea en pupil. (Foto: B. J. Ufkes)

Wanneer de lens op deze 5 cm afstand van het oog wordt gehouden krijgt men de grootste kijkhoek en dus het meeste overzicht, maar het beeld is wel relatief klein. Als de lens iets dichter dan 5 cm bij het oog van de patiënt gehouden wordt, heeft de invallende lichtbundel in de pupil een grotere diameter (🔲 fig. 14.25). De kijkhoek naar de fundus is dan kleiner, maar het netvlies wordt groter afgebeeld. Ook is de afstand lens tot oog van de arts kleiner. Dit iets grotere beeld, het minder hoeven strekken van de arm en de geringere kans dat de breder invallende bundel licht buiten de pupil valt, maakt deze vorm van indirect spiegelen aangenamer en eenvoudiger voor de arts.

Bij de start van de funduscopie komt de papil gelijk in beeld wanneer men de patiënt met het rechter oog naar het rechter oog of oor van de onderzoeker laat kijken. Een groot deel van de macula en vaatboog is dan ook te zien. De macula zelf kan beter met een smalle lichtbundel bekeken worden, dit verblindt de patiënt minder en reduceert ook reflecties voor de onderzoeker.

Om tot, en eventueel net voorbij, de equator te kunnen kijken zijn er twee mogelijkheden. De huisarts beweegt bijvoorbeeld naar temporaal om het nasale deel van de retina te bekijken. Het hele lichaam inclusief onderzoekskruk moet in temporale richting bewogen worden, waarbij de as van oog van de onderzoeker, het licht van de oftalmoscoop en de +20D-lens als één lijn roteren met de pupil van de patiënt als draaipunt. De huisarts kan de lens zo nodig iets van zich af kantelen om vertekening te verminderen; smaller maken van de lichtbundel is ook erg behulpzaam en meestal noodzakelijk. Door op deze wijze de perifere retina af te zoeken worden er geen stukken overgeslagen en krijgt men een continu opgebouwd beeld.

Bij de andere techniek laat men de patiënt diverse richtingen opkijken, bijvoorbeeld omhoog, naar links omhoog, naar links enzovoort, tot de klok rondgegaan is en alle acht richtingen bekeken zijn. Bij naar beneden kijken door de patiënt houdt de huisarts het over de pupil vallende bovenooglid omhoog met ringvinger of pink. Bij de diverse oogbewegingen moet de lens iets meebewegen met de kijkrichting van de patiënt om het licht weer in de pupil te laten vallen. Op deze manier krijgt men een redelijk totaal beeld van het perifere netvlies, maar de opbouw is discontinu waardoor er minder overzicht is en het gevaar bestaat dat stukken overgeslagen worden.

Wil men zover mogelijk naar de rand van het netvlies kijken, dan kunnen beide technieken ook gecombineerd worden.

Het is belangrijk om zich te realiseren dat het deel van de fundus dat men aan de tegenovergestelde rand waarneemt, het meest perifere deel van het netvlies is. Bij het bekijken van de bovenrand van de retina ziet men dit stuk dus in de onderste rand van de lens.

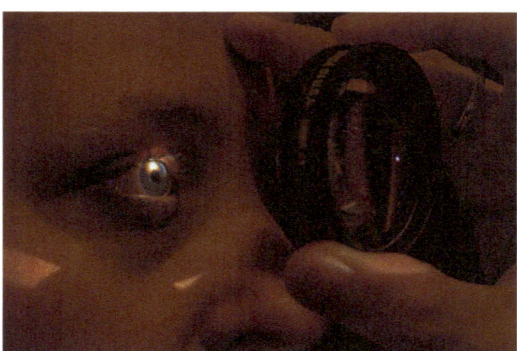

■ Figuur 14.26   Een combinatie van fouten: het brandpunt van de lens valt grotendeels buiten de pupil en er wordt met de oftalmoscoop niet centraal op de lens geschenen, waardoor het licht op de hand valt en er in het gunstigste geval een half beeld gekregen wordt. (Foto: B. J. Ufkes)

Eventuele floaters of een Weiss-ring (de losliggende aanhechting van het achterste glasvochtmembraan aan de papil) kunnen in het achterste deel van het glasvocht worden gezien door eerst op het netvlies scherp te stellen en dan *de oftalmoscoop* iets naar achteren te bewegen. Men kijkt dan naar het reëel geprojecteerde beeld van het vitreum dat zich net iets meer in de richting van de onderzoeker bevindt.

■ Problemen bij indirecte funduscopie
Het spiegelen is niet moeilijk, zeker bij het iets korter dan 5 cm van de pupil plaatsen van de lens. Het meest voorkomende beginnersprobleem is echter dat men de eigen visuele as met licht van de oftalmoscoop, die van de condenserende +20D-lens en de pupil van de patiënt niet op één lijn weet te houden.

■■ Geen beeld van de fundus
Volledig wegvallen van het beeld komt meestal doordat het brandpunt van de lens met het gebundelde licht buiten de pupil valt. Dit is te corrigeren door in hetzelfde frontale vlak de lens iets in verticale of horizontale richting te bewegen waardoor de lichtbundel weer in de pupil valt.

■■ Halve beelden
Halve beelden (■ fig. 14.26) ontstaan doordat men met het licht van de oftalmoscoop niet door het centrum, maar deels naast de lens schijnt. Dit is op te lossen door het licht van de oftalmoscoop goed op het centrum van de lens te richten.

■■ Reflecties
Hinderlijke reflecties zijn meestal het gevolg van samenvallende weerkaatsingen van licht aan de voor- en achterzijde van de +20D-lens. Een toeschouwer ziet vaak het teruggekaatste licht op het oog van de onderzoeker rondspringen. Door de lens een beetje te kantelen naar links of rechts of juist naar boven of onderen, veranderen de posities van deze reflecties naar de rand van de lens. Ook het iets in het frontale vlak verplaatsen van de lens kan de directe terugspiegeling van licht op het centrum van de cornea doen afbuigen. Een smallere lichtbundel kan ook helpen. De kwaliteit van de lenscoating bepaalt mede de prijs en ook de mate waarin men last heeft van storende reflecties van de lens.

■ ■ **Onscherpte**

Een onscherp beeld is op te lossen door de lenspositie ongewijzigd te laten en met de oftalmoscoop dichter naar de lens te bewegen waarmee het reële fundusbeeld dichterbij komt en
scherper wordt.

■ ■ **Meer overzicht**

Een groter overzicht van de fundus kan men verkrijgen door de lens iets naar zich toe te trekken zodat de afstand lens tot oog van de patiënt bijna 5 cm bedraagt en eventueel de oftalmoscoop weer iets meer naar achteren te bewegen.

14.5.2 Funduscopie met spleetlamp (spleetlamp-biomicroscopie)

Het oogspiegelen met de spleetlamp en positieve lenzen gaat uit van hetzelfde principe als de
monoculaire indirecte funduscopie. De lens condenseert het licht van de spleetlamp tot aan de
pupil en het teruggekaatste licht van de retina vormt door deze zelfde lens een reëel beeld van
de retina. Dit beeld kan door het microscoop van de spleetlamp binoculair en dus met enige
diepte sterk vergroot bekeken worden. Deze vorm van funduscopie heeft als groot voordeel
dat details beter kunnen worden waargenomen; het zien van enige diepte is belangrijk bij beoordeling van papil en macula. Nadeel is dat bij troebelingen van de media er meer verstoring
optreedt dan bij de monoculaire indirecte funduscopie. Ook is het beeld smaller en moet de
retina meer afgescand worden. Deze methode is in de loop der jaren steeds meer populair geworden en heeft de monoculaire indirecte funduscopie grotendeels van zijn plaats verdrongen
wanneer een spleetlamp aanwezig is.

Het beste beeld wordt verkregen met een mydriatische pupil en gebruik van een +78D- of
+90D-lens. Met de +78D-lens is meer detail te zien, de +90D-lens biedt meer overzicht en is
voor de beginner vaak iets makkelijker te hanteren. Deze lenzen vullen elkaar goed aan.

Het Goldmann-driespiegel-funduscontactglas is nog een andere techniek om de retina
met de spleetlamp in beeld te brengen, maar wordt meestal niet door de huisarts toegepast
(◘ fig. 14.27).

Bij funduscontactglazen wordt het brekende vlak van lucht en cornea opgeheven door een
dun laagje kunsttraan. Het beeld dat via de centrale lens wordt verkregen is bijzonder helder
en via de vaak in dit glas gemonteerde spiegels kan de retina onder verschillende hoeken tot
aan de ora serrata bekeken worden. Met de kleinste spiegel is het ook mogelijk de voorste
kamerhoek te beoordelen.

■ **Uitvoering funduscopie met spleetlamp en +78D- of +90D-lens**

De arts begint met een vergroting van de oculairen op 10x. Hierdoor is er meer overzicht en is
de scherptediepte groter. Inschakelen van het 10 %-grijsfilter van de spleetlamp (ring met dikke
rand) zorgt ervoor dat de lichtsterkte van de spleetlamp wordt verlaagd. Bij spleetlampen die
dit filter niet hebben kan met een transformator het licht gedimd worden, maar dit geeft enige
kleurverandering. Vervolgens plaatst men de spleetlamp in de coaxiale positie, zodat het licht
loodrecht in de pupil van de patiënt valt. De lichtbundel moet vrij smal gehouden worden om
de patiënt niet te verblinden en overmatige reflecties te voorkomen. Men start door de patiënt
met het rechter oog over het rechter oor van de huisarts te laten kijken. Hierdoor zal straks
na plaatsen van de condenserende lens de papil en een deel van de vaatboog in beeld komen.
Door nu scherp te stellen op de iris en pupil is de visuele as van onderzoeker, oculairen, licht
van spleetlamp en pupil van patiënt op één lijn. Een +78D- of +90D-lensje wordt vlak voor het

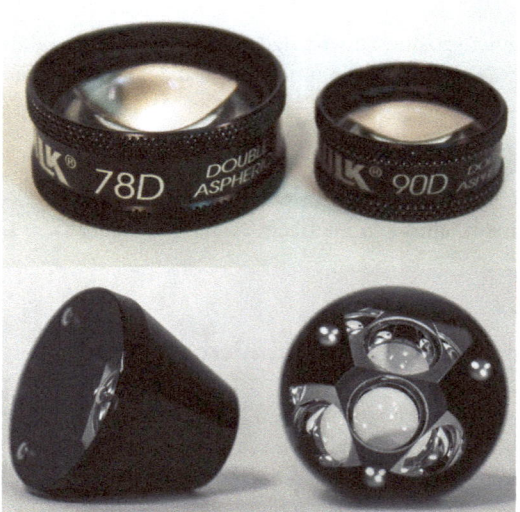

◘ **Figuur 14.27**   +78D- en +90D-noncontactlenzen die gebruikt worden bij funduscopie met de spleetlamp. *Onder*: Goldmann-driespiegel-funduscontactglas. (Foto: B. J. Ufkes)

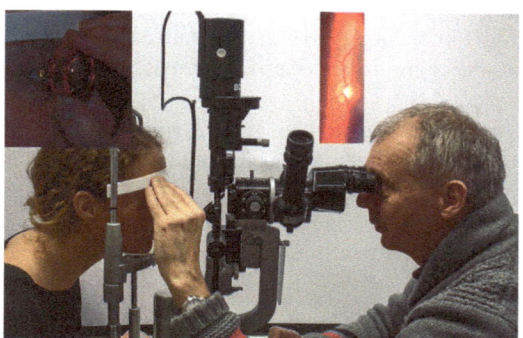

◘ **Figuur 14.28**   Funduscopie met spleetlamp en +78D-lens. Details: de lichtbundel moet precies in de pupil vallen, het hierbij verkregen beeld van de fundus is spleetvormig. (Foto: B. J. Ufkes)

oog geplaatst op ongeveer de brandpuntsafstand van deze lenzen, respectievelijk 1,3 en 1,1 cm. Door de middelvinger tegen de wenkbrauw van patiënt of hoofdband te steunen en de lens tussen duim en wijsvinger te houden kan de lens stabiel op deze afstand gehouden worden. Als de onderarm van de huisarts te kort is, waardoor de elleboog geen steun heeft, moet er iets onder de elleboog worden geplaatst omdat het anders bijzonder lastig is de lens stabiel te houden (◘ fig. 14.28).

Wanneer het centrum van de lens zich in de overige eerdergenoemde assen bevindt ziet men een onscherpe roodoranje retinareflectie, samen met het zwart van de pupil. Elke andere kleur (iris of huid) is een teken dat de lens niet goed geplaatst is. Ziet de huisarts dit niet, dan moet de lens eerst zo verplaatst worden in het frontale vlak tot dit onscherpe beeld wel wordt gezien. De arts beweegt daarna de spleetlamp met de joystick in een rechte lijn naar zich toe, waarbij het belangrijk is de rode reflex centraal in beeld te houden. Hierdoor komt de retina op een gegeven moment scherp in beeld.

Bij verliezen van de retinareflex tijdens dit naar zich toetrekken van de spleetlamp krijgt men geen beeld van de fundus. In dat geval is de lenspositie niet stabiel gehouden, waardoor het licht niet meer in de pupil van de patiënt valt of doordat de spleetlamp niet in een rechte lijn naar achteren getrokken is en men met de spleetlamp niet meer door het centrum van de lens schijnt. In dat geval kan de spleetlamp ook maximaal in de richting van de onderzoeker bewogen worden, terwijl men de lens voor het oog centraal houdt. Na eventueel kleine correctie van de lenspositie ziet de huisarts de iris en pupil van de patiënt op zijn kop. Door vervolgens de spleetlamp in de richting van het centrum van de pupil te bewegen komt het reële beeld van de retina alsnog scherp in beeld.

Wanneer de fundus scherp te zien is, moet de lens op deze positie in het frontale vlak vast worden gehouden. Eventueel kan door de lens nog iets (millimeters) dichter naar of van de pupil van de patiënt af te bewegen de breedte van het blikveld op het netvlies worden aangepast. Door alleen de spleetlamp in horizontale en verticale richting in het scherp gestelde vlak met de joystick te bewegen, kan men daarna dit deel van de achterpool afscannen. Meer details van bijvoorbeeld papil en macula kunnen worden waargenomen door de vergroting van de oculairen tijdelijk op 16x te zetten. Ook veranderen van +90D- naar +78D-lens levert veel extra details op.

Een deel van de perifere retina kan vervolgens worden bekeken door de patiënt te vragen om het oog achtereenvolgens in acht richtingen te bewegen. Hierbij moet de huisarts, net als bij de monoculaire indirecte funduscopie, de lens iets in de kijkrichting van de patiënt bewegen om het licht weer in de pupil te laten vallen. Ook de spleetlamp zelf moet in de richting van verplaatste pupil en +90D-lens bewogen worden. Vaak is het handig om de lens een beetje naar de tegenoverliggende richting te kantelen. Met enige routine kan dit alles gedaan worden terwijl men continu door de oculairen van de spleetlamp blijft kijken.

Floaters en een Weiss-ring in het achterste deel van het corpus vitreum kunnen scherp gezien worden door de lens in positie te laten en de spleetlamp iets naar zich toe te bewegen.

De verste delen van de perifere retina voorbij de equator zijn alleen betrouwbaar in beeld te krijgen met het driespiegelcontactglas of binoculaire indirecte funduscopie met indentatie. De huisarts moet zich dit realiseren bij onderzoek van een patiënt met plotse flitsen en floaters. Door de patiënt te verwijzen naar de oogarts kunnen alle retinale scheuren worden opgespoord.

14.6   Behandeling en aanvullende diagnostiek voorste oogsegment

14.6.1 Materiaal voor verwijderen oppervlakkig corpus alienum van de cornea

Wattenstaafje   Te gebruiken voor het ectropioneren van het bovenooglid en vervolgens bij het verwijderen van een corpus alienum (zie ook ▶ par. 12.2.1) dat zich veelal in het gootje net achter de ooglidrand bevindt. Als er een spleetlamp voorhanden is, dan is het aan te raden deze handelingen achter de spleetlamp uit te voeren.

Oogbeitel en oogguts   De oogguts is de holle versie van de vlakke oogbeitel. Beide hebben een stompe punt. Hiermee kan een vastzittend corpus alienum uit de cornea worden verwijderd.

Naald   Een gewone injectienaald kan ook gebruikt worden voor het verwijderen van een corpus alienum uit de cornea. Sommigen hebben de voorkeur voor een dunne 27G-(grijze)naald,

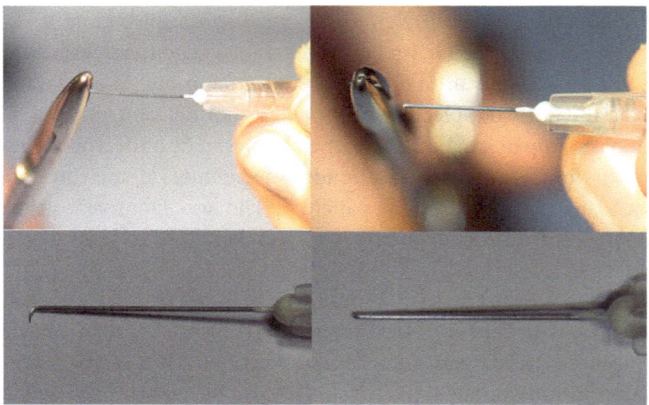

Figuur 14.29 *Links boven* en *onder*: het maken van een 'hockeysticknaald' voor verwijderen corpus alie-num; *rechts boven* en *onder*: ombuigen en stomp afbreken van injectienaald voor aangepaste proef van Anel.

anderen juist een dikkere 18G-(roze)naald. Het is aan te raden om de naald stevig op een 2 ml injectiespuit te monteren zodat deze beter te besturen is.

Een andere mogelijkheid is om het 1–2 mm einde van een 27G-naald 90 graden om te buigen in de tegenovergestelde richting van de schuin afgeslepen opening van de naald: de zo-genoemde 'hockeystick'. Dit kan het beste met een naaldvoerder gedaan worden (fig. 14.29). Ook deze omgebogen naald kan men op een 2 ml spuit plaatsen en met dit korte puntje is een corpus alienum goed uit de cornea te verwijderen terwijl men de naald parallel aan de cornea houdt. De gebogen punt kan ook als schrapertje gebruikt worden om de eventuele roestring te verwijderen.

De cornea is ongeveer 0,5 mm dik en kan dus met een scherpe naald – ook wanneer de laatste millimeter ervan is omgebogen – volledig geperforeerd worden.

Combinaties naald en guts   Er zijn instrumenten met een schuifje verkrijgbaar waar aan de ene kant een oogguts zit en aan de andere kant een naald die licht concaaf is.

Combinaties nylon ooglus met magneet   Er zijn ook instrumenten verkrijgbaar die voorzien zijn van een ooglus en een magneetje.

Corneafreesjes   Deze freesjes zijn geschikt voor het verwijderen van een eventuele roestring die kan ontstaan door oxidatie van ijzeren deeltjes in de cornea. Een frees moet niet gebruikt worden om het corpus alienum zelf te verwijderen, omdat het deeltje soms door de frees frag-menteert of er een grotere beschadiging van de cornea ontstaat. De freesjes worden geplaatst in een door batterijen aangedreven boor. Frezen van verschillende grootte maken het mogelijk een frees met ten minste dezelfde diameter als de roestring te kiezen.

▪ Uitvoering
Een corpus alienum onder het ooglid kan eenvoudig na ectropioneren met een bevochtigd wattenstaafje worden weggeveegd. Dit is vaak lastiger bij een corpus alienum dat zich in het cornea-epitheel en vaak door de membraan van Bowman in het stroma heeft genesteld. Bij ijzerhoudende deeltjes diffunderen ijzerionen in het omringende stroma van de cornea. Deze ijzerionen oxideren al na drie uren en de daarop volgende ontstekingsreactie leidt tot pijn en littekenvorming. Met behulp van de spleetlamp is de diepte waarop het corpus alienum zich

in de cornea bevindt goed vast te stellen, door de plek met optische dwarsdoorsnede te bekijken. Met enige oefening kan het deeltje nauwkeurig, met diffuse belichting van de spleetlamp, verwijderd worden. Het kan helpen om een assistent te vragen het oog van patiënt open te houden.

Maakt de huisarts geen gebruik van een spleetlamp dan is bijvoorbeeld een Berger- of Eschenbach-voorhoofdloep met vergroting 2,5–3,5x nuttig.

De huisarts verdooft de cornea met een druppel oxybuprocaïne 0,4 %. Belangrijk is om de stappen die ondernomen worden goed aan de patiënt uit te leggen en te benadrukken dat niet *in* het oog geprikt of geboord gaat worden.

Het nadeel van gebruik van een wattenstaafje bij een corpus alienum in de cornea is dat men een relatief grotere erosie veroorzaakt en het deeltje toch vaak blijft zitten of fragmenteert. Het gebruik van een oogguts of beitel heeft de voorkeur omdat dit minder erosie van de cornea geeft en het risico op penetratie nagenoeg nihil is. De huisarts plaatst de guts parallel aan de cornea net onder het deeltje en wipt het dan los.

Zit het deeltje te vast voor de guts of beitel, dan kan het met een rechte scherpe naald of hockeysticknaald soms alsnog verwijderd worden. Omdat bij gebruik van een scherpe naald een perforatie van de cornea mogelijk is moet de patiënt het oog goed stil kunnen houden en dient de huisarts voorzichtig te werk te gaan. Bij gebruik van spleetlamp moet de patiënt het voorhoofd goed tegen de band plaatsen om onverwachtse bewegingen te voorkomen. De naald wordt parallel aan de cornea gehouden en met de schuine kant van de naaldopening in richting van de huisarts. Gaat dit lastig dan is het verstandig deze patiënten te verwijzen naar de oogarts.

Na verwijdering van een ijzerhoudend corpus alienum blijft er nog vaak een roestring achter. Omdat dit een ontstekingsreactie en daarmee littekenvorming en meer pijn veroorzaakt, is het nuttig dit te verwijderen.

De roestring kan met een scherpe naald of met de oogfrees worden weggehaald. Steun met pink of ringvinger tegen het jukbeen van de patiënt. Houd de frees parallel aan de cornea zodat de zijkant van de frees en niet de punt wordt gebruikt en oefen lichte druk op de rand van het defect. Als te hard wordt gedrukt, slaat het motortje automatisch uit. Diepliggende, moeilijk te verwijderen roest die zich niet in de optische as bevindt, kan beter met rust gelaten worden. Eventueel kan na één tot twee dagen, als door ontsteking meer verweking is opgetreden en de roest meer oppervlakkig in het stroma is gekomen, deze alsnog met een naaldje of frees worden verwijderd. Rigoureuze pogingen tot roestverwijdering met een frees of naald bij eerste presentatie kunnen door grotere beschadiging en verlittekening soms een negatieve invloed op de visus hebben.

Na afloop van de behandeling brengt de huisarts chlooramfenicol in het oog aan en adviseert de patiënt om dit de komende drie dagen driemaal daags te doen. Een oogzalfverband is niet zinvol; het leidt soms tot meer pijn en een tragere genezing van de erosie. Wanneer er een deel van de roestring achter is gebleven is het verstandig om één dag na de behandeling te controleren. Ook bij complete verwijdering van een roestring in de optische as vindt controle na één dag plaats. Adviseer in alle andere gevallen alleen om terug te komen als klachten meer dan 48 uur aanhouden.

Een bijzondere situatie is het hiervoor al genoemde centraal in de cornea gelegen, ijzerhoudend corpus alienum. Dit moet met zo gering mogelijke beschadiging wél compleet verwijderd worden om littekenvorming in de optische as zo veel mogelijk te voorkomen. Hoe eerder het ijzerdeeltje en roestring er uit zijn, hoe geringer de littekenvorming. Als dit niet lukt, treedt in het aangedane oog een visusdaling op van enkele tienden op de visuskaart. Het is daarom goed de patiënt voorafgaande aan de behandeling te waarschuwen voor deze potentiële complicatie.

Bij een corpus alienum in de optische as van de cornea moet de huisarts gebruikmaken van een van een spleetlamp om zeker te zijn dat alle roest met minimale beschadiging kan worden verwijderd. Lukt dit niet of heeft de huisarts geen spleetlamp, dan is het in dit geval noodzakelijk de patiënt naar de oogarts te verwijzen.

Een andere reden tot verwijzing is een vastzittend corpus alienum in de cornea bij een patiënt die refractiechirurgie heeft gehad. Bij LASIK is er verminderd gevoel in de cornea, waardoor corpora aliena slechter worden opgemerkt. Bij gebruik van de oogfrees bestaat het risico op loswoelen van de flap.

14.6.2 Chalazionklem en curette

Bij chalazia zal de huisarts meestal in eerste instantie een afwachtend beleid voeren, een derde deel gaat spontaan over. Bij persisteren kan de huisarts kiezen voor injectie met verdunde kenacort A10, met name als het chalazion zich in de buurt van de traanwegen bevindt. Incisie en curettage is ook een veel toegepaste techniek.

De chalazionklem kan een ronde vorm hebben (type Ayre) of ovaal (type Desmarres). Het ronde type is kleiner en voor de meeste chalasia in de huisartspraktijk geschikt. Het ovale type kan echter ook met het handvat parallel aan de ooglidrand geplaatst worden, waardoor de helft van het oppervlak wordt benut. Het doel van de klem is hemostase en fixatie van het ooglid.

De chalazioncurette is bij voorkeur klein met een diameter van bijvoorbeeld 1 mm. Voor het verwijderen van een chalazion zijn verder nodig: viltstift, oxybuprocaïnedruppels en zo mogelijk ook tetracaïnedruppels, lidocaïne1 of 2 % met adrenaline, een 2 ml-spuit met 25G- of 27G-naald, een mesje no. 11 met heft, chlooramfenicoloogzalf, wattenstokjes en enkele gazen.

■ **Uitvoering**

Leg de patiënt plat op onderzoekbank of behandeltafel. Markeer aan de huidzijde met de viltstift de plek waar het chalazion zit, na verdoving is deze namelijk vaak moeilijk terug te vinden. Een extra stip op het tegenoverliggende ooglid is ook behulpzaam bij het terugvinden van 'de lengtegraad' waar het chalazion zich bevindt. Bij het verdoven wordt de naald aan de huidzijde van het ooglid ingebracht. De naald wordt parallel aan de huid gehouden om de oogbol niet te perforeren. De huisarts spuit wat lidocaïne in aan de rand van de zwelling die het verst van het ooglid verwijderd is en ook nog iets aan beide zijkanten. Na een druppel oxybuprocaïne in de conjunctivaalzak wordt bij voorkeur ook nog een druppel tetracaïne toegediend, omdat dit een betere verdoving van de conjunctiva geeft. De chalazionklem plaatst men met de dichte zijde naar boven op de aangetekende stip op het ooglid. Nadat de huisarts het klemmetje goed heeft vastgeschroefd, klapt hij het ooglid met de klem om. Soms verschuift de klem hierbij en moet de positie op het ooglid wat gecorrigeerd worden. Aan de binnenkant is het chalazion vaak te zien als een wat rode of juist meer gele plek. Bij twijfel kan met de verdovingsnaald geprikt worden in het gebied om te lokaliseren waar de brij ontlast. De huisarts plaatst de incisie op deze plek loodrecht op de ooglidrand. Daarbij heeft het de voorkeur van de ooglidrand af te snijden om per ongeluk doorsnijden hiervan te voorkomen. Er ontlast zich granulomateuze brei, waarna met de curette de bodem uitgeschraapt wordt. Indien er in een zeldzaam geval geen brei maar vast weefsel gevonden wordt, is het noodzakelijk dit te verwijderen en voor pathologisch onderzoek op te sturen.

Na aanbrengen van chlooramfenicoloogzalf in de onderste conjunctivaalzak maakt de huisarts de klem los en klapt zo nodig het ooglid terug. Laat de patiënt gedurende tien minuten met een gaas druk op het oog uitoefenen en waarschuw voor het optreden van een blauw

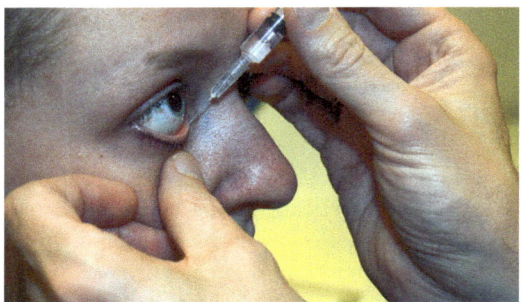

■ **Figuur 14.30**   Proef van Anel. (Foto: B. J. Ufkes)

oog. Een oogzalfverband is niet nodig. De patiënt brengt de chlooramfenicoloogzalf nog drie dagen tweemaal daags aan.

Bij de meeste patiënten met chalazia is sprake van Meibom-klierdisfunctie. Het is daarom zinvol om adviezen over ooglidrandhygiëne te geven.

Een enkele keer zit het chalazion erg oppervlakkig aan de huidzijde van het ooglid. In dat geval is het verstandig om na verdoving een kleine incisie parallel aan de ooglidrand aan de huidzijde te maken, de verdere procedure is gelijk.

14.6.3 Epileerpincet

Bij elk rood pijnlijk oog let de huisarts op wimpers van boven- of onderlid die tijdens het knipperen de cornea aanprikken en hiermee kleine cornea-erosies veroorzaken: trichiasis. Met vergroting door spleetlamp of loep zijn deze goed te epileren met een geschikt epileerpincet.

Epileerpincetten voor ciliën hebben meestal geen scherpe punt en zijn er in vele soorten. Voorbeelden zijn een Beer-pincet met ronde punt en een Beaupré-pincet of Gradle-pincet met scharniertje. Diverse andere typen zijn te vinden onder de term cilia forceps. Ook een uit de drogisterij afkomstige *tweezer* met schuin aflopende bek kan aberrante ciliën goed verwijderen. Bij frequente recidieven verwijst de huisarts naar de oogarts voor ooglidchirurgie of diathermie van deze wimpers.

14.6.4 Proef van Anel

Als de patiënt klaagt over een eenzijdig tranend oog zonder dat er sprake is van een ectropion of andere pathologie die het tranen verklaart, kan de huisarts door de proef van Anel (■ fig. 14.29 en 14.30) bepalen of de traanafvoer geblokkeerd is. Als bij het spuiten van vloeistof via de onderste traanbuis de patiënt de vloeistof in de keel voelt lopen, is de traanafvoer intact; komt de vloeistof er via het bovenste traanpuntje uit of loopt de vloeistof direct uit de onderste traanpunt terug dan is er een blokkade in de traanafvoer.

■ **Uitvoering**

In de klassieke uitvoering wordt het onderste traanpuntje eerst gedilateerd met sondes. Omdat dit kwetsbare gebied makkelijk door het sonderen verlittekent en hierdoor een iatrogene stenose wordt gemaakt, beschrijven we hier een alternatieve techniek.

De huisarts neemt een grijze 27G-naald of oranje 25G-naald. Met een naaldvoerder wordt het einde van de grijze naald afgebroken door deze heen en weer te knikken. Vervolgens controleert de huisarts met een loep de grijze naald op eventuele braampjes. Als deze aanwezig zijn wordt de procedure met een nieuwe 25G- of 27G-naald herhaald. Alleen een afgebroken naald met een stompe gladde breuk kan worden gebruikt. De huisarts monteert deze grijze naald op een 2 ml-spuit gevuld met fysiologisch zout, zorgt voor goede verlichting en zet een voorhoofdloep op. Dan wordt bij de zittende patiënt de naald voorzichtig loodrecht op de onderste ooglidrand ingebracht. De huisarts houdt hierbij de spuit losjes in pengreep tussen duim en wijsvinger. Na enkele millimeters wordt dan de bocht bereikt van de traanbuis naar nasaal. Door vervolgens het onderooglid met de vinger wat naar temporaal te trekken en de spuit naar dezelfde zijde voorzichtig te kantelen is het mogelijk om de naald nog een stukje naar nasaal op te voeren. Dit opvoeren moet min of meer vanzelf gebeuren, er mag geen noemenswaardige kracht worden uitgeoefend. Daarna kan de huisarts de spuit voorzichtig bijvoorbeeld een halve milliliter leegdrukken. Bij een open traanafvoer voelt de patiënt de vloeistof in de keel lopen.

Leesadvies

Blumenthal EZ. Aligning the Goldmann tonometer tip by means of the "Precontact Whitish Rings". Surv Ophthalmol. 1999;44(2):171–2.

Blumenthal EZ, Serpetopoulos CN. On focusing the slit-lamp: part I. An inaccurate ocular setting – what is there to lose? Surv Ophthalmol. 1998;42(4):351–4.

Casser L, Fingeret M, Woodcome HT. Atlas of primary eyecare procedures. Stamford: Appleton&Lange; 1997. ISBN 978-0838502570.

Elliot DB. Clinical procedures in primary eye care. Amsterdam: Elsevier Saunders; 2013. ISBN 978-070205194.

James B, Benjamin L. Ophthalmology: investigation and examination techniques. Philadelphia: Butterworth Heinemann; 2006. ISBN 978-0750675864.

Mártonyi CL, Bahn CF, Meyer RF. Slit lamp examination & photography. Mocksville: Twin Chimney Publishing; 2007. ISBN 978-0615165196.

Websites

▶ www.gonioscopy.org, Techniques for Difficult Angles>Van Herick Test.
▶ www.jnjvisioncare.co.uk/slit-lamp-techniques/slit-lamp-overview.
▶ www.michaelbach.de/fract/index.html: Freiburg Vision Test.
▶ www.tearfilm.org/videos.php.

Specialistisch oogheelkundig onderzoek en behandelingen

M. Van den Maegdenbergh

Samenvatting

De oogheelkundige praktijk met zijn medewerkers, diagnostische onderzoeken en behandelmogelijkheden worden in dit hoofdstuk beschreven. Het hoe en waarom ervan komt aan bod en stelt de lezer in staat het vervolgtraject van de patiënt in de tweede lijn beter te kunnen plaatsen. In de casuïstiek neemt de lezer een kijkje in de praktijk van de oogarts. De tekst kan integraal worden gelezen, maar ook in afzonderlijke delen en op deze manier gebruikt worden als achtergrondinformatie bij eigen casuïstiek.

Y. van Leeuwen et al. (Red.), *Oogheelkunde*, Praktische huisartsgeneeskunde,
DOI 10.1007/978-90-313-9926-0_15, © 2016 Bohn Stafleu van Loghum, onderdeel van Springer Media BV

15.1   Inleiding

In dit hoofdstuk wordt de oogheelkundige praktijk beschreven zoals de verwezen patiënt ermee te maken kan krijgen – de praktijk met zijn diversiteit aan medewerkers, diagnostische onderzoeken, medicamenteuze, laser- en operatieve behandelingen. De bedoeling is de *black box* die de oogheelkundige praktijk toch vaak is, te beschrijven, zodat het hoe en waarom van onderzoek en of behandeling inzichtelijk wordt. De huisarts blijft hiermee als begeleider van zijn patiënt een goed geïnformeerde gesprekspartner, zowel voor de oogarts als ook voor zijn patiënt.

Allereerst wordt kennisgemaakt met de oogheelkundige kliniek en zijn medewerkers. Ook de standaardonderzoeken waarmee bijna iedere patiënt te maken krijgt, worden kort aangeduid. Vervolgens zullen de in de reguliere oogheelkundige praktijk voorkomende meer geavanceerde diagnostische onderzoeken worden beschreven. Daarna volgen diverse behandelingen: medicamenteuze behandelingen, laserbehandelingen en ook een aantal veelvoorkomende of vernieuwende operatieve behandelingen worden beschreven.

In het laatste deel van dit hoofdstuk wordt een aantal cases besproken, waarbij de beschreven onderzoeken en behandelingen hun logische klinische plaats en betekenis krijgen.

15.2   Kennismaken met de oogheelkundige kliniek

15.2.1   Medewerkers in de oogheelkundige praktijk

Behalve oogartsen werken er verschillende paramedici in de oogheelkundige praktijk.

Alvorens de (nieuwe) patiënt bij de oogarts komt, wordt er vaak al een aantal onderzoeken gedaan. Deze onderzoeken betreffen metingen van de brilsterkte (topsterktemeting), de meting van de brekingsafwijking van het oog (automatische refractometer) en de oogdruk (non-contact-tonometrie).

De spreekuren van de oogarts worden vaak ondersteund door de technisch oogheelkundig assistent (TOA). Dit is een mbo-opgeleide medewerker die de oogarts assisteert met het spreekuur. De TOA ziet de patiënt als eerste, vraagt de anamnese uit, doet een visusonderzoek, drukmeting en geeft patiënt indien nodig een pupilverwijdende druppel. De oogarts doet het verder oogheelkundig onderzoek en bespreekt de bevindingen met de patiënt. TOA's verrichten ook veel van de verder in dit hoofdstuk genoemde diagnostische onderzoeken zoals OCT, gezichtsveld, FAG en dergelijke.

De orthoptist is een hbo-opgeleide paramedische medewerker die zich bezighoudt met het onderzoek en de behandeling van afwijkingen in de samenwerking van de ogen en de oogmotoriek (scheelzien, dubbelzien en het zogenoemde luie oog). In de praktijk betekent dit dat vooral kinderen op het orthoptisch spreekuur komen. De oogarts doet bij deze patiënten het oogheelkundig onderzoek.

Steeds meer doet de optometrist zijn intrede in de oogheelkundige praktijk. Ook dit is een hbo-geschoolde paramedicus. De optometrist heeft zowel kennis van brillen/contactlenzen, als ook van het oogheelkundig onderzoek en kan hierbij pluis/niet-pluis onderscheiden. Optometristen kunnen zowel in een optiekzaak als in een oogheelkundige praktijk werken. In de oogheelkundige praktijk zullen ze de oogarts ondersteunen bij het spreekuur en onder bepaalde voorwaarden controles van de oogarts overnemen.

Zowel orthoptist als optometrist zijn BIG-erkend, maar mogen geen voorbehouden handelingen verrichten, tenzij onder directe supervisie van de oogarts.

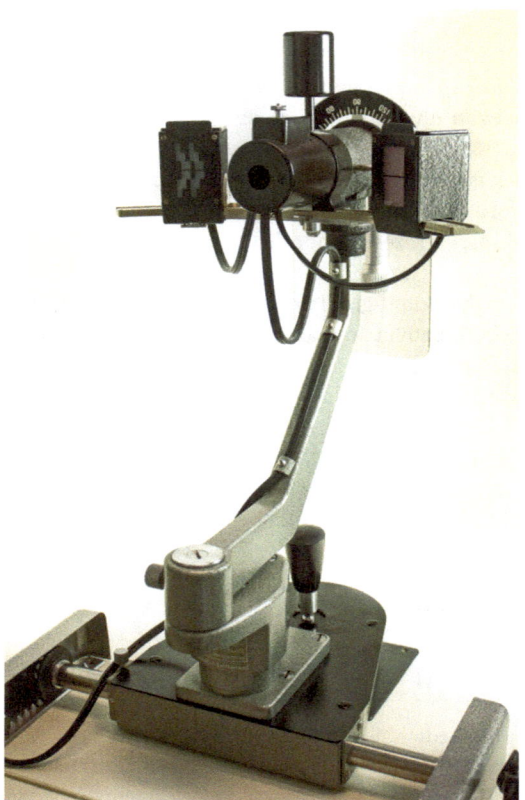

◘ Figuur 15.1   Ketatometer volgens Javal. (Foto: B. J. Ufkes)

Een nieuwe medewerker in de oogheelkundige kliniek is de PA (*Physician Assistent*). Het betreft hier een professional met een masteropleiding die zelfstandig geneeskundige zorg biedt, in nauwe samenwerking met de oogarts. De PA is BIG-geregistreerd en mag een aantal voorbehouden handelingen zelfstandig uitvoeren.

15.3   Diagnostische technieken

15.3.1   Keratometrie/topografie

Keratometrie leert iets over de vorm van het hoornvlies. Bij het onderzoek wordt de kromming van het centrale hoornvlies in twee richtingen gemeten. Dit kan bijvoorbeeld met de Javal-keratometer (◘ fig. 15.1).

De patiënt neemt plaats achter het apparaat met de kin op de kinsteun en het hoofd tegen de hoofdsteun. Vervolgens moet hij fixeren op een lampje, waarna de op het hoornvlies geprojecteerde figuurtjes scherp worden gesteld en in lijn worden gebracht. Hierna kan dan de kromming van het hoornvlies op een schaal worden afgelezen. Dit wordt vervolgens in een as 90 graden op de eerste meting herhaald. Er zijn tegenwoordig ook automatische keratometers, die in enkele seconden automatisch de centrale keratometriewaarden geeft. De keratometriewaarden zijn uit te drukken in zowel radius (straal van de gemeten meridiaan in millimeters) als dioptrie (brekende sterkte in die meridiaan in dioptrieën). Keratometrie is nodig voor het aanmeten van harde contactlenzen, maar ook voor cataractchirurgie. Zo is de keratometrie een belangrijke variabele bij de berekening van de te implanteren sterkte van de kunstlens bij een cataractoperatie. Wanneer de keratometriewaarden van de beide assen meer dan 0,3 mm of 1,5 dioptrie verschilt (er is dan sprake van een cilinderafwijkingen: astigmatisme), dan zijn de waarden bovendien belangrijk bij het berekenen van de sterkte en de richting van de torische component (ter correctie van de cilinderafwijking) van een eventueel torische intraoculaire lens (zie ook verder bij kunstlenskeuze bij cataractchirurgie). Keratometriewaarden kunnen ook belangrijk zijn bij het opsporen van pathologie, bijvoorbeeld bij keratoconus. De beperking van de centrale keratometrie is dat krommingsafwijkingen van de cornea die zich buiten het centrum afspelen er niet goed mee in kaart kunnen worden gebracht. Bijvoorbeeld bij een keratoconus bevindt de uitbochting door verdunning van de cornea zich meestal in het onderste deel van de cornea en zal dus bij deze techniek niet altijd worden opgemerkt.

Daarom wordt in toenemende mate een topograaf gebruikt bij onderzoek naar kromming(safwijkingen) van de cornea (◼ fig. 15.2a). Een topograaf maakt een kaart van de kromming van het gehele hoornvlies (◼ fig. 15.2b). Tevens laat het zien of het astigmatisme regulair dan wel irregulair en dus pathologisch is, zoals bij verlittekening van de cornea of keratoconus.

15.3.2 Perimetrie

Gezichtsscherptemeting (met de visuskaart) is een belangrijk onderdeel van het oogheelkundig onderzoek. Het zegt echter alleen iets over het centrale zien. De gevoeligheid van de rest van het gezichtsveld kan worden getest met een gezichtsveldonderzoek of perimetrie (◼ fig. 15.3a en 15.3b). Als we het onderzoek van het perifere gezichtsveld volgens de confrontatiemethode van Donders en een Amslertest voor het centrale gezichtsveld hier buiten beschouwing laten (zie hiervoor ▶ par. 14.3), dan zijn er twee manieren om gezichtsveldonderzoek te doen: de statische en de kinetische perimetrie. In beide gevallen moet de patiënt in een bol kijken, waarbij hij fixeert op een lampje in het centrum van de bol. In het eerste geval, de statische techniek, worden er lichtpuntjes in het gezichtsveld aangeboden, waarbij de patiënt bij het zien van het lichtpuntje op een knopje duwt. De lichtpuntjes variëren van intensiteit, zodat er ook kwalitatieve waarden kunnen worden gegeven aan een waargenomen punt. Het onderzoek vergt concentratie van de patiënt. Er is vaak sprake van een leercurve, waarbij de betrouwbaarheidsscore, uitgedrukt in FN (fout-negatief) en FP (fout-positief), verbetert nadat het onderzoek een aantal keer is herhaald. Zeker bij glaucoompatiënten is het dan ook gebruikelijk in een periode van een half jaar het gezichtsveldonderzoek een aantal maal te herhalen, tot er sprake is van een betrouwbare uitslag. De meest gebruikte statische perimeter is de Humphrey Field Analyser (HFA). Het is een apparaat dat vooral bij glaucoompatiënten wordt gebruikt voor diagnostiek en monitoring van het ziekteproces.

De kinetische perimetrie gaat uit van een bewegend lichtpuntje dat vanuit het perifere gezichtsveld naar centraal beweegt. De patiënt geeft vervolgens door een druk op een knop aan, wanneer hij het lichtpuntje waarneemt. Door de sterkte van het lichtpuntje te variëren ontstaan verschillende begrenzingen van het gezichtsveld – isopters – waarbij het sterkste lichtpunt een

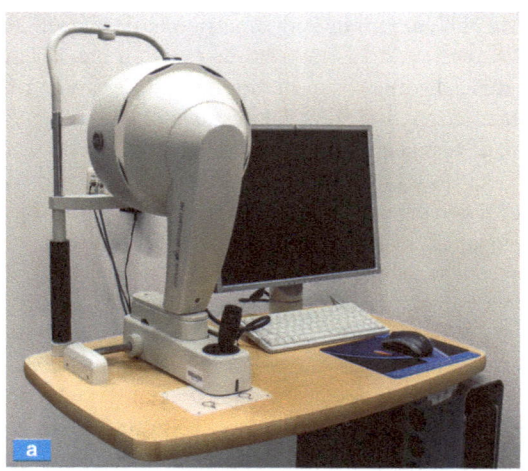

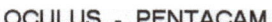

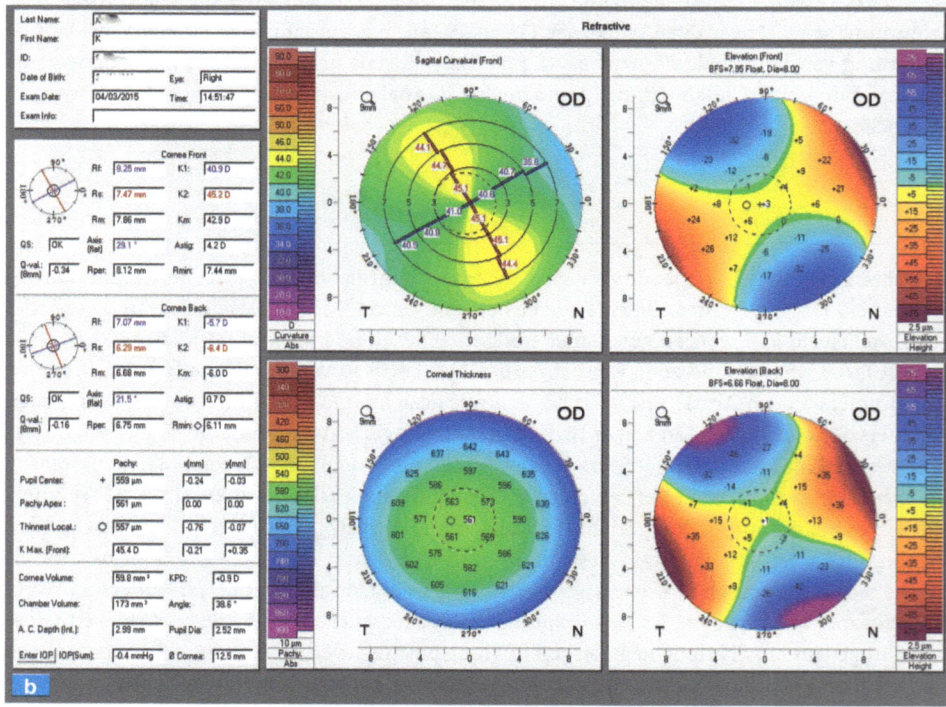

◘ Figuur 15.2   a Corneatopograaf. (Foto: B. J. Ufkes) **b** Corneatopografie.

groot gezichtsveld laat zien en de zwakste lichtpunt alleen in het centrale gezichtsveld wordt waargenomen. Het onderzoek wordt uitgevoerd met een Goldmann-perimeter en is vooral geschikt om neurologische gezichtsveldafwijkingen zoals hemianopsie vast te stellen. Ook beginnende perifere uitval, zoals bij een tapetoretinale degeneratie, kan met een Goldmann worden vastgelegd.

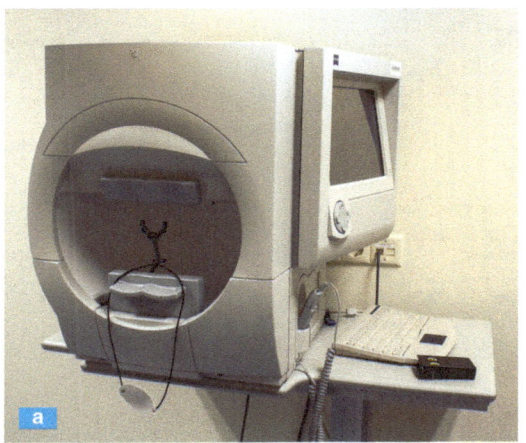

a

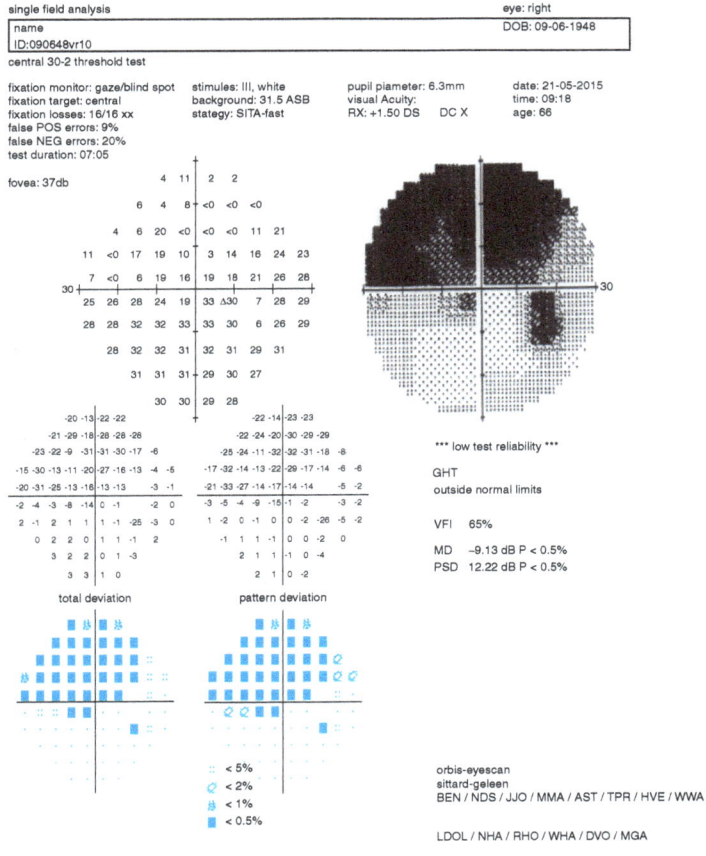

single field analysis   eye: right

name   DOB: 09-06-1948

ID:090648vr10

central 30-2 threshold test

fixation monitor: gaze/blind spot   stimules: III, white   pupil piameter: 6.3mm   date: 21-05-2015
fixation target: central   background: 31.5 ASB   visual Acuity: time: 09:18
fixation losses: 16/16 xx   stategy: SITA-fast   RX: +1.50 DS   DC X   age: 66
false POS errors: 9%
false NEG errors: 20%
test duration: 07:05

fovea: 37db

*** low test reliability ***

GHT
outside normal limits

VFI   65%

MD   −9.13 dB P < 0.5%
PSD   12.22 dB P < 0.5%

total deviation   pattern deviation

:: < 5%
Q < 2%
⅓ < 1%
■ < 0.5%

orbis-eyescan
sittard-geleen
BEN / NDS / JJO / MMA / AST / TPR / HVE / WWA

LDOL / NHA / RHO / WHA / DVO / MGA

b

Figuur 15.3   **a** Perimeter. (Foto: B. J. Ufkes) **b** Gezichtsveldonderzoek.

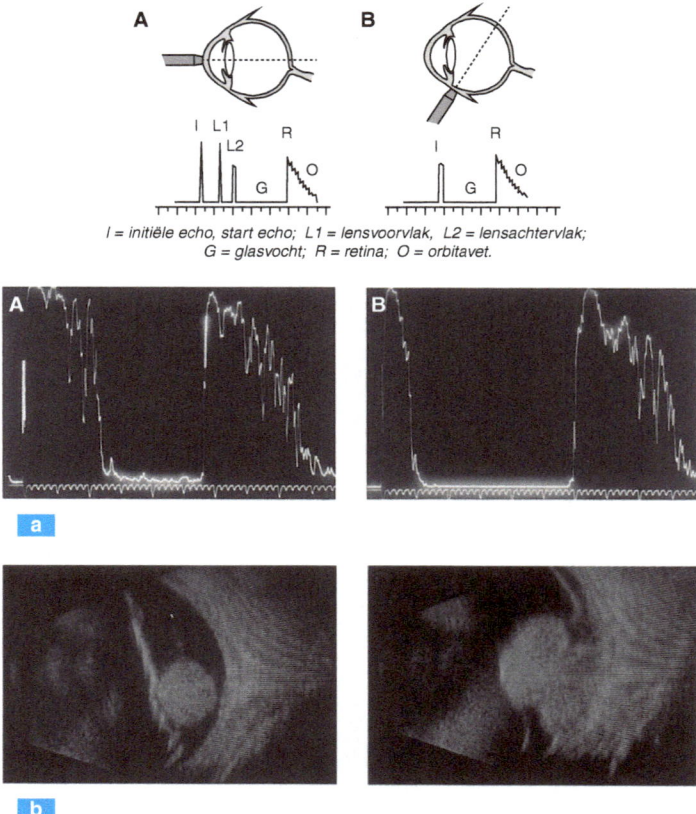

I = initiële echo, start echo; L1 = lensvoorvlak, L2 = lensachtervlak;
G = glasvocht; R = retina; O = orbitavet.

● **Figuur 15.4** **a** Centraal (*A*) en paracentraal (*B*) A-scanechogram van een normaal oog. Duidelijk zichtbaar zijn de diverse grensvlakken. **b** B-scanechogrammen van een vlak choroideamelanoom; tweedimensionaal beeld van een oogdoorsnede.

15.3.3 Echografie

Het echografisch onderzoek vindt plaats met ultrageluid en is daarbij onafhankelijk van de helderheid van de media van het oog. Echografisch onderzoek zal dan ook vooral worden ingezet op momenten dat met een reguliere onderzoeksmethode, bijvoorbeeld funduscopie, het netvlies niet te zien is. Dit kan bijvoorbeeld het geval zijn bij een fors cataract of een glasvochtbloeding. Maar ook bij tumoren die goed zichtbaar zijn bij funduscopie kan echografie toegevoegde waarde hebben. Door verschillende reflectiviteit van weefsels kan weefseldifferentiatie worden gemeten. Hierbij kan bijvoorbeeld echografisch onderscheid gemaakt worden tussen naevus en melanoom, maar ook verschillende soorten metastase worden gedifferentieerd. Echografisch kan een A-scan en een B-scan worden gemaakt. De A-scan geef een puntvormig afbeelding, de B-scan een lijnvormige afbeelding (● fig. 15.4a en 15.4b). Door met een B-scan het gehele oog 'af te scannen' kun je een driedimensionaal beeld vormen. Het onderzoek is voor de patiënt niet vervelend. Bij de B-scan kan vaak door het gesloten ooglid heen worden gescand.

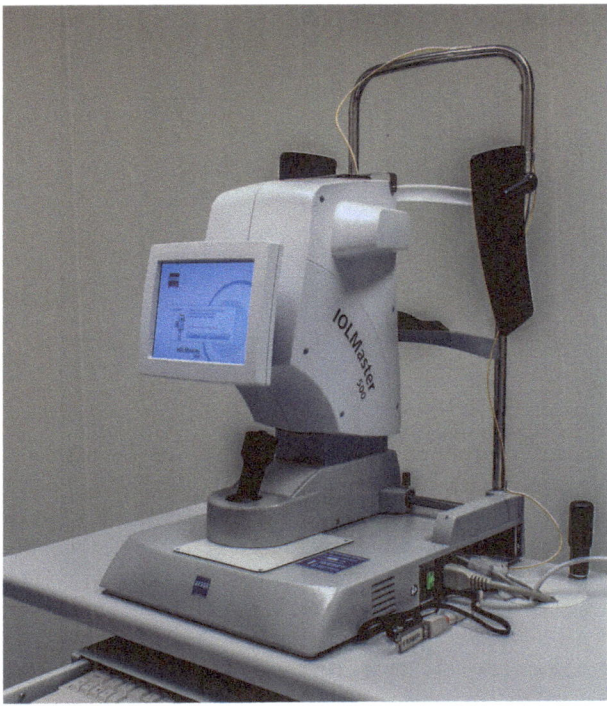

Figuur 15.5   IOL Master-apparaat. (Foto: B. J. Ufkes)

15.3.4 **Biometrie**

Biometrie vindt plaats op het moment dat besloten is een cataractoperatie te plannen. Met dit onderzoek kan de sterkte van de te implanteren intraoculaire lens worden bepaald (◘ fig. 15.5). Het onderzoek is niet belastend voor de patiënt. Het apparaat meet met licht zowel de corneakromming (zie ook keratometrie) als de lengte van het oog (aslengte). Deze beide variabelen worden door softwareapplicatie in het apparaat geïnterpreteerd om de sterkte van de te implanteren intraoculaire lens te bepalen. Veelgebruikte apparaten zijn de IOL Master en de LENSTAR. Er is sprake van een hoge mate van betrouwbaarheid van de meting, zodat de postoperatieve refractie goed van tevoren te voorspellen en te kiezen is.

Indien er sprake is van een dermate storend cataract dat meting van de lenssterkte op deze manier niet mogelijk is – bijvoorbeeld bij een matuur of storend subcapsulair cataract –, dan worden de keratometrie en de aslengte apart gemeten. Dit kan met de, al dan niet automatische keratometer, en de A-scan. Met deze waarden kan dan ook de lenssterkte worden berekend. De betrouwbaarheid is daarmee wel minder dan met het geautomatiseerde systeem.

15.3.5 **Fluorescentieangiografie (FAG)**

Fluorescentieangiografie (◘ fig. 15.6) is een onderzoeksmethode van het netvlies die zijn sporen inmiddels meer dan verdiend heeft. Het is mogelijk hiermee de bloedvaten van de retina en choroidea zichtbaar te maken. Ischemie of lekkage van bloedvaten kan zo worden

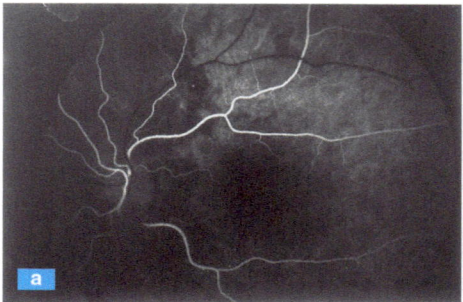
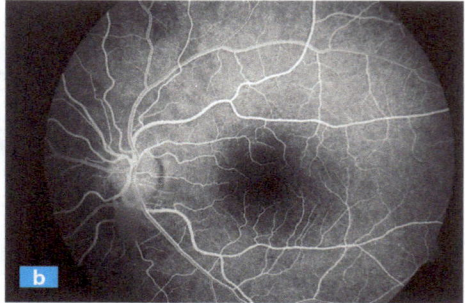

Figuur 15.6   Fluorescentieangiogram (vullingspatroon op verschillende tijdstippen na intraveneuze fluoresceïne-injectie).

opgespoord. Ook kan door de mate van fluoresceren iets gezegd worden over het pigmentblad van de retina of andere afwijkingen. Op deze manier geeft het een gedetailleerd beeld van de verschillende lagen van het netvlies. Via een infuusnaaldje op de hand of arm wordt een kleine hoeveelheid fluoresceïne, een niet-jodiumhoudende kleurstof, ingespoten. Op het moment dat de kleurstof het oog bereikt, meestal al na enkele hartslagen, wordt er gestart met het maken van fundusfoto's met een blauwfilter. De fotoreeks kan verdeeld worden in een vroege fase, middenfase en late fase. In de vroege fase vult zich de choroidea (en eventueel een vaatnieuwvorming van de choroidea: een subretinale neovascularisatie) en snel erna het arteriële retinale vaatbed; in de middenfase het veneuze vaatbed. Het geeft met name informatie over de retinale en choroïdale bloedvaten: is er sprake van lekkage of ischemie, zijn er vaatnieuwvormingen retinaal of choroïdaal? Verder kan ook het pigmentblad er goed mee in beeld worden gebracht. Defecten in het pigmentblad worden zichtbaar, omdat de fluoresceïne er fel doorheen komt, zogenoemde 'windowdefecten' of pigmentepitheelloslatingen (PEL), waarbij de fluoresceïne met name in de late fase van de opnames als fel oplichtende vloeistof in een blaasje blijft hangen.

Hoewel er enkele gevallen van anafylactische shock bij een FAG zijn beschreven, is het een veilig onderzoek. Patiënten kunnen soms een kort moment na inspuiting wat misselijk zijn en de huid en later de urine kleuren na het onderzoek kortdurend geel. Patiënten krijgen voor het onderzoek altijd pupilverwijdende druppels, zodat het raadzaam is erna niet auto te rijden en een zonnebril mee te nemen.

Veel minder gebruikelijk dan een FAG is het ICG-onderzoek – een vergelijkbaar onderzoek, maar dan met indocyaninegroen als kleurstof. Dit geeft een betere visualisatie van de choroidea. Dit laatste onderzoek wordt vooral gedaan in academische centra.

15.3.6 Elektrofysiologie

Elektrofysiologisch onderzoek van het oog zal in de meeste oogheelkundige praktijken zijn ondergebracht bij de afdeling Klinische Neurofysiologie/Neurologie. Redenen voor de oogarts dit onderzoek aan te vragen zijn bijvoorbeeld onbegrepen visusdaling of ter differentiatie van retinale afwijkingen. Er zijn drie onderzoeken te onderscheiden die elkaar grotendeels aanvullen en een indruk geven van de functie van het netvlies en de oogzenuw.

Allereerst het ERG: elektroretinogram. Het gaat hierbij vooral de functie van de lichtgevoelige cellen van het netvlies te onderzoeken. Patiënten krijgen pupilverwijdende druppels en na een verdovende oogdruppel wordt een contactlens geplaatst met elektrodes, soms worden de elektrodes op de oogleden aangebracht. Op deze manier is het mogelijk potentiaalverschillen te meten tussen de voor- en achterkant van het oog. Deze metingen worden gedaan in licht-geadapteerde omstandigheden (het fotopische ERG) om vooral de functie van de kegeltjes te meten en in donkergeadapteerde omstandigheden (het scotopische ERG) om de functie van de staafjes te meten. Het ERG is afwijkend bij tapetoretinale degeneratie zoals retinitis pigmentosa, maar ook bij macula-afwijkingen, bepaalde kleurzienstoornissen en dergelijke.

Het EOG: elektro-oculogram. Hierbij worden elektrodes aan weerzijden van de ogen geplakt. Door de ogen heen en weer te bewegen kunnen ook op deze manier heel kleine potentiaalverschillen worden gemeten, vooral van het retinale pigmentepitheel. Ook het EOG is afwijkend bij retinitis pigmentosa en maculaire afwijkingen.

Het VEP: *visual evoked potentials*. Hierbij worden elektrodes op het hoofd geplakt, met name ter hoogte van de occipitale cortex achter op het hoofd. De patiënt krijgt een verspringend schaakbordpatroon te zien met steeds kleiner wordende blokjes. De mate en snelheid waarmee de informatie wordt doorgegeven is een maat voor het functioneren van de nervus opticus. Een bekend voorbeeld van een afwijkend VEP zien we bij opticusafwijkingen bij multipele sclerose.

15.3.7 Beeldvorming

Optical coherence tomography (OCT) heeft in het laatste decennium een belangrijke plaats gekregen in de oogheelkundige praktijk. OCT is een digitale beeldvormende techniek, waarbij gebruik wordt gemaakt van licht in het infrarode spectrum (fig. 15.7a, 15.7b en 15.7c). Het is een niet-invasief onderzoek dat informatie geeft over de retinale structuren.

Er bestaat ook een OCT van het voorsegment die de voorste oogkamer in beeld brengt. Omdat deze laatste OCT geen standaard apparaat is in de huidige oogheelkundige praktijk, zal deze hier niet verder worden besproken.

Het principe van de OCT is dat licht door de media van het oog de retina kan bereiken en ook deels hierin kan doordringen (heldere media zijn dus wel een vereiste). De verschillende structuren en overgangen van structuren in de retina geven een verschillende mate van terugkaatsing van het licht. Dit teruggekaatste coherente licht (het strooilicht wordt uitgefilterd) wordt vergeleken met terugkaatsing via een referentiespiegel. Het tijdsverschil tussen deze twee teruggekaatste lichtstralen kan dan worden gemeten en omgezet worden in plaatjes. Met de huidige moderne OCT's worden ongeveer 27.000-40.000 plaatjes gemaakt. De zo gemaakte plakjes (tomografie) zijn dan vervolgens om te zetten in een driedimensionaal beeld. Behalve de macula kunnen de meeste OCT's ook de retinale zenuwvezellaag en de papil afbeelden. Dit maakt dus dat het onderzoek zowel bij patiënten met maculaire afwijkingen (maculadegeneratie, maar ook maculaire afwijkingen bij DM of veneuze occlusie) als ook bij glaucoompatiënten, of op glaucoom verdachte patiënten wordt gebruikt. Ook in het kader van MS-research wordt de OCT veel als onderzoeksapparaat ingezet.

De OCT wordt veel gebruikt in de oogheelkundige praktijk. Het is een snel onderzoek en niet belastend voor de patiënt. Het is meestal wel nodig dat de pupil wordt verwijd. Het wordt gebruikt in het kader van diagnostiek, maar ook om een ziektebeeld te vervolgen of reactie op therapie te meten.

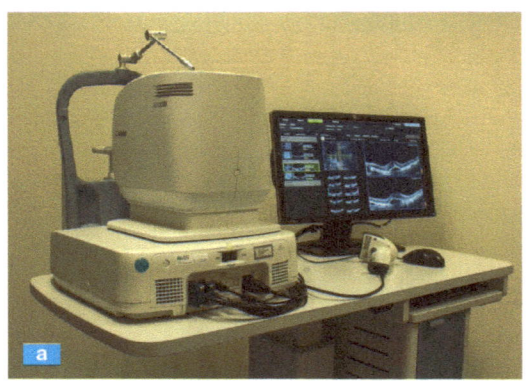

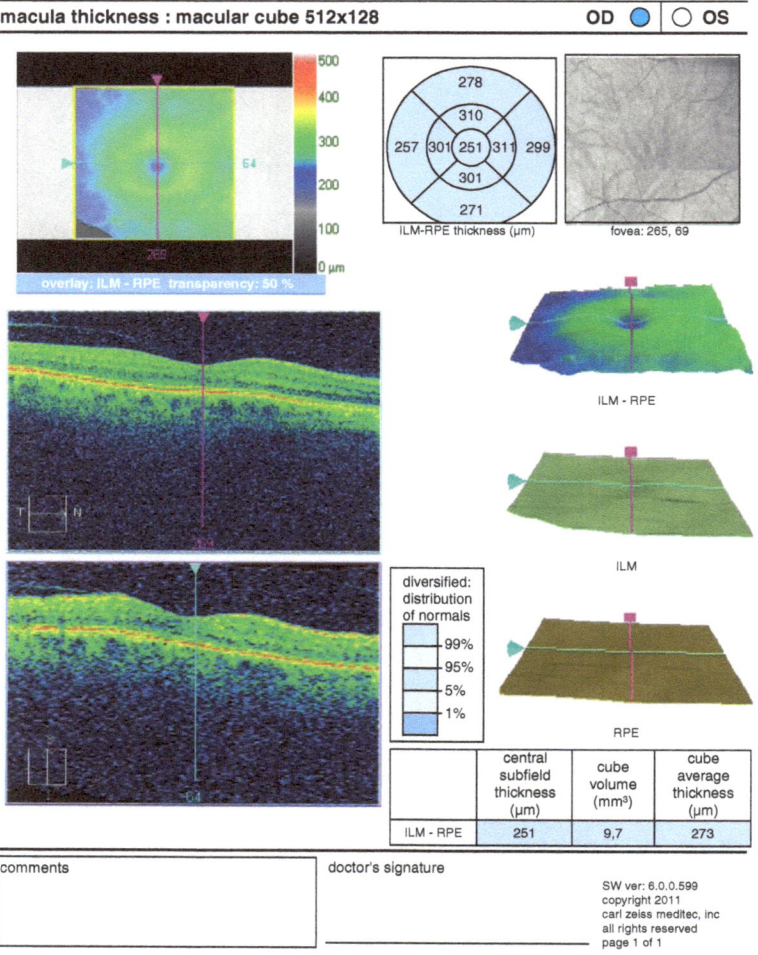

name:				
ID:	410107	exam date:	23-6-2015	CZMI
DOB:	25-7-1942	exam time:	10:51	
gender:	male	serial number:	400-14438	
doctor:		signal strength: 9/10		

ZEISS

macula thickness : macular cube 512x128   OD ● | ○ OS

overlay: ILM - RPE transparency: 50 %

ILM-RPE thickness (µm)   fovea: 265, 69

ILM - RPE

ILM

diversified:
distribution
of normals

99%
95%
5%
1%

RPE

	central subfield thickness (µm)	cube volume (mm³)	cube average thickness (µm)
ILM - RPE	251	9,7	273

comments

doctor's signature

SW ver: 6.0.0.599
copyright 2011
carl zeiss meditec, inc
all rights reserved
page 1 of 1

■ **Figuur 15.7**   **a** OCT-apparaat. (Foto: B. J. Ufkes) **b** OCT-beeld van de macula. **c** OCT-beeld van de zenuwvezellaag.

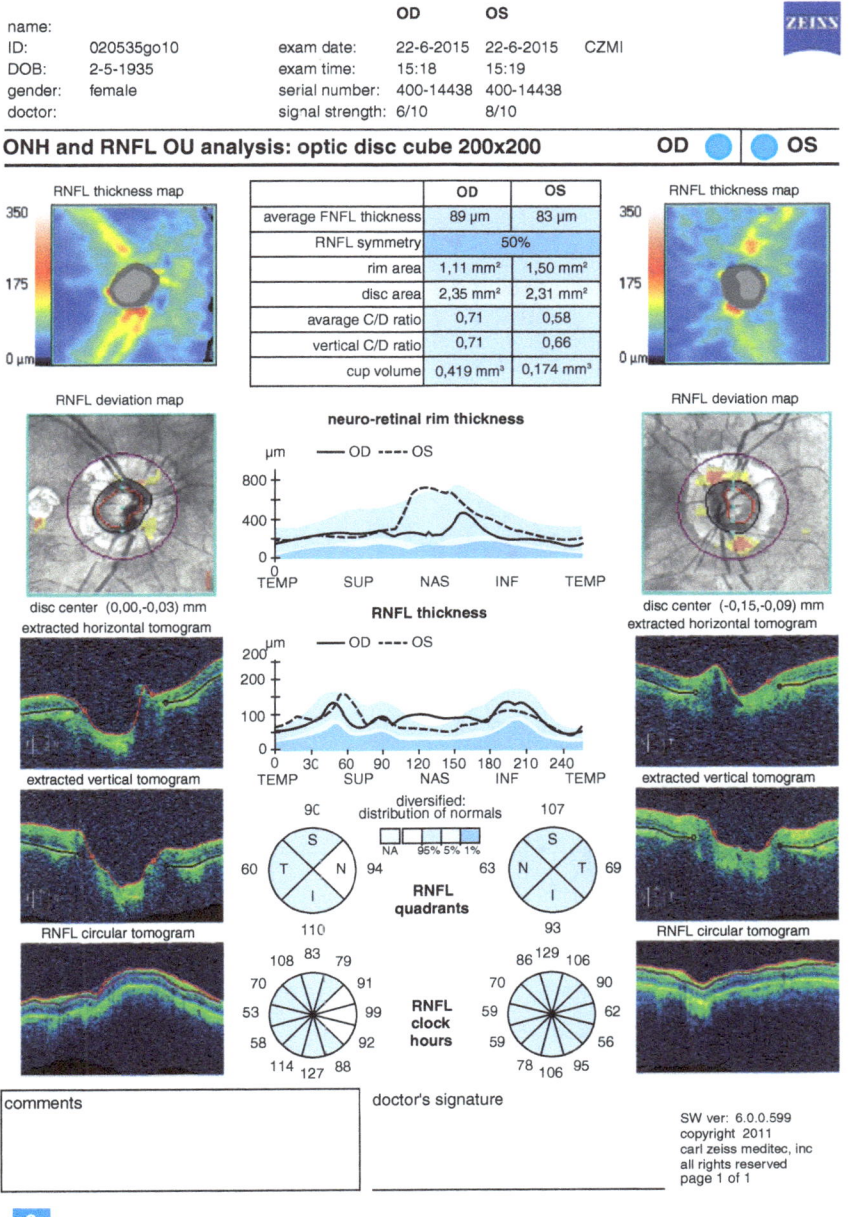

c

☐ **Figuur 15.7** Vervolg.

15.3.8 Pachymetrie

Pachymetrie (☐ fig. 15.8) is een onderzoek naar de (meestal centrale) dikte van de cornea. Dit kan gemeten worden met ultrageluid of met OCT. Het is een niet-belastend onderzoek voor de patiënt. Pachymetrie is vooral belangrijk in het kader van vooronderzoek bij laserrefractie-

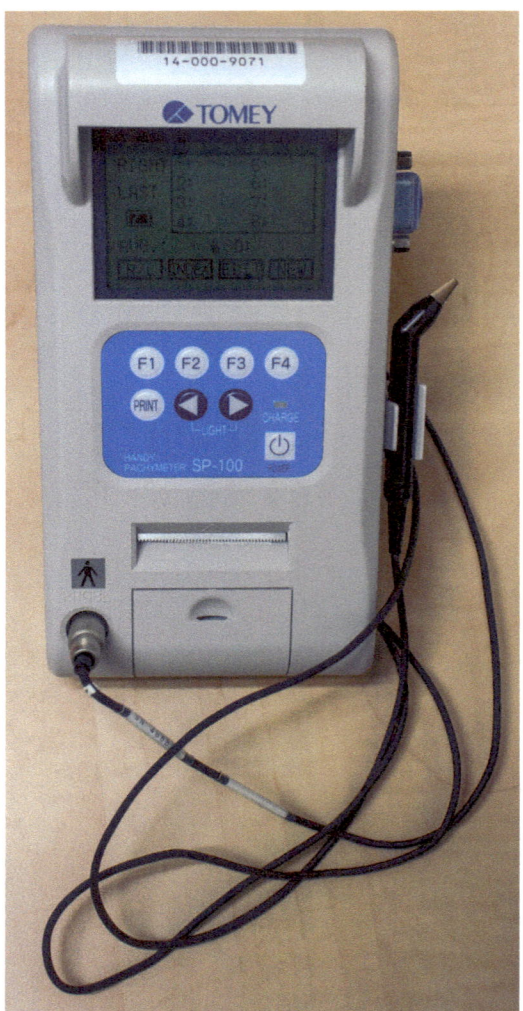

◘ Figuur 15.8   Pachymeter. (Foto: B. J. Ufkes)

chirurgie. Bij deze behandeling wordt immers een laagje van het corneastroma verdampt en moet er na behandeling genoeg corneadikte overblijven om de vormstabiliteit van de cornea te garanderen.

Verder is pachymetrie van belang bij glaucoomscreening. Een dunne cornea, minder dan 500 μm, geeft een lagere oogdruk aan bij meting. Een dikkere cornea, meer dan 600 μm, geeft een hogere oogdruk aan bij meting. Dit omdat oogdrukmeting gebaseerd is op de kracht die nodig is om de cornea in te drukken: applaneren. Bij een dunne cornea wordt deze relatief makkelijker ingedrukt en zal daardoor een onderschatting van de werkelijke oogdruk opleveren. Voor een dikkere cornea geldt het tegenovergestelde. Los van de te laag gemeten oogdruk, lijkt een dunne cornea ook een onafhankelijke risicofactor voor het ontwikkelen van glaucoom.

15.4 Medicamenteuze behandelingen

15.4.1 Anti-VEGF

De behandeling van patiënten met anti-Vasculaire Endotheliale Groei Factor (anti-VEGF)-middelen is in de oogheelkunde niet meer weg te denken. Hoewel de eerste behandelingen mondjesmaat hun intrede deden rond 2005, is het intussen een deel van het vak met groot beslag op tijd en middelen. Het is een belastende behandeling voor de patiënt en zijn omgeving. De enige verklaring voor het succes is dan ook dat het resultaat beter is dan die van alle behandelingen in het verleden. De meest gebruikte middelen zijn bevacizumab (Avastin®): middel van eerste keus en ranibizumab (Lucentis®) of aflibercept (Eylea®) bij non-respons op of contra-indicatie voor bevacizumab.

Anti-VEGF is een gehumaniseerd antilichaam dat zich richt op de menselijke vasculaire endotheliale groeifactor A (VEGF-A). VEGF is in het lichaam een van de belangrijkste factoren als het gaat om angiogenese van normale en abnormale bloedvaten. De eerste geneeskundige toepassing van anti-VEGF was die in de oncologie bij coloncarcinoom. Anti-VEGF heeft voor de oogheelkunde twee belangrijke werkingsmechanismen: ten eerste remt het vaatnieuwvorming en ten tweede vermindert het vaatlekkage. Zowel vaatnieuwvorming als vaatlekkage spelen een belangrijk rol in de ontwikkeling van exsudatieve leeftijdgebonden maculadegeneratie (LMD).

Bij patiënten bij wie een exsudatieve LMD wordt geconstateerd, wordt gestart met een oplaaddosis van drie injecties, gegeven om de vier weken. Het vervolgtraject is afhankelijk van welk protocol gevolgd wordt: consequent doorgaan met vierwekelijkse injecties of doorgaan tot de macula 'droog' is (te meten met OCT) en erna doorbehandelen met een afnemende injectiefrequentie (*treat-and-extend*) of: behandelen tot de macula 'droog' is, herbehandelen bij recidief vocht of visusdaling ('PRN: Pro Re Nate'). Vaak is de realiteit een mix tussen de verschillende strategieën, mede afhankelijk van de gezichtsscherpte van het aangedane en het niet-aangedane oog, de belastbaarheid van patiënt en zijn/haar familie.

De belasting voor de patiënt bestaat eruit dat hij frequent controles en/of behandeling moet ondergaan. De behandeling op zichzelf wordt over het algemeen goed verdragen: na locale verdoving met een druppel, soms aangevuld met een subconjunctivale verdoving op de injectieplaats, wordt het anti-VEGF-middel in de glasvochtruimte gespoten. Het oogheelkundige complicatierisico is heel klein, minder dan 1:1000, en kan bestaan uit milde complicaties zoals een subconjunctivale bloeding, een tijdelijke oogdrukstijging of geringe prikkeling van het oog, tot ernstige complicaties als aanprikken van de lens met cataract als gevolg, netvliesloslating of endoftalmitis. Het risico op systemische complicaties van deze middelen is uitgebreid bekend vanuit het intraveneuze gebruik van anti-VEGF bij colon- en longcarcinoom. Echter, de geringe systemische blootstelling bij intravitreale toediening maakt het systemische risicoprofiel acceptabel (◘ fig. 15.9).

De laatste jaren is het indicatiegebied voor behandeling met anti-VEGF verder uitgebreid. Want behalve exsudatieve LMD zijn er meer oogheelkundige ziektebeelden waarbij lekkage en retinale vaatproliferatie een rol spelen. Ook bij patiënten met diabetische retinopathie of veneuze occlusie is de concentratie VEGF in het glasvocht hoog, met vaatlekkage en vaatnieuwvorming als gevolg. Hoewel laserbehandeling hier nog steeds een belangrijke rol heeft, krijgt anti-VEGF-therapie bij deze retinale afwijkingen een steeds duidelijkere plaats. Met name als het gaat om behandeling van maculair oedeem bij diabetes, zijn intravitreale anti-VEGF-behandelingen superieur aan de traditionele laserbehandeling. Ook bij veneuze occlusies, zowel venetak (BRVO) als centrale-vene-occlusie (CRVO) hebben intravitreale injecties een gunstig effect op de gezichtsscherpte en het voorkomen van complicaties.

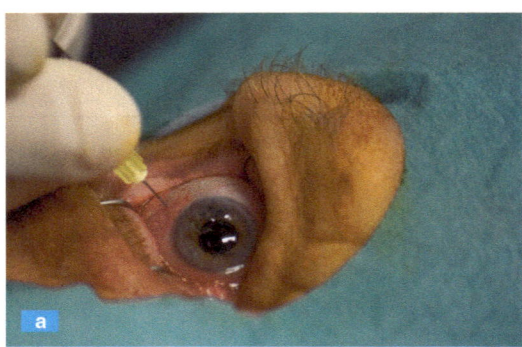
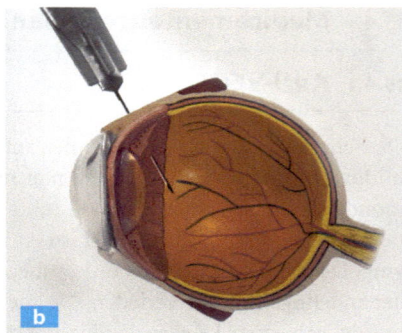

Figuur 15.9   Intravitreale injectie. (Foto's: B. J. Ufkes)

Kortom, anti-VEGF-therapie is *booming* in het tweede decennium van de 21^e eeuw. Dat het een zware wissel trekt op de oogheelkundige praktijk voor wat betreft mankracht als ook middelen moge duidelijk zijn. Ook voor patiënten is het, ondanks het vaak goede resultaat, een zware beproeving. Er wordt dan ook veel onderzoek verricht naar andere toedieningsvormen (druppels?), dan wel andere preparaten met een langere werkingsduur.

15.5   Laserbehandelingen

15.5.1   Retinale laser

Light amplification by stimulated emission of radiation (LASER) wordt in de oogheelkunde regelmatig als behandeling ingezet. Er zijn verschillende soorten lasers die in de oogheelkunde gebruikt worden. Bij netvliesbehandeling wordt een coagulerende laser gebruikt, waarbij het doel van de laserbehandeling verschillend kan zijn. Bij een laserbehandeling van het netvlies kan een groot deel van de retina (panretinale behandeling) of een beperkt deel van de retina (focale behandeling) behandeld worden.

■ **Panretinale laserbehandeling**

Indien het netvlies ischemisch is door bijvoorbeeld diabetische afwijkingen of een vaatocclusie, reageert het netvlies hierop met vaatnieuwvorming: retinale neovascularisatie. Stoffen als VEGF spelen hierbij een belangrijke rol. Deze vaatnieuwvormingen herstellen echter geenszins de normale vascularisatie van het netvlies. Erger, ze kunnen gaan lekken en daarmee aanleiding geven tot een glasvochtbloeding, of fibroseren en daarmee een netvliesloslating (tractie ablatio) veroorzaken. Belangrijk is dan ook de vorming van deze nieuwe vaten te voorkomen of te bestrijden. Anti-VEGF-injecties kunnen hierbij een rol spelen, maar gezien het tijdelijke effect van deze behandeling, zal bij een ischemisch netvlies een panretinale laserbehandeling de voorkeur hebben. Hierbij wordt het netvlies over 360 graden vanaf de vaatboog tot aan het perifere netvlies 'gecoaguleerd' (■ fig. 15.10). De coagulaten zijn te variëren voor wat betreft de duur, de grootte en de laserenergie. Met de moderne laserapparatuur kunnen er behalve individuele coagulaten, ook patronen worden gelaserd (*pattern scan laser*). Dit zorgt voor een meer uniforme behandeling van het netvlies. Bovendien is bij deze laser de duur van het coagulaat korter, waardoor de patiënt minder pijn ervaart. De laserenergie zorgt voor lokale atrofie vooral van de fotoreceptoren. Hierdoor neemt de zuurstofbehoefte van het netvlies af en ontstaat een

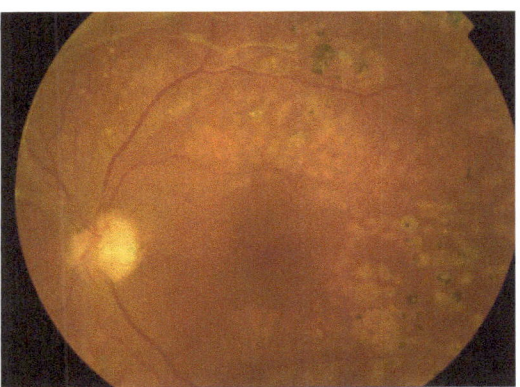

Figuur 15.10   Lasercoagulaten bij proliferatie DRP.

nieuw evenwicht tussen (verminderde) zuurstofaanbod en (verminderde) zuurstofbehoefte. Vaatnieuwvormingen zullen zich niet ontwikkelen of in regressie gaan. Belangrijk hierbij is de patiënt te informeren dat hij niet beter zal gaan zien en zelfs in bepaalde opzichten slechter. Zijn schemerzien zal aangetast worden. De behandeling is echter een investering in een ziende toekomst, althans vooral wat het centrale zien betreft.

■ Focale laserbehandeling

Indien er in het netvlies sprake is van zeer plaatselijke microangiopathie, zich uitend in lekkage van de bloedvaten, dan is een focale laserbehandeling van de aangedane bloedvaten geïndiceerd. Een goede indicatie voor deze behandeling is bijvoorbeeld een krans van harde exsudaten (circinata) rond een groepje lekkende microaneurysma's. Door de microaneurysma's te laseren stopt de lekkage en verdwijnen in de loop van enkele maanden de harde exsudaten. Voordat anti-VEGF-behandelingen werden toegepast, werd bij diffuus maculaoedeem ook nog wel een focale maculaire laser, de zogenoemde GRID-behandeling, gedaan. Dit gaf in ongeveer de helft van de gevallen een verbetering van de gezichtsscherpte, maar niet altijd zonder dat hierbij storende centrale scotomen ontstonden.

Een andere toepassing van een focale laserbehandeling is die bij een aanliggend retinadefect. De lasercoagulaten die dan rondom het defect in enkele rijen worden aangelegd dienen als barrière tegen het doorscheuren en ontstaan van een netvliesloslating.

Een bijzondere toepassing van een focale laserbehandeling is de PDT (fotodynamische therapie). Hierbij wordt een fotosensitieve kleurstof (verteporfine) intraveneus toegediend en wordt de te behandelen laesie met lage intensiteit laser behandeld. Hierbij kan er centraal gelaserd worden zonder dat een absoluut scotoom wordt veroorzaakt. Met de opkomst van anti-VEGF-behandeling is het indicatiegebied voor deze toepassingsvorm van laser veel kleiner geworden. Een indicatie voor een PDT-behandeling is bijvoorbeeld een choroïdale sereuze epitheliopathie, serosa.

15.5.2 Glaucoomlaser

Laserbehandelingen bij glaucoom kunnen drie doelen dienen. Het kan de afvloed van kamerwater via het trabekelsysteem verbeteren, het kan voorkomen dat er een pupilblok ontstaat, of het kan de kamerhoek dieper maken. Glaucoomlaserbehandelingen zijn over het algemeen niet pijnlijk. Risico's zijn een tijdelijke drukpiek of een milde uveïtis. Voor de behandeling wordt dan ook meestal een druppel apraclonidine gegeven. Hiermee is het risico op een drukpiek verminderd. Verder moeten patiënten het oog vaak kortdurend met een corticosteroïd- of NSAID-druppel nabehandelen.

- ### Laser trabeculoplastiek (LTP)

Bij een LTP wordt laserenergie gericht op het trabekelsysteem. Hierdoor ontstaat lokale krimping van weefsel, waardoor de poriën van het systeem eromheen worden opengetrokken. De weerstand in het systeem wordt minder en daardoor de afvloed groter.

Het succes van de behandeling is mede afhankelijk van de pigmentatie van het trabekelsysteem. Niet iedere glaucompatiënt komt dan ook in aanmerking voor een LTP. Indien de behandeling succesvol is, is de drukdaling meestal niet blijvend. Per jaar gaat bij ongeveer 10 % van de patiënten het effect verloren. De behandeling kan daarna nog eenmaal herhaald worden. Nieuwere lasers die een selectieve lasertrabeculoplastiek (SLT) kunnen verrichten, claimen dat de behandeling steeds opnieuw kan worden verricht.

- ### Laser perifere iridotomie (PI)

Bij een PI wordt met laserenergie van meestal de YAG-laser een kleine opening gemaakt in de perifere iris aan de bovenzijde. Deze behandeling is geïndiceerd bij een (risico op) kamerhoekafsluitingsglaucoom. Door de opening in de iris ontstaat een verbinding tussen het voorste en achterste deel van de voorste oogkamer, waardoor ook bij een nauwe of afgesloten kamerhoek het kamerwater via het trabekelsysteem kan afvloeien (zie ook ▶ fig. 4.6).

- ### Irisstretching

Bij een ondiepe voorste oogkamer kan de kamerhoek iets breder worden gemaakt met behulp van irisstretching. Hierbij wordt de iris over 360 graden gelaserd. Deze laserspots, zo'n 25 in totaal, doen het irisweefsel krimpen, waarmee de iris ter hoogte van de kamerhoek strakgetrokken wordt.

15.5.3 Nd-YAG-laser

Een Neodymium Yttrium-Aluminum-Garnet-laser is een disruptielaser. Met de energie die door deze laser kan worden opgewekt is het mogelijk een achterste lenskapsel centraal open te maken. Dit is vooral nodig bij de vorming van storende nastaar op het achterste kapsel (◻ fig. 15.11). Verder kan de YAG-laser ook gebruikt worden voor een perifere iridotomie (zie glaucoomlaser).

Een YAG-laserbehandeling is niet pijnlijk. De mogelijke drukpiek en de uveïtis na de behandeling worden voorkomen met apraclonidine- vóór en corticosteroïd- of NSAID-druppels na de behandeling. In een klein aantal gevallen ontstaat na een YAG-laser cystoïd maculair oedeem of een netvliesloslating.

15.5.4 Excimer-laser

Deze laser wordt in de oogheelkunde ingezet voor behandelingen aan het hoornvlies. Het is een laser waarbij het behandelde weefsel 'verdampt'. Dit wordt gebruikt bij modellering van het hoornvlies ter correctie van een refractieafwijking. Zo kan bijziendheid, verziendheid, astigmatisme worden behandeld op het niveau van het hoornvliesstroma. Dit hoornvliesstroma

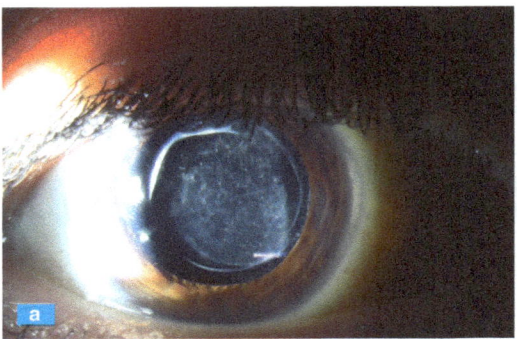 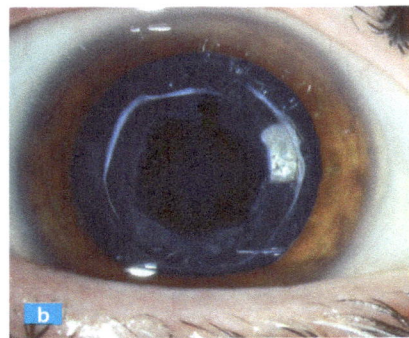

◻ **Figuur 15.11** **a** Nastaarmembraan. **b** Na YAG-lasercapsulotomie. (Foto's: B. J. Ufkes)

wordt toegankelijk gemaakt voor de laser door het epitheel te verwijderen. Dit kan mechanisch worden weggeveegd (PRK-techniek: Photo Refractieve Keratectomie), het epitheel kan opzij worden geschoven en later weer worden teruggelegd (LASEK: LASer Epitheliale Keratomileusis) of er kan een dieper flapje worden gecreëerd met een microkeratoom of Femtosecond-laser (LASIK: LAser in SItu Keratomileusis).

Femtosecond-laser Deze laser is een 'snijdende laser' doordat ter hoogte van de afgegeven energie bubbels van koolzuur en water ontstaan. Hiermee wordt het weefsel op de ingestelde diepte met een grote mate van nauwkeurigheid gekliefd. De Femtosecond-laser wordt in de oogheelkunde gebruikt voor het maken van een corneaflap bij een LASIK-behandeling. Maar ook het gebied van cataractchirurgie wordt er op kleine schaal gebruik van gemaakt, bij het maken van de incisies, de capsulorrhexis en het fragmenteren van de lens. De kosten van de procedure en de op dit moment geringe meerwaarde zijn reden dat Femtosecond-laser niet op korte termijn gemeengoed zal worden.

15.6   Operatieve behandelingen

15.6.1 Cataractchirurgie

▪ **Inleiding**
De cataractoperatie is een van de meest succesvolle operatieve ingrepen. In Nederland worden er per jaar ongeveer 160.000 cataractoperaties verricht. Vanaf de jaren negentig van de vorige eeuw is de techniek van faco-emulsificatie gemeengoed. Verder in het hoofdstuk zal deze techniek worden besproken.

▪ **Indicaties en voorbereiding**
Het besluit een staaroperatie te verrichten is een beslissing van oogarts en patiënt samen: *shared decision making*. Het is hierbij belangrijk dat de patiënt de risico's van de operatie kent en weet wat hij wel, maar vooral ook niet mag verwachten. Gezichtsscherpte is hierbij niet leidend, de klachten van de patiënt wel.

Ter voorbereiding zijn twee zaken van belang: met patiënt moet worden besproken wat de verschillende mogelijkheden zijn met betrekking tot de kunstlens en er moet gesproken worden over de vorm van anesthesie. In het overgrote deel van de operaties zal er gekozen worden voor locale anesthesie.

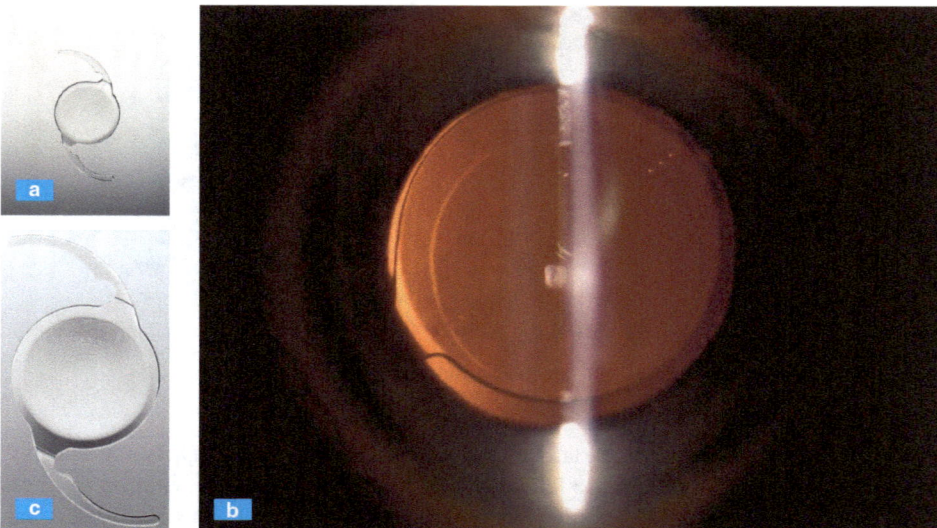

Figuur 15.12   **a** Torische lens. **b** Torische lens na implantatie in de kapselzak. **c** Diffractief lensalternatief herkenbaar aan concentrische ringen.

▪ Kunstlenskeuze

Voor wat de keuze van kunstlens betreft, zijn de mogelijkheden legio: merken, materialen, optische eigenschappen, modellen. Binnen een oogheelkundige praktijk zal er echter vaak een keuze gemaakt worden voor een beperkt aantal soorten kunstlenzen waarmee men dan veel ervaring heeft. Van belang voor de patiënt is dat hij weet dat er optisch gezien monofocale, torische (▪ fig. 15.12a), bifocale en zelfs trifocale intraoculaire kunstlenzen bestaan. Ook bestaan er accommoderende lenzen, waarbij echter de mate van accommodatie wisselend is per patiënt en ook kan veranderen in de loop van de tijd.

De meest geïmplanteerde kunstlens is de monofocale lens. Zoals het woord al zegt heeft deze één brandpuntafstand. Het beeld van één bepaalde afstand komt scherp op de retina. Meestal wordt hiervoor de verteafstand gekozen. Patiënten kunnen na operatie met implantatie van deze kunstlens veraf scherp zien zonder bril. Sommige patiënten kiezen echter voor de leesafstand als brandpunt van voorkeur. Deze patiënten zullen dus postoperatief tussen de twee en drie dioptrie myoop zijn. Zij lezen dus zonder bril, maar hebben wel een vertebril nodig. Een combinatie van deze twee is ook mogelijk: de keuze voor monovisie. Het dominante oog krijgt een kunstlens voor veraf, het niet-dominante oog voor de leesafstand. Niet iedereen verdraagt monovisie. Door het beeldgrootteverschil op de retina en verminderd stereozien kan monovisie tot klachten leiden. Het is belangrijk dit vóór de operatie na te gaan, bijvoorbeeld door het aanmeten van contactlenzen die de situatie van monovisie nabootsen.

Ongeveer 30 % van de bevolking heeft een corneaal astigmatisme: een ongelijke kromming van het hoornvlies in horizontale en verticale as. Deze mensen zullen bij een staaroperatie met implantatie van een monofocale kunstlens niet brilonafhankelijk zijn voor de verte of nabij. Immers: het astigmatisme zal ook na de operatie met kunstlens het beeld niet scherp op de retina afbeelden. Een bril, met een correctie van de cilinderafwijking, blijft hierbij nodig. Sinds een jaar of vijf zijn bij deze patiënten torische monofocale kunstlenzen een gangbaar alternatief geworden. Deze monofocale lens heeft in één richting extra sterkte. De sterkte van de cilinder en de as waarin deze moet worden geïmplanteerd, wordt voor de operatie met behulp van de keratometriewaarden berekend. Voor start van de cataractoperatie wordt dan op het oog van de patiënt een markering geplaatst om tijdens de operatie de lens in de juiste richting in de kapselzak te plaatsen (fig. 15.12b). Tegenwoordig zijn hier ook geavanceerde *image guided systems* voor, die op een volledig geautomatiseerde wijze peroperatief de as van plaatsing aangeven. De cilinder wordt in de kunstlens meestal aangegeven met een stippellijntje aan de rand van de optiek. Met een torische kunstlens kan een patiënt met een corneale cilinderafwijking dus na de cataractoperatie scherp zien op de verte- of nabijafstand. De meerkosten van deze lens worden door de meeste zorgverzekeraars niet vergoed en moet door de patiënt zelf worden betaald.

Als er de wens is om voor zowel ver als nabij brilonafhankelijk te zijn, is een bifocale kunstlens een optie (fig. 15.12c). Met deze lenzen is intussen ruime ervaring. De patiënttevredenheid is groot, mits tevoren het verwachtingspatroon duidelijk is besproken. Zo zal geen enkele oogarts totale brilonafhankelijkheid garanderen. In aanloop naar de lenssterktekeuze zijn er diverse kleine meetonnauwkeurigheden die ervoor kunnen zorgen dat er toch een kleine restrefractieafwijking overblijft. Verder is de tussenafstand (computer, dashbord) met een bifocale kunstlens niet goed scherp. De ontwikkeling van een trifocale kunstlens probeert dit op te lossen. Ook zijn door het design van de lens bijwerkingen mogelijk als halo's en *glare*. Verder is de contrastgevoeligheid bij deze soort lenzen altijd iets verminderd doordat het licht over twee (of bij trifocaal: drie) brandpuntafstanden wordt verdeeld. Deze lens wordt dan ook afgeraden bij patiënten met oogheelkundige comorbiditeit. Ook voor deze lens geldt dat de meerkosten meestal door de patiënt zelf moeten worden betaald.

▪ Anesthesiekeuze

Een cataractoperatie is met de huidige techniek een veilige, kortdurende operatieve behandeling die poliklinisch plaatsvindt. De meeste patiënten verdragen de ingreep uitstekend onder lokale anesthesie. Enige vorm van communicatie met de patiënt is wel voorwaarde. Algehele anesthesie wordt dan ook alleen nog toegepast bij patiënten met wie geen goede communicatie mogelijk is, bijvoorbeeld patiënten met mentale beperkingen, patiënten met extreme angst voor de ingreep, of kinderen. Maar ook ernstige claustrofobie kan reden zijn de cataractoperatie onder narcose te verrichten.

In alle andere gevallen wordt het oog lokaal verdoofd. Hierbij zijn drie technieken te onderscheiden:

- Scherpe-naaldanesthesie. Hierbij wordt het anestheticum retrobulbair of parabulbair met een scherpe naald ingespoten. Voordeel is dat ook de externe oogspieren en vaak ook de opticus worden 'verdoofd', waardoor het oog tijdens de operatie stilstaat en het licht van de microscoop minder vervelend is. Nadeel is dat er een klein risico is op een retrobulbaire bloedingen en een zeer klein risico op een bulbusperforatie.
- Stompe-naaldanesthesie. Na druppelverdoving van de conjunctiva wordt deze meestal nasaal inferior ingeknipt en wordt met een stompe canule anestheticum onder het Tenon-kapsel gespoten. Voordeel is dat hiermee ook een zekere mate van akinesie wordt bereikt. Nadeel is dat de conjunctiva door het anestheticum soms hinderlijk kan opbollen.
- Druppelanesthesie. Hiermee wordt het oog alleen met anestheticum gedruppeld, vaak gecombineerd met een anestheticum in de voorste oogkamer. Voordeel is dat het zonder risico is en er voor patiënten geen naald aan te pas komt. Nadeel is dat patiënten soms toch nog wel wat 'ongemak' ervaren tijdens de ingreep. Nadeel voor de operateur kan zijn dat het oog mobiel is en de patiënt dus veel meer begeleid moet worden tijdens de ingreep.

De laatste tien jaar groeit het aantal cataractoperaties onder subtenon- of druppelanesthesie ten nadele van de retrobulbaire anesthesie.

■ **Operatietechniek**

Sinds begin van deze eeuw is de faco-emulsificatie (■ fig. 15.13) als techniek bij cataractchirurgie gebruikelijk. Voor de operatie is het nodig dat de pupil maximaal verwijd wordt. Na verdoving wordt een kleine incisie (meestal tussen de 2,2–2,8 mm) gemaakt ter hoogte van overgang van de cornea naar de sclera. De voorste oogkamer wordt gevuld met een visco-elasticum: een gelachtige substantie, dat voor werkruimte zorgt en het oog op spanning houdt. Er wordt een ongeveer 5 mm grote cirkel uit het centrale voorste lenskapsel 'gescheurd': de capsulorrhexis. De lenskern kan hierna met het facohandstuk, dat bestaat uit een holle naald die ultrasoon trilt, worden verpulverd en opgezogen. De zachte lensschorsresten kunnen met een apart zuig-spoelsysteem worden opgezogen. Nadat het lenskapsel goed schoon is gemaakt, kan de kunst-lens worden ingebracht. Omdat de optiek van de kunstlens een minimale doorsnede heeft van 6 mm en de overall diameter ongeveer 11 mm bedraagt, wordt de lens opgerold in een houder om via de kleine incisie te kunnen worden ingebracht. Eenmaal in het oog ontvouwt het zich dan in de kapselzak. Aan het einde van de operatie kan een antibioticum (Cefuroxim®) in de voorste oogkamer worden gespoten.

■ **Beloop**

In de meerderheid van de gevallen is het beloop na een cataractoperatie ongecompliceerd. Patiënten kunnen vrijwel direct naar huis, het oog afgeplakt met een oogverband en oogkapje. Vaak vindt er de volgende dag een korte controle plaats. Patiënten moeten gedurende enkele weken het geopereerde oog druppelen, meestal met een combinatie van oogdruppels: een antibioticum, een corticosteroïd en een NSAID. Dit laatste zou de kans op cystoïd maculair oedeem (zie verder) verkleinen. Verder krijgen ze het advies het kapje gedurende de eerste dagen na de operatie voor de nacht voor het oog te plakken om het te beschermen tegen onwil-lekeurig wrijven. Mensen kunnen meestal al de volgende dag hun normale werkzaamheden/bezigheden hervatten. Zwemmen moet, in verband met infectiegevaar, enkele weken worden vermeden. Of de patiënt mag autorijden is mede afhankelijk van de gezichtsscherpte van het niet-geopereerde oog; enige voorzichtigheid is wel geboden.

Na een week of vier tot zes is het oog genezen en de refractie stabiel. Rond die tijd vindt de laatste controle plaats op de oogheelkundige afdeling. Patiënten kunnen vervolgens naar de opticien voor eventuele aanpassing van de bril. In het geval een patiënt aan de beide ogen geopereerd wordt, moet er tussen het eerste en tweede oog minimaal twee weken tijd verstrij-ken (IGZ-norm).

■ **Complicaties**

Hoewel veilig, is een cataractoperatie niet helemaal zonder risico's. Het risico op een compli-catie waarbij de visus na de ingreep slechter zal zijn dan tevoren is minder dan 0,5 %. In Ne-derland worden de resultaten van cataractoperaties in een landelijke database bijgehouden. In de eerste acht maanden van 2015 bedroeg landelijk het risico op een peroperatieve complicatie 1,66 %, die op een postoperatieve complicatie 1,58 %.

– Peroperatieve complicaties. De meest voorkomende peroperatieve complicatie is de ach-terstekapselruptuur (0,53 %). Dit betekent dat er tijdens de operatie een defect ontstaat in het achterste lenskapsel. Dit kan gepaard gaan met of zonder naar voren komen van het glasvocht dat zich achter het lenskapsel bevindt. Indien het glasvocht door het kapseldefect in de voorste oogkamer komt, zal dit altijd uit de voorste oogkamer moeten worden verwijderd: een zogenoemde voorste vitrectomie. Een kunstlens in de kapselzak plaatsen is erna vaak niet meer mogelijk, omdat de kapselzak hiervoor te weinig steun biedt. Vaak is het wel mogelijk een kunstlens te plaatsen in de ruimte tussen het lenskapsel en de iris:

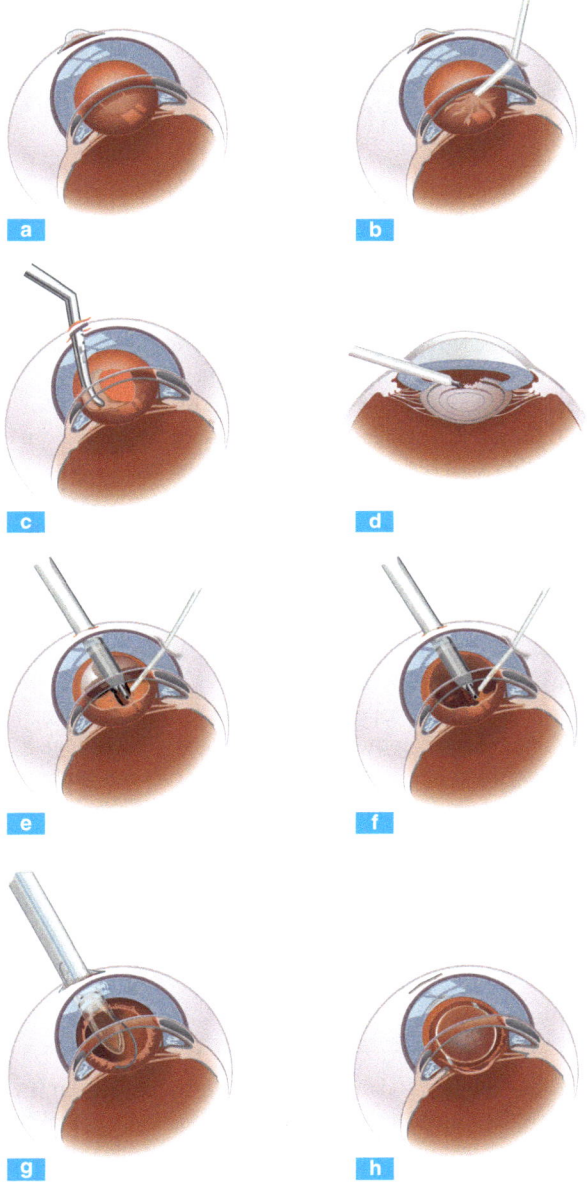

☐ **Figuur 15.13**   Techniek van de staaroperatie door middel van faco-emulsificatie en kunstlensimplantatie.
a Sclerale incisie van circa 3 mm breed, doorlopend tot in de cornea. **b** Opvullen van de voorste oogkamer met
een visco-elastische gelei om manipulatie in de voorste oogkamer te vergemakkelijken en het cornea-epitheel
te beschermen. **c** Circulaire voorste capsulotomie (capsulorrhexis) en verwijderen van het voorste kapsel-
rondje. **d** Losspoelen van de lenskern en de schors door middel van vloeistof (hydrodissectie). **e** Het maken
van groeven in de lenskern met de faco-emulsificator. De lensmassa wordt hiermee los getrild en afgezogen
via een dunne canule. **f** De lenskern wordt in vier stukken gekraakt, waarna de brokken achter elkaar via de
voorste kapselopening worden afgezogen. **g** De gevouwen kunstlens wordt via een opening van 3 mm in
het kapsel geplaatst, precies op de plaats waar de oorspronkelijke lens zich bevond. **h** De wond wordt getest
op waterdichtheid; meestal hoeft geen hechting te worden geplaatst. Door de kleine wond is postoperatief
astigmatisme minimaal.

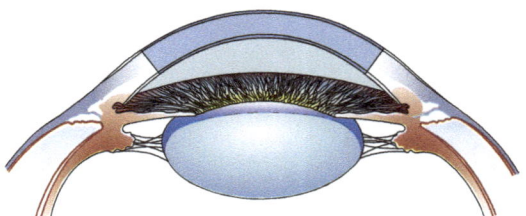

□ Figuur 15.14 Perforerende corneatransplantatie.

de sulcus. Minder vaak voorkomende peroperatieve complicaties zijn *dropped nucleus* (0,06 %), wat betekent dat er altijd een tweede ingreep nodig is om de lens die in het glasvocht geluxeerd is, door middel van een achterste vitrectomie alsnog te verwijderen.

- Postoperatieve complicaties. Een zeldzame, maar wel zeer gevreesde postoperatieve complicatie is die van de endoftalmitis (0,02 %). Meestal enkele dagen tot soms weken na een vaak ongecompliceerde cataractoperatie wordt het oog rood en pijnlijk en vermindert de gezichtsscherpte. Bij oogheelkundig onderzoek zien we een hypopyon (pusspiegel in de voorste oogkamer) en glasvochttroebelingen. Hoewel de behandeling de laatste jaren verbeterd is met een directe vitrectomie en het achterlaten van antibioticum in het oog, is de prognose na een endoftalmitis slecht. Meer voorkomende postoperatieve complicatie (0,57 %) is het cystoïd maculair oedeem. Door het operatietrauma verslechtert tijdelijk de bloed-retinabarrière, met exsudatie van vocht in het netvlies als gevolg. Meestal verdwijnt het spontaan, vaak wordt lokaal een NSAID- of corticosteroïddruppel gegeven.
- Het risico op een netvliesloslating is na een cataractoperatie iets verhoogd. Het risico wordt groter als er tijdens de operatie een kapselruptuur (met glasvochtverlies) is opgetreden. Verder is het risico groter bij patiënten met myopie en patiënten met een aanliggende achterste glasvochtmembraan, zoals dat bij vooral jonge mensen nog het geval is.
- Een veel optredende late complicatie (maanden tot jaren) is de vorming van nastaar. Door migratie van endotheelcellen vanuit het voorste kapsel naar het achterste deel van het kapsel, wordt dit achterste kapsel troebel. Met een YAG-laser kan in dit achterste kapsel een centrale heldere opening worden gemaakt.

15.6.2 Corneachirurgie

Bij centrale troebelingen van de cornea kan het zien zodanig belemmerd worden dat een (gedeeltelijke) hoornvliestransplantatie nodig is om de optische as weer transparant te maken. Troebelingen kunnen ontstaan door littekenvorming na ontstekingen, maar kunnen ook door een erfelijke ziekte van het hoornvlies optreden. Ook een helder, maar erg vervormd hoornvlies (keratoconus) kan reden voor een corneatransplantatie (□ fig. 15.14) zijn.

■ Perforerende keratoplastiek (PKP)

Vanaf de jaren zestig van de vorige eeuw werden perforerende keratoplastieken met redelijk succes uitgevoerd. Het betrof hier dan altijd een spoedoperatie, omdat het donorhoornvlies niet houdbaar was. Vanaf de jaren tachtig is het mogelijk hoornvlies na donatie een aantal weken te bewaren. Bij een perforerende keratoplastiek wordt de centrale 6 tot 8 mm cornea in zijn geheel vervangen door een even grote donorcornea. De donorcornea wordt met hechtingen in de ontvangende cornea gehecht. Deze hechtingen kunnen één tot twee jaar blijven zitten.

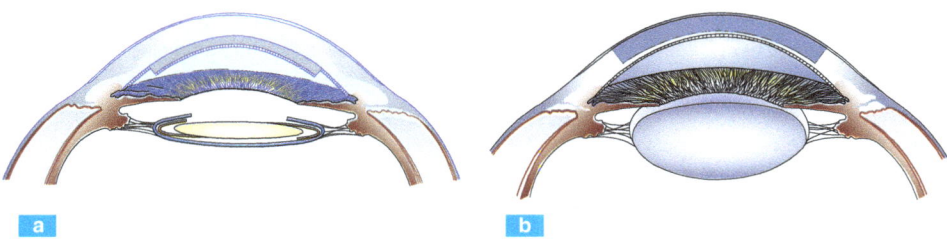

Figuur 15.15   Posterieure (**a**) en anterieure (**b**) lamellaire keratoplastiek.

■ Lamellaire keratoplastiek

Afhankelijk van locatie van de troebelingen of de aard van het hoornvliesprobleem kan ook een deel van het hoornvlies worden getransplanteerd (◘ fig. 15.15):

— Diepe anterieure lamellaire keratoplastiek (DALK). Hierbij wordt het voorste deel van de cornea vervangen door een even grote en dikke donorcornea. Deze lamellaire plastiek wordt vervolgens in de recipiëntcornea ingehecht.

— Posterieure lamellaire keratoplastiek (PLK). Hierbij wordt aan de binnenzijde van de cornea een lamellaire plastiek aangebracht. Afhankelijk van de dikte van het verwijderde hoornvlieslaagje spreken we van een DLEK (*deep lamellair endothelial keratoplasty*), DSEK (*Descemet's stripping endothelial keratoplasty*) of DMEK (*Descemet's membrane endothelial keratoplasty*). Het verwijderen van een deel van de cornea van de patiënt en het prepareren van de donorcornea kan handmatig. Er kan echter ook gebruikgemaakt worden van een microkeratoom (de afkortingen krijgen er dan een A bij van *automated*, bijvoorbeeld: DSAEK), of de Femtosecond-laser wordt gebruikt voor het prepareren van zowel donor als recipiënt (de afkortingen worden dan vooraf gegaan door FS: FemtoSecond). Bij een PLK wordt het recipiënthoornvlies door een luchtbel in de voorste oogkamer op zijn plaats gebracht en zuigt zich vervolgens vast aan de recipiëntcornea.

■ Collagen Cross Linking (CXL)

CXL is een behandeling waarbij de rigiditeit van het hoornvlies wordt vergroot. Indicatie voor deze behandeling is een milde progressieve keratoconus. Het zullen dan ook vooral jonge mensen zijn die voor deze behandeling in aanmerking komen. Bij deze cornea-afwijking puilt het hoornvlies uit doordat er minder stevige verbindingen zijn tussen de collageenvezels in het stroma van de cornea. Middels CXL ontstaan nieuwe cross-links tussen de collageenvezels, waardoor de cornearigiditeit weer toeneemt. Bij de behandeling wordt gebruikgemaakt van een vitamine B-preparaat (riboflavine) dat op het hoornvlies wordt aangebracht. Vervolgens wordt het hoornvlies bestraald met ultraviolet licht. Deze behandeling vindt in gespecialiseerde centra plaats.

15.7   Casuïstiek

Meneer Nolens: OCT, FAG, retinale laser, anti-VEGF-injecties

Meneer Nolens is een actieve vijftiger die al langer het vermoeden had dat er iets niet in de haak was. Een bezoek aan de huisarts werd door drukke werkzaamheden lang uitgesteld. Pas toen zijn vrouw hem erop attendeerde dat hij wel erg veel was afgevallen en hij zelf merkte dat hij bij autorijden minder snel de borden zag, bezocht hij het spreekuur van zijn huisarts.

Zijn bange vermoeden werd al snel door de huisarts bevestigd: hij had diabetes. Vermoedelijk al van langere duur, daar bij onderzoek aanwijzingen worden gevonden voor neuropathie en bij oogheelkundig onderzoek een slechte visus van het rechter oog. Bij funduscopie ziet de huisarts beiderzijds forse retinale afwijkingen met bloedingen en exsudaten. Hij besluit te wachten met bloedsuikerverlagende behandeling om verslechtering te voorkomen en verwijst meneer Nolens eerst naar de oogarts, waar hij binnen een week terecht kan.

Bij de oogarts wordt er allereerst een algemeen oogheelkundig onderzoek verricht met de volgende bevindingen:

VOD	$S-1=C-0,5\times10$ (e. c.) 0,8 met $S-2=C-0,5\times10$ 1,0
VOS	$S-1,5$ (e. c.) 0,4 niet verder te verbeteren
oogdruk	13–15 mm Hg
media	incipiens cataract
papillen	beiderzijds normale papillen
macula	OD: diverse bloedingen met langs de vaatarcade ook harde exsudaten OS: bloedingen en exsudaten, cystoïd oedeem in de macula
retina	perifeer beiderzijds veel dot- en blotbloedingen

De visus van het rechter oog is gelukkig nog goed, wel met een iets myopere correctie, mogelijk door de hoge bloedsuikerwaarde. Het linker oog is niet te verbeteren. In fundoafwijkingen die passen bij DM, met in beide ogen tekenen van perifere ischemie en in het linker oog diabetisch maculair oedeem.

Er wordt een OCT van de macula verricht:

OD	geen verdikking van de centrale retina (CRT)
OS	verdikking van de centrale retina met intraretinaal vocht

Om beter inzicht te krijgen in de status van de perfusie van de choroidea wordt een FAG afgesproken.

FAG: vroege fase: beiderzijds perifeer fors tekenen van choroïdale ischemie. In het linker oog iets ischemie van de perifoveale capillairen (vergrote foveale avasculaire zone: FAZ) met beiderzijds in de late fase perifeer focale lekkage ten teken van retinale neovascularisatie en forse lekkage in de macula OS.

De conclusie moet zijn dat er in beide ogen sprake is van een proliferatieve DRP met in het linker oog geringe maculaire ischemie met diabetisch maculair oedeem.

De oogarts voert een slechtnieuwsgesprek met meneer Nolens. Er is sprake van een vergevorderde DRP met in het linker oog ook maculopathie. Meneer Nolens voelt zich schuldig en verwijt zichzelf zijn struisvogelpolitiek. Hij heeft zich voorgenomen vanaf nu zichzelf beter in acht te nemen en werkt met de huisarts aan een goede regulering van de DM, tensie en cholesterol.

De oogarts spreekt met meneer Nolens af het rechter oog te gaan behandelen met laser: er wordt een milde panretinale laser afgesproken. Voor het linker oog worden Avastin intravitreale injecties afgesproken.

Meneer Abandai uit ▶ H. 4 is door de huisarts versneld naar de oogarts verwezen op verdenking openkamerhoekglaucoom. Er is sprake van een 55-jarige myope, Surinaams-Afrikaanse man bij wie in de familie mogelijk glaucoom voorkomt. Er is daarom ook al een gezichtsveldonderzoek gepland.

HFA 30-2; FN 5 %, FP 8 %.

Vezelbundelscotoom superior beiderzijds. Het gezichtsveldonderzoek laat typische glaucomateuze afwijkingen zien. De test is redelijk betrouwbaar gemaakt (FN en FP beide onder de 10 %), maar zal zeker in het begin nog een aantal malen herhaald moeten worden om de afwijking te bevestigen.

De oogarts doet een algemeen oogheelkundig onderzoek: meneer Abandai is matig myoop, maar heeft met correctie een goede visus.

Verder oogheelkundig onderzoek:
- oogdruk: 23-22 mm Hg;
- gonioscopie: open kamerhoek met geringe pigmentatie van het trabekelsysteem;
- papillen: grote papillen met een peripapillaire atrofie en een ruime papilexcavatie en een smalle rim inferior.

De oogarts laat ook een pachymetrie doen: 480–500 μm.

De conclusie in het geval van meneer Abandai moet zijn dat hier zeer waarschijnlijk sprake is van een beginnend primair openkamerhoekglaucoom. Er zijn diverse risicofactoren (leeftijd, ras, familiaire belasting) en het onderzoek laat typische afwijkingen van de papil en het gezichtsveld zien. De oogdruk is weliswaar niet erg hoog gemeten, maar dit zou wel eens kunnen komen doordat de cornea dun is.

De oogarts besluit dan ook, in overleg met de patiënt, therapie te starten. Hij krijgt een prostaglandineagonist voorgeschreven en er wordt een controleafspraak gemaakt voor over twee maanden. Tevens zal dan het gezichtsveldonderzoek worden herhaald.

Verder krijgt hij het advies zijn broer en zus ervan op de hoogte te stellen dat bij hem glaucoom is geconstateerd. Zij kunnen dan met hun huisarts overleggen of verwijzing naar de oogarts zinvol is.

Mevrouw Paulsen is een goede bekende in de praktijk. Deze 79-jarige dame staat ondanks haar forse beperkingen door reumatoïde arthritis vol in het leven. Ze woont zelfstandig en is, na het overlijden van haar echtgenoot, actiever dan ooit. Ze is bij de oogarts bekend met een primair openkamerhoekglaucoom. In de brief van de oogarts van negen maanden geleden leest u dat het glaucoom goed gereguleerd is met latanoprost eenmaal daags en dat ze pas over een jaar hoeft terug te komen.

Ze bezoekt de praktijk voor de jaarlijkse griepspuit en vraagt de assistente of ze de huisarts ook even kan spreken. Ze vertelt dat het druppelen haar steeds moeilijker valt: de vingers willen niet meer en het flesje wordt steeds stugger. Bovendien heeft ze ook de indruk dat ze het wel eens vergeet. Ze vraagt of er niet iets anders is. De huisarts besluit in overleg met patiënte haar jaarlijkse afspraak bij de oogarts te vervroegen en advies te vragen. Patiente krijgt een afspraak binnen twee weken.

Mevrouw Paulsen komt bij de oogarts. Ze vertelt de oogarts dat ze verder geen oogheelkundige klachten heeft, maar vraagt of er geen alternatief is voor het druppelen. Ze wil hiervoor liever niet afhankelijk zijn van thuiszorg, want daar kan ze niet voor thuisblijven.

Het oogheelkundig onderzoek:

— oogdruk: 16–18 mm Hg (bij eerder metingen drukken tussen 15–19 mm Hg);

— gonioscopie: open kamerhoek met matig gepigmenteerd trabekelsysteem;

— papil: beiderzijds inferior een wat smalle neurale rim conform vorige keer.

Er wordt ook een OCT van de zenuwvezellaag (RNFL) gemaakt. OCT RNFL: beiderzijds verdunning inferior conform onderzoek vorige keer.

De conclusie moet zijn dat we hier te maken hebben met een stabiel openkamerhoekglaucoom.

Het voorstel van de oogarts is de druppels te stoppen en een lasertrabeculoplastiek te verrichten. Indien de drukken hiermee tussen de 15 en 19 mm Hg blijven, hoeft ze de druppels niet meer te gebruiken. Mevrouw Paulsen stemt in met het voorstel: het is precies wat ze gehoopt had, en … 'ach als het over vijf jaar niet meer werkt: wie dan leeft, die dan zorgt.'

Leonie Kurvers: topografie, CXL, corneachirurgie

Leonie Kurvers, een 20-jarige vrouw, heeft al lang het spreekuur niet meer bezocht. Als kind kwam ze vaak. Haar atopische constitutie gaf destijds veel problemen. Nu heeft ze een afspraak gemaakt op advies van haar opticien. Ze is al vele jaren brildragend, maar de laatste jaren verandert de sterkte van de glazen snel, waarbij het vooral de cilinderafwijkingen is die toeneemt in sterkte. De opticien vermoedt een hoornvliesafwijking en raadt Leonie aan via de huisarts een afspraak te maken bij de oogarts.

De huisarts meet bij Leonie de visus, die met haar eigen correctie beiderzijds 0,7 bedraagt, met pinhole komt ze vlot tot 1,0. Verder valt de wat eczemateuze huid op. Bij navraag vertelt Leonie nog regelmatig last te hebben van jeuk in de ogen, waarvoor ze het niet kan laten flink in de ogen te wrijven. De huisarts vraagt Leonie naar beneden te kijken. Het onderooglid verandert niet van vorm (negatieve test van Munson).

Concluderend betreft het hier een jonge vrouw met progressie van de cilinderafwijking in de bril, met nog een redelijke visus, bekend met oogwrijven bij constitutioneel eczeem. Op verdenking van een milde keratoconus verwijst de huisarts Leonie naar de oogarts.

Het oogheelkundig onderzoek:

— Visus OD mec (S – 1 C – 2,5 × 110) 0.7 met S – 1,25 C – 3,5 × 110 0,9.

— Visus OS mec (S – 1,5 C – 2 × 70) 0,7 met S – 1,75 C – 2,5 × 70 1,0.

— Spleetlamponderzoek:
  – cornea: geen evidente afwijkingen;
  – corneatopografie: typisch mild keratoconusbeeld.

Alle gegevens worden goed gedocumenteerd. Leonie wordt terugverwezen naar haar opticien voor aanmeting van contactlenzen. Met haar wordt besproken dat ze over een half jaar moet terugkomen. Twee weken voorafgaand aan deze controle moet ze de lenzen uitlaten. Indien er progressie van de cilinderafwijking (toename van afwijking bij topografie) gezien wordt, zal ze worden doorverwezen naar een centrum waar Collagen Cross Linking wordt toegepast. Pas bij extreme vormen van keratoconus is (lamellaire) keratoplastiek geïndiceerd.

Meneer Lemmens: B-scan, retinale laser

Meneer Lemmens, 75 jaar oud, komt bij de huisarts op het spreekuur in verband met visus-klachten van het rechter oog. Hij is bekend met atriumfibrilleren waarvoor hij Sintrommitis gebruikt. Meneer Lemmens vertelt dat hij gisterenavond wat lichtflitsen heeft gezien en daarna meebewegende slierten voor het rechter oog. Toen hij vanochtend opstond zag hij bijna niks meer met het oog. Nu hij weer een aantal uren op is, lijkt het beeld iets op te helderen.

Bij onderzoek vindt de huisarts een gezichtscherpte rechts van handbewegingen op 1 m (visus 1/300). Spiegelen lukt niet: 'Er lijkt wel iets voor te zitten.' Na overleg kan de patiënt meteen worden doorgestuurd naar de oogarts.

Onderzoek bij de oogarts:
- visus OD mec 3/300;
- spleetlamponderzoek in mydriasis: OD: matig kerncataract, rode bloedcellen in de glas-vochtruimte;
- funduscopie: retina niet goed in beeld te brengen door forse glasvochtbloeding.

Er wordt een echo-B-scan gemaakt:
- echo-B-scan: mobiele glasvochtverdichtingen, aanliggend netvlies met temporaal su-perior aanwijzingen voor een perifeer retinadefect;
- werkdiagnose: glasvochtbloeding OD bij symptomatische achterste glasvochtmem-braanloslating, waarbij mogelijk sprake van een perifere netvliesscheur.

Patiënt krijgt het advies rustig aan te doen en rechtop te zitten. Mogelijk vannacht ook iets rechtop in bed te slapen. Hopelijk zal het bloed hierdoor wat naar beneden in het oog uit-zakken. Verder wordt hij langs de trombosedienst gestuurd om een INR te laten bepalen. Er wordt een afspraak gemaakt voor de volgende dag.

Volgende dag

De INR van meneer Lemmens was 3: deze behoeft dus geen verdere actie. Hij vertelt zich goed gehouden te hebben aan de voorschriften en het zien lijkt ook wat verbeterd: visus OD mec 0,05.

Funduscopie: glasvochtbloeding is wat uitgezakt. Hierdoor is de perifere retina aan de bovenzijde te onderzoeken en wordt een klein hoefijzerdefect op 11 uur met tractie aan een retinaal vat gezien. Meneer Lemmens wordt meegenomen naar de laserkamer waar het aanliggende hoefijzerdefect wordt omlaserd.

Hij zal nog steeds rustig aan moeten doen en gecontroleerd dienen te worden, net zolang tot retinale defecten elders kunnen worden uitgesloten.

Mandy Stroeken: VEP

Mandy Stroeken, een 21-jarige jonge gezonde vrouw, is een onbekende in de praktijk. Ze heeft met spoed een afspraak op het spreekuur gemaakt, omdat ze sinds gisteren met één oog niks meer ziet. Ook doet het oog wat pijn. Ze maakt zich duidelijk zorgen.

Bij onderzoek is er helemaal niets bijzonders te zien aan en in het oog. Bij testen van de gezichtsscherpte blijkt deze echter voor het rechter oog heel slecht: 0,1. Het linker oog heeft een gezichtsscherpte van 1,25. Wat wel opvalt is een wat rare pupilreactie.

Na telefonisch overleg met de oogarts kan Mandy meteen doorgestuurd worden.

Onderzoek bij de oogarts:
- visus OD 0,1;
- visus OS 1,25;
- kleurenzien: gestoord voor OD, normaal voor OS;
- pupilreactie: relatief afferent pupildefect OD;
- media en fundus: geen afwijkingen.

De oogarts overlegt met de neuroloog en patiënte kan, onder verdenking van een neuritis opticus, direct bij de neuroloog terecht. Deze laat ook een VEP verrichten die de diagnose bevestigt. De MRI laat bovendien wittestof-laesies zien, waarmee de neuritis waarschijnlijk past binnen die diagnose multipele sclerose.

Mevrouw Rademakers-Peters: Goldmann, ERG, EOG

Mevrouw Rademakers, 28 jaar, bezoekt uw spreekuur. Ze heeft een kinderwens en vraagt doorverwezen te worden naar de oogarts. Haar moeder, mevrouw Peters, is bekend met een erfelijke oogaandoening, waardoor ze in het donker slecht ziet. Mevrouw Rademakers wil weten of zij de ziekte ook kan krijgen en aan haar kinderen zou kunnen overdragen.

U haalt het dossier van mevrouw Peters erbij en ziet in een oude brief van de oogarts staan dat zij bekend is met een milde vorm van tapetoretinale degeneratie. U verwijst mevrouw Rademakers naar de oogarts met vraag: aanwijzingen voor TRD en eventuele genetische counseling.

Onderzoek bij de oogarts:
- visus OD mec 1,25;
- visus OS mec 1,25;
- media en fundus: geen afwijkingen, met name geen perifere botbalkjes;
- gezichtsveld volgens Goldmann: geen beperking van het perifere gezichtsveld.

Aanvullend wordt klinisch-neurofysiologisch onderzoek aangevraagd:
- EOG: geen afwijkingen;
- ERG: geen afwijkingen.

Hoewel er bij mevrouw Rademakers geen aanwijzing is een TRD te vermoeden, is er binnen de familie toch behoefte aan genetische counseling. Haar zus en broer hebben dezelfde vraag en in de familie zijn veel mensen met al dan niet vage oogheelkundige klachten. In overleg met de afdeling genetica wordt de familie aangemeld voor verder onderzoek.

Uiteindelijk blijkt er sprake van een autosomaal dominante vorm van TRD, waarbij de drie kinderen van mevrouw Peters niet zijn aangedaan.

Meneer Starink: biometrie, A-scan, keratometrie, topografie

Meneer Starink, een gezonde 70-jarige man, wordt door u verwezen naar de oogarts in verband met slechte visus op basis van cataract. Bij de oogarts vertelt hij de afgelopen jaren langzaam slechter te zijn zien. Hij draagt vanaf zijn 15e een bril, iets wat hij knap lastig vindt, want hij is een fanatiek zwemmer en kan in het zwembad maar slecht uit de voeten zonder bril. Gek genoeg ging dat de laatste tijd juist beter en heeft hij steeds meer de neiging voor veraf de bril af te zetten.

Bij oogheelkundig onderzoek:

- brilcorrectie: rechts: S + 4 C − 2,5 op 80 graden; links: S + 3,5 C − 2,75 op 100 graden;
- leesadditie +2,5;
- visus OD: 0,6 met S + 1,25 C − 2,5 op 80 graden stenopeïsch 0,8;
- visus OS: 0,2 met S + 0,5 C − 2,75 op 100 graden stenopeïsch 0,7.

We hebben hier dus te maken met een hypermetroop astigmate brilcorrectie. Na refractie is de visus 0,6–0,2, waarbij de brilsterkte wel duidelijk is gemyopiseerd: meneer Starink is minder verziend geworden. Dit zou goed de verklaring kunnen zijn van het feit dat hij zonder bril veraf beter is gaan zien. Verder is er sprake van een stabiel astigmatisme.

Bij verder onderzoek:

- keratometrie: beiderzijds astigmatisme passend bij de cilindercorrectie in de bril;
- topografie: regulair astigmatisme;
- spleetlamponderzoek: nucleair cataract OD < OS, met OS ook een storend subcapsulaire troebeling;
- funduscopie: geen afwijkingen;
- biometrie: de meting van het rechter oog lukt goed; links geeft het apparaat *error* aan: de lichtstraal komt niet goed door het subcapsulaire cataract;
- A-scan: met A-scan kan de aslengte alsnog worden gemeten, en wordt deze ingevoerd in de formule ter berekening van de sterkte van de kunstlens.

Meneer Starink heeft dus inderdaad visusverklarend cataract. Hij wil graag geopereerd worden. Met hem worden de mogelijkheden besproken, ook die van implantatie van een torische lens. Hiermee kan zijn corneale astigmatisme worden gecorrigeerd en wordt hij na de operatie voor veraf brilonafhankelijk. Dit klinkt meneer Lemmens als muziek in de oren. Alleen jammer dat hij na de staaroperatie een paar weken niet mag zwemmen…

Medicamenteuze therapie

H.J.M. Beckers

Samenvatting

De medicamenteuze behandeling van oogaandoeningen in de huisartsen-praktijk bestaat uit lokale applicatie van druppels en zalven. In dit hoofdstuk worden enkele basisprincipes behandeld, krijgt het toedienen van oogdruppels en -zalven aandacht en passeren de verschillende groepen geneesmiddelen de revue.

Dit hoofdstuk is een integrale weergave van het hoofdstuk Medicamenteuze therapie van H.J.M. Beckers dat eerder is verschenen in het *Leerboek oogheelkunde*, onder redactie van H. Tan, B.A.E. van der Pol en J.S. Stilma. Houten: Bohn Stafleu van Loghum, 2013.

Y. van Leeuwen et al. (Red.), *Oogheelkunde*, Praktische huisartsgeneeskunde,
DOI 10.1007/978-90-313-9926-0_16, © 2016 Bohn Stafleu van Loghum, onderdeel van Springer Media BV

16.1   Inleiding

In de oogheelkunde wordt bijna altijd gebruikgemaakt van oogdruppels, ooggels en oogzalven. Bij de toediening van deze middelen dient men zich te realiseren dat indien het toegediende middel pijn of irritatie veroorzaakt, beschermingsmechanismen in werking treden (zoals verhoogde traansecretie of versterkt knipperen); de verdraagzaamheid van het middel heeft dus invloed op de biologische beschikbaarheid.

16.2   Oogdruppels, ooggel en oogzalf

De oogdruppel is de meest gebruikte toedieningsvorm in de oogheelkunde. Alle oogdruppels moeten aan bepaalde eisen voldoen ten aanzien van de pH, osmotische waarde, viscositeit, buffercapaciteit, steriliteit en houdbaarheid. De meeste oogdruppels bevatten een conserveermiddel. Voor sommige viskeuze oogdruppels is een langere contacttijd aangetoond, maar het is onduidelijk of dit ook tot een significant therapeutisch voordeel leidt.

Na het openen van het flesje is de gebruikstermijn maximaal één maand in verband met de beperkte houdbaarheid en het risico op contaminatie van de vloeistof. De verpakkingshoeveelheid mag dan ook de hoeveelheid van 10 ml niet overschrijden.

Aan middelen voor eenmalig gebruik is geen conserveermiddel toegevoegd. Deze middelen worden gebruikt voor diagnostische doeleinden, voor patiënten die overgevoelig zijn voor in de oogheelkunde gebruikte conserveermiddelen of voor patiënten die chronisch oogdruppels moeten gebruiken (zoals glaucoompatiënten). Ze zijn voornamelijk beschikbaar in minim-verpakkingen, die meestal twee tot vier oogdruppels bevatten.

16.2.1   Dosering

Oogdruppels worden, afhankelijk van de aard van de aandoening, één of meer keren per dag toegediend in een dosering van één druppel per keer in de conjunctivaalzak. Het toedienen van meerdere druppels per keer is zinloos, omdat de conjunctivaalzak niet meer dan één druppel kan bevatten. Als er gelijktijdig meerdere soorten oogdruppels moeten worden toegediend bestaat de kans dat de eerste druppel wordt uitgewassen door de volgende druppel. Het advies is om drie tot vijf minuten te wachten tussen de instillatie van meerdere druppels.

De toediening moet worden gestaakt indien de symptomen niet afnemen of zelfs verergeren. De diagnose dient dan heroverwogen te worden. Ook overgevoeligheid, toxische reacties en een verminderde traanfilmstabiliteit kunnen optreden door het conserveermiddel of de werkzame bestanddelen van het middel. Bij overgevoeligheid voor het conserveermiddel of indien (op de lange termijn) meerdere malen per dag gedruppeld moet worden, kan overgeschakeld worden op een preparaat zonder conserveermiddel (indien beschikbaar).

Bij zachte contactlenzen bestaat het gevaar dat het toegediende middel (en conserveermiddel) zich in de lens ophoopt. Oogmedicatie dient daarom nooit gebruikt te worden tijdens het dragen van zachte contactlenzen.

Er kunnen ook systemische bijwerkingen optreden na het gebruik van oogmedicatie. Van elke oogdruppel wordt 80–90 % via het slijmvlies van de traanwegen en de nasofarynx geresorbeerd. De kans op systemische bijwerkingen wordt verminderd door de traanpuntjes twee minuten dicht te houden. De opname van het geneesmiddel in het oog wordt bevorderd door het oog gedurende één minuut na het indruppelen te sluiten.

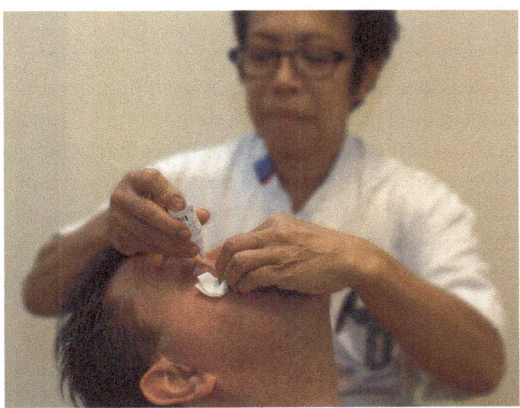

◘ Figuur 16.1   Toedienen van oogdruppels. (Foto: B. J. Ufkes)

Bij gebruik van ooggel of oogzalf wordt de contacttijd met het oog verlengd, waardoor de werkingsduur van de werkzame stof langer is dan bij druppels. Het gebruik van oogzalf leidt echter tot een verminderd gezichtsvermogen. Daarom verdient het de voorkeur om zalf vooral 's nachts te gebruiken of onder een oogverband.

16.2.2 Toediening

In de behandelkamer wordt het druppelen/zalven als volgt gedaan (◘ fig. 16.1):
- Vraag de zittende patiënt het hoofd circa 30 graden achterover te houden en naar boven te kijken.
- Met de wijsvinger of duim van de ene hand wordt het onderooglid naar beneden getrokken, zodat er een gootje ontstaat.
- Houd het druppelflesje circa 2 cm boven het gootje en laat een druppel in het gootje vallen, of knijp een streepje zalf van circa 1 cm uit de tube en leg dit als het ware in het gootje.
- Zorg dat de wimpers het flesje of de opening van de tube niet raken om contaminatie te voorkomen.

Voor veel oudere mensen is het zelf indruppelen lastig, omdat het achterover buigen van het hoofd onaangenaam is. Vaak is het gemakkelijker om (op bed) te gaan liggen, naar het plafond te kijken en dan een druppel in het oog te laten vallen. Soms kan een druppelhulpmiddel uitkomst bieden: een fleshouder die een vaste positie van de druppelflacon ten opzichte van het oog geeft.

16.3   Soorten geneesmiddelen

In het navolgende worden kort de verschillende groepen geneesmiddelen besproken die in de oogheelkunde worden toegepast.

16.3.1 Mydriatica

Prikkeling van de oculaire (ortho)sympathicustakken veroorzaakt pupilverwijding (mydriasis); remming ervan leidt tot pupilvernauwing (miosis). Stimulatie van de oculaire parasympathicustakken resulteert in pupilvernauwing; blokkeren ervan resulteert in pupilverwijding. Miotica zijn sympathicolytica of parasympathicomimetica. Mydriatica behoren tot de sympathicomimetica of parasympathicolytica. Mydriatica uit de groep parasympathicolytica (atropine, cyclopentolaat, homatropine, tropicamide) worden onder meer gebruikt bij de behandeling van uveïtis anterior en voor diagnostische doeleinden (funduscopie). Vooral bij kinderen en ouderen kunnen systemische bijwerkingen optreden, voornamelijk bij atropine en cyclopentolaat, zoals hartkloppingen, tachycardie, temperatuurstijging, droge mond en verwardheid.

Fenylefrine is een sympathicomimeticum dat in de concentraties 2,5 en 5 % als mydriaticum door de oogarts voor diagnostische doeleinden wordt gebruikt. Bijwerkingen zijn: bloeddrukstijging, ectopische prikkelvorming van het hart, opwinding en slapeloosheid.

Theoretisch is het mogelijk dat mydriatica een acute glaucoomaanval provoceren bij mensen met een nauwe kamerhoek. De kans hierop is echter zeer klein, namelijk 1:3.000 tot 1:10.000.

- **Aanwijzingen voor het maken van een keuze:**
  - tropicamide werkt ongeveer vijf tot acht uur en wordt vooral gebruikt om mydriasis te verkrijgen voor oogfundusonderzoek;
  - cyclopentolaat werkt tot 24 uur;
  - homatropine werkt enkele dagen;
  - atropine werkt één tot twee weken.

De oogarts gebruikt deze laatste middelen voor diagnostiek en behandeling.

16.3.2 Middelen bij glaucoom

Het doel van de medicamenteuze behandeling van glaucoom is verlaging van de oogdruk. Ook hiervoor worden vooral lokale middelen gebruikt, omdat deze minder systemische bijwerkingen hebben dan het enige beschikbare middel voor oraal gebruik, acetazolamide.

De medicatie kan in vijf groepen worden ingedeeld.

- **1: Bètablokkers (timolol, betaxolol, carteolol, levobunolol)**

Door bètablokkade ter hoogte van het corpus ciliare daalt de instroom van oogkamerwater en daardoor de oogdruk. Afgezien van betaxolol (een bèta-1-selectieve bètablokker) worden niet-selectieve bètablokkers toegepast. Contra-indicaties zijn: astma en ernstige chronisch obstructieve longaandoeningen, bradycardie, hartblok en latent of onbehandeld hartfalen. Dit zijn tevens de belangrijkste bijwerkingen. Interactie met calciumantagonisten, digitalis en catecholamineantagonisten is mogelijk.

- **2: Adrenerge agonisten (apraclonidine, brimonidine)**

De oogdrukverlagende werking van alfa-2-selectieve agonisten berust op een daling van de instroom van oogkamerwater en een toename van de uitstroom van kamerwater. Oogheelkundige contra-indicaties zijn een nauwe kamerhoek en afakie. Alfa-2-selectieve agonisten zijn gecontra-indiceerd bij gebruik van MAO-remmers en bij neonaten. Bijwerkingen zijn: aritmie, hypertensie, moeheid, droge mond en rode ogen.

- **3: Carboanhydraseremmers (dorzolamide, brinzolamide, acetazolamide oraal)**

Deze middelen worden zowel systemisch als lokaal toegepast. De daling van de oogdruk berust op een verminderde aanmaak van kamerwater. Contra-indicaties voor vooral de systemische toedieningsvorm zijn verlaagde plasmaconcentraties van natrium en/of kalium, gestoorde lever- of nierfuncties, nierstenen en overgevoeligheid voor sulfapreparaten. Interacties met niet-kaliumsparende stoffen komen voor.

- **4: Prostaglandineagonisten (bimatoprost, latanoprost, travoprost, tafluprost)**

Bij gebruik van deze middelen daalt de oogdruk door een toename van de uitstroom van kamerwater. Contra-indicaties zijn voornamelijk lokale reacties bij overgevoeligheid voor een van de bestanddelen. Belangrijke oculaire bijwerkingen zijn toegenomen pigmentatie van de iris, het groeien van de wimpers en conjunctivale roodheid.

- **5: Parasympathicomimetica (pilocarpine)**

Parasympathicomimetica worden nog maar weinig gebruikt bij openkamerhoekglaucoom. De oogdruk wordt verlaagd door een toename van de uitstroom van kamerwater. De hinderlijkste bijwerkingen zijn miosis, die voor de behandeling van het openkamerhoekglaucoom zelf niet nodig is, en problemen met de accommodatie. Pilocarpine is daarnaast het enige middel dat ook is geregistreerd voor de behandeling van nauwekamerhoekglaucoom.

- **Combinaties**

Veel van de eerdergenoemde groepen zijn te combineren. Daarbij bestaat er een voorkeur voor een gefixeerd preparaat, dat wil zeggen: twee medicijnen in één flesje. Dit bevordert de eenvoud van de behandeling en daarmee wellicht de therapietrouw, en leidt daarnaast tot minder blootstelling aan conserveermiddelen. Veel gebruikte combinaties zijn timolol met een alfa-2-selectieve agonist, een carboanhydraseremmer of een prostaglandineagonist.

- **Therapieschema**

In Nederland volgen we de richtlijnen van de European Glaucoma Society, derde editie, 2008 (▶ www.eugs.org). Een samenvatting van de richtlijnen staat beschreven in het *Farmacotherapeutisch Kompas* (▶ http://www.farmacotherapeutischkompas.nl/inleidendeteksten/i/inl%20middelen%20bij%20glaucoom.asp#H40).

16.3.3 Middelen bij ooginfecties

Bij de start van de behandeling van bacteriële ooginfecties is doorgaans het gevoeligheidsspectrum (nog) niet bekend. Antimicrobiële middelen moeten dan in ieder geval werkzaam zijn tegen de meest voorkomende verwekkers, namelijk stafylokokken (Staphylococcus aureus), en liefst ook tegen pneumokokken en streptokokken. In principe moet lokaal gebruik van antimicrobiële middelen die ook systemisch worden toegepast, zo veel mogelijk worden beperkt. Door lokaal gebruik kan de resistentie toenemen. Bij fusidinezuur en tetracyclinen blijkt de resistentieontwikkeling echter ondanks jarenlange lokale toepassing niet toe te nemen.

Bij voorkeur wordt een antimicrobieel middel gebruikt dat zo min mogelijk lokale en algemene bijwerkingen heeft. Een veelvoorkomende bijwerking bij middelen die lokaal worden toegediend is overgevoeligheid; een overgevoeligheidsreactie kan ten onrechte worden geïnterpreteerd als het voortduren van de infectie. Door het optreden van sensibilisatie kan latere systemische toediening tot problemen leiden. Antimicrobiële middelen moeten bij ooginfecties als regel niet langer dan één à twee weken worden toegediend in verband met de kans op resistentieontwikkeling en sensibilisatie bij een langer durende behandeling. Gebruik tijdens de zwangerschap moet worden vermeden, met uitzondering wellicht van aciclovir.

De belangrijkste antimicrobiële middelen voor oogheelkundig gebruik:

— Chlooramfenicol heeft een breed werkingsspectrum tegen onder andere stafylokokken, streptokokken en pneumokokken. Het dringt goed door in de voorste oogkamer en is ook werkzaam tegen minder pathogene kiemen, die vaak de verwekkers zijn van lichte vormen van infectieuze conjunctivitis. Overgevoeligheidsreacties van het oog en sensibilisatie kunnen optreden. Bloeddyscrasieën (zoals aplastische anemie) zijn een zeldzame bijwerking.

— Fusidinezuur heeft een smal werkingsspectrum, die echter wel de voornaamste verwekkers van ooginfecties omvat. Vooral stafylokokken (inclusief penicillinasevormende Staphylococcus aureusstammen) zijn gevoelig, streptokokken in wat mindere mate. Sensibilisatie treedt zelden op.

— Tetracycline heeft een breed werkingsspectrum tegen vele Grampositieve (onder meer stafylokokken en streptokokken) en Gramnegatieve micro-organismen, en verder onder andere tegen Chlamydia. Het leidt zelden tot sensibilisatie.

— Erytromycine is werkzaam tegen vooral Grampositieve en een aantal Gramnegatieve micro-organismen.

— Aciclovir is een antiviraal middel dat de DNA-synthese van het herpessimplexvirus remt en wordt toegepast bij herpessimplexkeratitis.

— Aminoglycosiden (gentamicine, tobramycine). Deze stoffen hebben een breed werkingsspectrum dat vele Gramnegatieve en sommige Grampositieve (waaronder stafylokokken) omvat. Streptokokken zijn nauwelijks gevoelig. Sensibilisatie en (kruis)resistentie en kruisovergevoeligheid tussen de aminoglycosiden onderling kunnen optreden. Deze middelen worden door de oogarts voor de behandeling van infecties, en perioperatief (meestal in combinatie met een corticosteroïd) bij een aantal oogoperaties gebruikt.

— Chinolonen (ciprofloxacine, moxifloxacine en ofloxacine). Deze betrekkelijk nieuwe middelen dienen te worden gereserveerd voor de behandeling door de oogarts van ernstige infecties. Ze hebben een breed werkingsspectrum tegen onder andere stafylokokken en streptokokken, maar met kruisresistentie moet rekening gehouden worden. Ciprofloxacine en ofloxacine zijn ook werkzaam tegen Pseudomonas aeruginosa.

— Azitromycine (een macrolide) is een antibioticum dat voor specifieke indicaties door de oogarts voorgeschreven wordt, bijvoorbeeld bij een Chlamydia-infectie.

■ Aanwijzingen voor het maken van een keuze

Voor de behandeling van bacteriële conjunctivitis of blefaritis gaat de voorkeur uit naar oogdruppels/-zalf met fusidinezuur, tetracyline of chlooramfenicol, in verband met de goede werkzaamheid en het zelden optreden van bijwerkingen. Fusidinezuur is vooral bij blefaritis een goede eerste keuze. Tetracyclinedruppels hebben het nadeel van een heel beperkte houdbaarheid (3–7 dagen).

■ ■ Corticosteroïden

Corticosteroïden hebben bij lokaal gebruik een ontstekingremmende en vaatvernauwende werking. Overgevoeligheidsreacties van conjunctiva, cornea en sclera worden onderdrukt, maar bacteriële, virale en schimmelinfecties kunnen zich uitbreiden. In de oogheelkunde worden gebruikt: dexamethason, fluormetholon, prednisolon, rimexolon en betamethason.

Indicaties   Belangrijke oogheelkundige indicaties voor het gebruik van corticosteroïden zijn iritis, cyclitis en iridocyclitis, ook wanneer ze onderdeel uitmaken van een algemene aandoening (bijvoorbeeld sarcoïdose). Ook bij allergische keratoconjunctivitis en stromaoedeem kunnen corticosteroïden gebruikt worden. Bij ontstekingen die het gevolg zijn van een herpesvirusinfectie moeten tegelijkertijd virustatica in maximale dosering worden toegediend. Een absolute contra-indicatie voor het gebruik van corticosteroïden in het oog is keratitis dendritica (herpes simplex).

Het voorschrijven van corticosteroïdbevattende middelen dient uitsluitend door en onder controle van een oogarts plaats te vinden in verband met het optreden van glaucoom en cataract bij langdurig gebruik van corticosteroïden.

Combinatiepreparaten met antimicrobiële middelen   Er is zelden een indicatie voor het gebruik van een corticosteroïd in combinatie met een antimicrobieel middel. Combinatiepreparaten kunnen, uitsluitend door en onder controle van een oogarts, worden toegepast bij onder andere allergische conjunctivitis waarbij tevens bacteriële infectie is opgetreden, en sommige vormen van blefaroconjunctivitis. Combinatiemiddelen (zoals dexamethason/gentamicine en dexamethason/tobramycine) worden ook gebruikt ter voorkoming van, of bij complicaties na een oogoperatie.

16.3.4 Overige middelen

Als lokale anesthetica worden in de oogheelkunde lidocaïne, oxybuprocaïne en tetracaïne gebruikt bij oogdrukmeting, oogonderzoek, verwijdering van corpora aliena uit de cornea of de conjunctivale zak en bij chirurgische ingrepen aan het oog. Een lokaal anestheticum neemt slechts een aantal minuten de pijn weg en niet de oorzaak van de pijnklachten. Herhaalde toediening van lokale anesthetica kan al binnen één dag aanleiding geven tot ernstige corneale laesies en kan het herstel van het cornea-epitheel vertragen. Met het oog op deze risico's dient het gebruik van deze farmaca uitsluitend beperkt te blijven tot de operatie- en/of spreekkamer en mogen de preparaten nooit aan de patiënt worden meegegeven.

- **Middelen bij 'droge ogen'**
Carbomeer, carboxymethylcellulose, hyprolose, hypromellose, methylcellulose, polyvidon en hyaluronzuurderivaten worden gebruikt bij aandoeningen met een verminderde traansecretie. Ooggel heeft een hogere viscositeit dan oogdruppels. De reactie op de verschillende middelen is zeer individueel. Aan de hand van deze reactie kan het beste geneesmiddel voor de patiënt worden gekozen. Oogzalf (paraffine/vaseline/wolvet) dient pas toegepast te worden als er (bijna) geen bevochtiging van het hoornvlies meer is. Bij zeer droge ogen en de noodzaak van frequent druppelen kan irritatie ontstaan op basis van een toxische reactie op het conserveermiddel. Conserveermiddelvrije preparaten zijn dan aangewezen.

- **Middelen bij allergische conjunctivitis**
Cromonen (cromoglicinezuur, nedocromil) stabiliseren de mestcellen, waardoor mestceldegranulatie en het vrijkomen van mediatoren, waaronder histamine, wordt voorkomen. Zij zijn profylactisch werkzaam en dienen tijdig gestart te worden (voordat het allergeen aanwezig is). Oogdruppels met antihistaminica zijn: azelastine, emedastine, ketotifen, levocabastine en olopatadine. Ze werken snel bij seizoensgebonden allergische conjunctivitis. Bij seizoensge-

bonden allergische conjunctivitis als onderdeel van een atopisch syndroom kan behandeling met een oraal antihistaminicum aangewezen zijn.

■ Prostaglandinesynthetaseremmers

Druppelen met diclofenac, indometacine, ketorolac of nepafenac kan cystoïd maculaoedeem na cataractoperatie voorkómen, waarschijnlijk door stabilisatie van de bloed-kamerwaterbarrière en door vermindering van ontstekingsreacties in de voorste oogkamer. Natriumchloride in hypertone vorm (5 %) kan corneaoedeem tegengaan. In isotone vorm (0,9 %) is het een goede oplossing waarmee verontreinigingen uit het oog kunnen worden gespoeld.

■ Miotica

Acetylcholine en carbacholine worden gebruikt als miotica bij oogoperaties (onder andere cataractextractie en glaucoomoperaties).

■ Middelen bij maculadegeneratie

Voor de behandeling van de neovasculaire vorm van maculadegeneratie zijn, voor intravitreale injectie, de angiogeneseremmers ranibizumab (Lucentis®), bevacizumab (Avastin®), pegaptanib (Macugen®) en aflibercept (Eylea®) beschikbaar, die specifiek de werking van VEGF-A blokkeren. Ranibizumab is het eerste geneesmiddel dat voor de behandeling van natte leeftijdgebonden maculadegeneratie geregistreerd is waarmee de afname van het gezichtsvermogen tot staan wordt gebracht en mogelijk enigszins verbeterd wordt. De werkzaamheid van bevacizumab en aflibercept zijn vergelijkbaar. Alle drie de middelen zijn werkzamer dan pegaptanib of fotodynamische therapie met verteporfine.

Leesadvies

Velthoven MEJ van, Missotten TOAR, Ossewaarde-van Norel J, Baarsma GS. Systemische medicatie in de oogheelkunde. Houten: Prelum; 2014.

Website

▶ www.farmacotherapeutischkompas.nl: Farmacotherapeutisch kompas.

Anatomie

Prof. dr. S.M. Imhof en Prof. dr. R.L.A.W. Bleys

Samenvatting
Een anatomische basis behoort in ieder leerboek. De lezer moet de mogelijkheid hebben de klinische beschrijvingen te kunnen relateren aan anatomische verhoudingen. Dit hoofdstuk is bedoeld als referentie en is daarom het laatste en niet het eerste van het boek.

Dit hoofdstuk is een integrale weergave van het hoofdstuk Anatomie en fysiologie van S.M. Imhof en R.L.A.W. Bleys dat eerder is verschenen in het *Leerboek oogheelkunde*, onder redactie van H. Tan, B.A.E. van der Pol en J.S. Stilma. Houten: Bohn Stafleu van Loghum, 2013.

Y. van Leeuwen et al. (Red.), *Oogheelkunde*, Praktische huisartsgeneeskunde,
DOI 10.1007/978-90-313-9926-0_17, © 2016 Bohn Stafleu van Loghum, onderdeel van Springer Media BV

17.1   Inleiding

Het anatomisch gebied van de oogheelkunde bevat de oogbol, de oogkas, de oogleden en de zenuwen en bloedvaten die alle bijdragen aan het functioneren van het visuele systeem.

De oogbol (bulbus oculi), van circa 24 mm aslengte, is gelegen in de oogkas (orbita) en wordt ondersteund door een aantal accessoire structuren (adnexen): oogleden, conjunctiva, traanapparaat en uitwendige oogspieren.

De oogbol bevat drie compartimenten en heeft een wand die grofweg uit drie histologische lagen bestaat. Met de orbita, de adnexen en bijbehorende vaten en zenuwen vormt het een anatomische eenheid. De oogbol ligt ingebed in het ondersteunende weefsel (vet, bindweefsel), in de voorste helft van de orbita. De oogbol is opgebouwd uit twee segmenten met verschillende diameter (zie ◘ fig. 17.1), die door de lens gescheiden zijn:

- het voorsegment (tussen cornea en lens); dit bevat de voorste en de achterste oogkamer, die zijn gevuld met het oogkamerwater;
- het achtersegment (achter het achterste lenskapsel); dit bevat de glasvochtruimte (camera vitrea), die is gevuld met het gelachtige glasvocht, corpus vitreum.

Het visuele systeem loopt van de cornea tot aan de occipitale hersenschors. In dit hoofdstuk worden de anatomische structuren meer in detail beschreven zodat de functie van het oog en de (patho)fysiologie van het zien beter begrepen wordt.

17.2   De oogbol en zijn drie lagen

17.2.1   Sclera en cornea

De buitenste laag van de oogbol is de harde oogrok of sclera. Het voorste gedeelte van deze laag vertoont een sterkere kromming en is glashelder doorzichtig: dit is het hoornvlies ofwel cornea (◘ fig. 17.1).

Sclera en cornea samen vormen een stevig omhulsel, dat door intraoculaire druk op spanning wordt gehouden zodat de eigen bolvorm van het oog behouden blijft. Dit is van belang in verband met de optische en functionele eigenschappen van het oog. De cornea heeft een diameter van 12 mm en is gemiddeld 600 µ dik. De cornea is doorzichtig en bestaat uit vijf lagen. Van buiten naar binnen zijn dat: (1) epitheel, (2) membraan van Bowman, (3) stroma, (4) membraan van Descemet en (5) endotheel. Het epitheel vormt de meest oppervlakkige laag en neemt ongeveer 10 % van de totale dikte in beslag, het stroma ongeveer de overige 90 %. Het endotheel is een ééncellaag dunne laag die in de loop van het leven cellen verliest. Het endotheel is essentieel voor het behoud van de helderheid van de cornea.

De helderheid van de cornea wordt veroorzaakt door de parallelle opbouw van de cornealamellen en de pompfunctie van de endotheelcellen. Het cornea-endotheel zorgt ervoor dat het stroma in ontwaterde toestand wordt gehouden. Hierdoor blijft de cornea helder en het zicht goed. Normaalgesproken bevat de cornea geen bloedvaten. Voeding vindt plaats via het pompmechanisme vanuit het kamerwater uit de voorste oogkamer.

De cornea is rijk aan sensibele zenuwuiteinden, vandaar de hevige pijnen die ook na geringe beschadigingen van het epitheel kunnen optreden, bijvoorbeeld bij lasogen of een takje in het oog.

De cornea vormt – samen met de lens – het voornaamste onderdeel van het optische systeem van het oog. Door het verschil in brekingsindex tussen lucht en water en de kromming

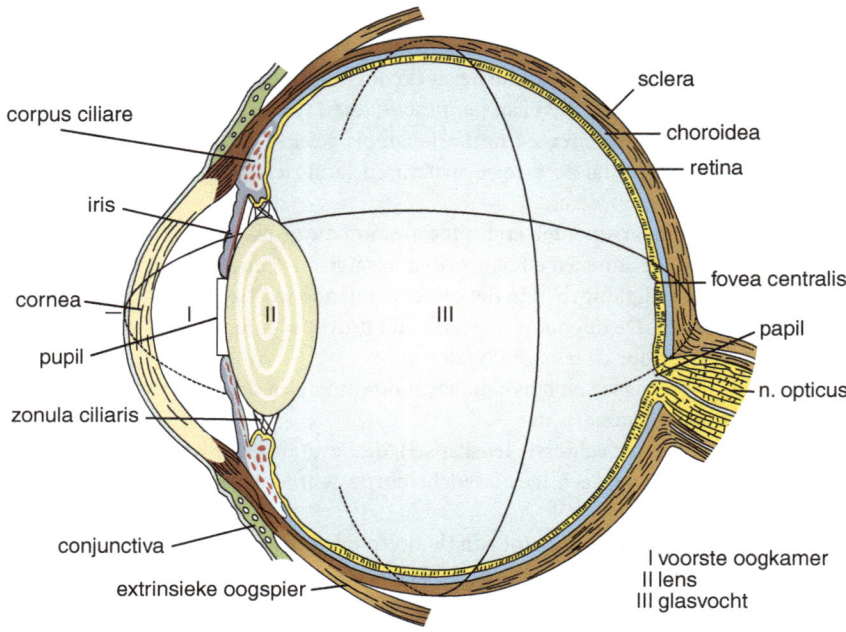

corpus ciliare

sclera

choroidea

retina

iris

cornea

I

II

III

fovea centralis

papil

pupil

n. opticus

zonula ciliaris

conjunctiva

extrinsieke oogspier

I voorste oogkamer
II lens
III glasvocht

🔹 **Figuur 17.1**   Doorsnede van de oogbol.

van de cornea, is het aandeel van de cornea in de totale lichtbreking (refractie) van het oog (ongeveer 58 dioptrieën) groter dan dat van de lens (42 dioptrieën cornea ten opzichte van 16 dioptrieën lens).

17.2.2 Uvea

De uvea bestaat uit drie delen: choroidea (vaatvlies), corpus ciliare en iris. De choroidea is opgebouwd uit drie lagen:

- lamina vasculosa: een laag van relatief grote vaten aan de buitenkant;
- lamina choroidocapillaris: een laag van fijne vaatjes aan de binnenkant;
- membraan van Bruch: de basaalmembraan van het pigmentblad van de retina.

De lamina choroidocapillaris bezit een bijzonder dicht vlechtwerk van vaatjes, vooral in het gebied van de fovea centralis. De fovea is namelijk volledig aangewezen op voorziening vanuit de choroidea. Het bloed in de choroidea wordt aangevoerd via het arteriële ciliaire netwerk (aan aftakking van de arteria ophthalmica) en afgevoerd via de venae vorticosae.

In het voorste gedeelte van de oogbol wordt de uvea dikker en bevat deze spiervezels. Hier ligt het corpus ciliare. Dit bevat radiair en circulair verlopende spierbundels, de zogeheten musculus ciliaris (parasympathisch geïnnerveerd). Deze spier verzorgt de accommodatie. Het corpus ciliare heeft ook een functie in de productie van kamerwater.

De iris is een diafragma rond een centrale opening, de pupil. Hierdoor wordt de hoeveelheid licht die het oog binnenvalt geregeld. Twee gladde spiertjes reguleren de pupilgrootte: de m. sphincter pupillae (parasympathisch geïnnerveerd) en de m. dilator pupillae (sympathisch geïnnerveerd). De pupil regelt de hoeveelheid licht die op de retina terechtkomt en zorgt voor een optimale diameter waardoor het beeld op de retina scherp is. De wijdte van de pupil bedraagt bij maximale dilatatie ongeveer 8 mm (mydriasis) en bij maximale contractie 1,5 mm (miosis).

Jongeren hebben een relatief wijde pupil; bij ouderen wordt de pupil in toenemende mate kleiner en stugger. De gemiddelde pupilopening is ongeveer 3 mm. Tijdens de slaap en bij vermoeidheid zijn de pupillen klein (parasympathicotonie), bij opwinding wijd (sympathicotonie). Bij een ongelijke grootte van de pupillen van beide ogen spreken we van anisocorie.

De pupilreactie is te zien door lichtinval op de retina te laten vallen waardoor een pupilverkleining veroorzaakt wordt, zowel bij het oog waar het licht invalt (directe pupilreactie) als bij het contralaterale oog (indirecte pupilreactie).

Bij het accommoderen treedt, naast een convergentiebeweging van beide ogen, ook een miosis op.

17.2.3 Retina

De retina is ontstaan uit een bekervormige uitstulping van de hersenen. Het bestaat uit een buitenste pigmentlaag en een binnenste neurale laag.

De pigmentlaag ligt tegen de binnenzijde van de choroidea (membraan van Bruch) aan en bedekt naar voren toe ook het corpus ciliare en de achterzijde van de iris. Het licht kan hierdoor alleen via de pupilopening op het netvlies vallen. De pigmentlaag absorbeert licht en gaat hiermee weerkaatsing van licht in de oogbol tegen. Andere functies van het pigmentepitheel zijn: het vitamine A-metabolisme, de instandhouding van de bloed-retinabarrière, de fagocytose van de zich vernieuwende fotoreceptoren, de lichtabsorptie en de warmte-uitwisseling met de aderen. De zuurstofvoorziening van het pigmentepitheel en de fotoreceptoren vindt plaats door diffusie uit de het vaatvlies (lamina choriocapillaris).

Er bestaat een hechte functionele en mechanische verbinding tussen het pigmentepitheel en de fotoreceptorcellen. Een pathologische scheiding tussen pigmentepitheel en fotoreceptorcellen wordt beschouwd als een netvliesloslating.

De neurale laag bevat van binnen naar buiten ganglioncellen, bipolaire neuronen en fotoreceptoren (staafjes en kegeltjes). Zie ook ▫ fig. 17.16. In het oog binnentredende lichtstralen moeten, nadat ze de optische media zijn gepasseerd (cornea, lens en glasvocht), de lagen met ganglioncellen en bipolaire neuronen door om de fotoreceptoren te bereiken.

De uitlopers (axonen) van de ganglioncellen verzamelen zich tot een bundel die via de nervus opticus verbonden is met de hersenen. De visuele baan loopt van de papil (nervus opticus) tot aan de achterste (occipitale) hersenschors. Zie voor een beschrijving van deze baan ▫ fig. 17.15.

De fotoreceptoren van het netvlies bestaan uit staafjes en kegeltjes. De retina bevat ongeveer 6 miljoen kegeltjes, met een sterke ophoping in de achterpool, vooral in de fovea centralis. Daarnaast zijn er 120 miljoen staafjes, die vooral in de periferie van het netvlies voorkomen. De kegeltjes en staafjes verschillen niet alleen van vorm maar bevatten ook verschillende fotopigmenten, waarvan het rodopsine in de staafjes het bekendst is.

In de fovea centralis is door verschuiving van de lagen de dikte van de retina aanzienlijk geringer geworden. Door de verdunning van de retina en de grote kegeltjesdichtheid is de gezichtsscherpte hier het grootst.

Dankzij de staafjes kunnen we bij een lage lichtintensiteit zien. Kegeltjes zijn van belang voor het kleurenzien en het scherp zien. Het voornaamste verschil in functie tussen de kegeltjes

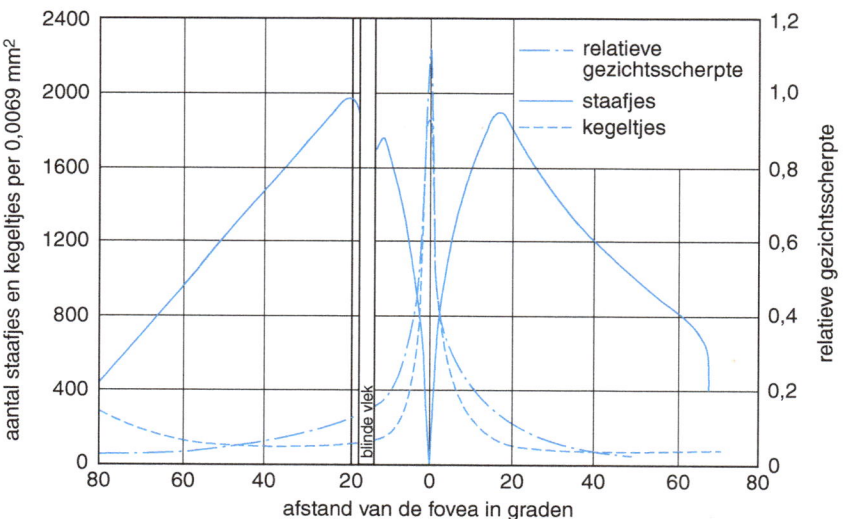

● **Figuur 17.2**   Verdeling van de kegeltjes en staafjes over het netvlies in relatie tot de gezichtsscherpte.

en de staafjes is te verklaren uit de schakeling op de eropvolgende neuronen. De retina is daardoor samengesteld uit receptieve elementen, die in het centrale deel klein van omvang zijn en naar de periferie groter worden. Als we het netvlies vergelijken met de gevoelige film van een fototoestel, dan zouden we kunnen zeggen dat de korrel (van de film) centraal veel fijner is dan in de periferie. Daarmee wordt verklaard dat het oplossend vermogen van het oog in het centrum van het netvlies groter is, maar dat daarentegen de periferie van het netvlies lichtgevoeliger is (● fig. 17.2).

Bij oogspiegelen wordt het achterste deel van de binnenzijde van de oogbol (fundus) zichtbaar. Centraal hierin bevindt zich de macula lutea of gele vlek. Dit gebied dankt zijn naam aan de aanwezigheid van de gele kleurstof xanthofyl. De centrale depressie in de macula lutea bevat geen bloedvaten en wordt de fovea centralis genoemd.

Mediaal van de macula lutea verlaat de nervus opticus de oogbol. Dit is zichtbaar als de papil van de nervus opticus (● fig. 17.1). Aangezien hier geen fotoreceptoren zijn, wordt dit de blinde vlek genoemd.

17.3   Voorste en achterste oogkamer, glasvochtruimte

17.3.1   Voorste oogkamer

De voorste oogkamer wordt aan de voorkant begrensd door de achterzijde van de cornea en aan de achterkant door de iris en het voorste kapsel van de lens (zie ● fig. 17.1 en 17.3). De diepte (de afstand tussen voor- en achterzijde) bedraagt gemiddeld 3 mm. Deze afstand varieert met de aslengte, de accommodatietoestand (bolling van de lens) en de leeftijd (dikte van de lens). In de voorste oogkamer bevindt zich kamerwater dat de cornea en de lens van voeding voorziet. In de kamerhoek, de overgang van cornea naar iris en corpus ciliare, bevindt zich een veneus netwerk, sinus venosus sclerae (kanaal van Schlemm), en een losmazig trabekelsysteem

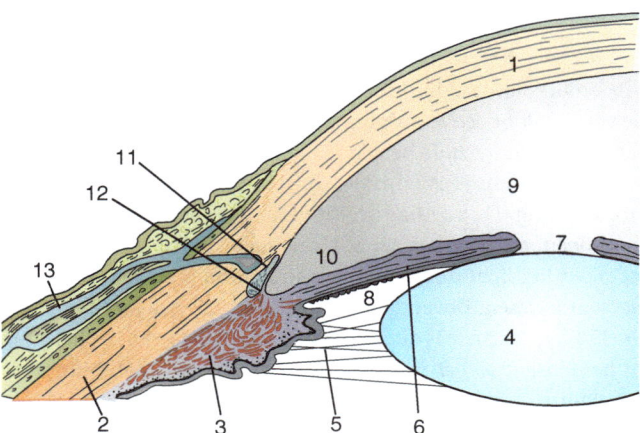

■ **Figuur 17.3** Doorsnede door de oogkamers. *1* cornea, *2* sclera, *3* corpus ciliare, *4* lens, *5* zonula ciliaris, *6* iris, *7* pupil, *8* achterste oogkamer, *9* voorste oogkamer, *10* iridocorneale hoek, *11* ligamentum pectinatum = recticulum trabeculare, *12* sinus venosus sclerae (Schlemm), *13* watervenen.

dat zorg draagt voor de afvloed van het kamerwater. Het kamerwater bereikt dit kanaal van Schlemm via het trabekelsysteem, dat de voorste oogkamer afgrenst van de sinus venosus sclerae. Vanuit de sinus venosus wordt het vocht naar naburige watervenen afgevoerd. Onder normale omstandigheden bevat de sinus venosus sclerae geen bloed, vermoedelijk door de drukgradiënt. De route van het kamerwater is: corpus ciliare – achterste oogkamer – pupil – voorste oogkamer – sinus venosus sclerae.

17.3.2 Achterste oogkamer

De achterste oogkamer wordt aan de voor- en zijkant begrensd door het achtervlak van de iris en het corpus ciliare, en aan de achterkant door de lens en het voorste glasvochtmembraan. De achterste oogkamer (volume 0,06 ml) wordt bovendien doorkruist door de ophangvezeltjes van de lens, de zonula ciliaris (Zinnii) (zie ■ fig. 17.1 en 17.3). De functies van het corpus ciliare zijn productie van kamerwater, lensophanging en accommodatie (het bevat de m. ciliaris).

17.3.3 Glasvochtholte

Het glasvocht heeft met circa 4,5 ml het grootste volume (65 %) van de drie compartimenten.

Het doorzichtige glasvocht bestaat uit een fibrillair netwerk gevuld met 98 % water en 2 % collageen en hyaluronzuur. De vaste bestanddelen vormen het netwerk; de viscositeit wordt door de collageenvezels gewaarborgd.

Ook het glasvocht is onderworpen aan een verouderingsproces. Er worden metabolieten opgeslagen, de collageenvezels schrompelen en het netwerk vervloeit. Het glasvocht wordt omringd door een glasvochtmembraan, dat op jonge leeftijd een stevige verbinding heeft met de retina. Bij vervloeiing van het glasvocht krimpt de glasvochtruimte waardoor dit invloed op de functie van de retina kan hebben.

17.4   De lens

De menselijke lens ontstaat in de embryologie al in de eerste twee weken door een blaasje in het ectoderm dat de lensplacode vormt. Door een instulping ontstaat de lensgroeve waaruit het lensblaasje afgegrensd wordt dat aan de binnenzijde bedekt is met epitheelcellen. De epitheelcellen delen verder en vormen de lens. De lens is ovaal-bolvormig en helder.

De lens heeft een actieve stofwisseling. De voeding wordt verzorgd vanuit het kamerwater en diffundeert door het kapsel heen, maar er bestaat ook een actief transport in de vorm van een kationenpomp. De lens moet het licht doorlaten, lichtstralen bundelen en het beeld dichtbij scherpstellen door te accommoderen. Bovendien werkt de lens als een UV-filter. Het eiwitgehalte van de lens bedraagt 35 % en daarmee is dit het eiwitrijkste orgaan van het lichaam.

De lens wordt omhuld door het lenskapsel dat is opgehangen en uitgespannen binnen de ring van het corpus ciliare. In ontspannen toestand van de m. ciliaris is de diameter van de ring maximaal en wordt het lenskapsel maximaal aangespannen, waardoor de lens plat is en zijn normale dioptrische sterkte heeft. Door contractie van de m. ciliaris wordt de diameter van de ring kleiner, de ophangvezels van het lenskapsel worden slap en de lens wordt boller. Daardoor wordt het brekend vermogen van de lens vergroot. Dit mechanisme heet accommodatie. Het accommodatievermogen bedraagt bij de geboorte ongeveer 18 dioptrieën. Op 30-jarige leeftijd is het gedaald tot 7 dioptrieën, op 40-jarige leeftijd blijft er 4,5 dioptrie over en op 45-jarige leeftijd 2,5 dioptrie. Op 65-jarige leeftijd resteert er vrijwel geen enkel accommodatievermogen, dit fenomeen heet presbyopie. Met het ouder worden van de lens verliest men niet alleen het accommodatievermogen maar treedt ook langzaam een vertroebeling van de lens op (staar). Hierin bestaan grote interindividuele verschillen.

17.5   Adnexen van de oogbol

17.5.1   Oogleden

De oogleden (◻ fig. 17.4) bestaan uit een buitenblad en een binnenblad. Het buitenblad bestaat uit huid, bindweefsel en dwarsgestreept spierweefsel. De spieren zijn de m. orbicularis oculi die het oog sluit, en in het bovenooglid ook de m. levator palpebrae superioris die het bovenooglid optrekt. De wimpers (cilia) maken ook deel uit van het buitenblad.

Het binnenblad wordt gevormd door een stugge bindweefselplaat, de tarsus. Daarin bevinden zich de klieren van Meibom (glandulae tarsales) die de lidrand en de traanfilm voorzien van een talgsubstantie en daarmee uitdroging van het oog voorkomen. Aan de binnenzijde bevindt zich de conjunctiva en in het bovenooglid ligt de m. tarsalis superior (een gladde spier, sympathisch geïnnerveerd).

17.5.2   Conjunctiva

De conjunctiva is een doorzichtig slijmvlies dat de binnenzijde van de oogleden bedekt (conjunctiva palpebrarum) en zich voortzet over de voorzijde van de sclera (conjunctiva bulbi) tot aan de cornea. Hier gaat de conjunctiva over in het cornea-epitheel. Het gebied van omslag van conjunctiva palpebrarum naar conjunctiva bulbi wordt fornix genoemd. Er is een fornix superior (bovenooglid) en inferior (onderooglid).

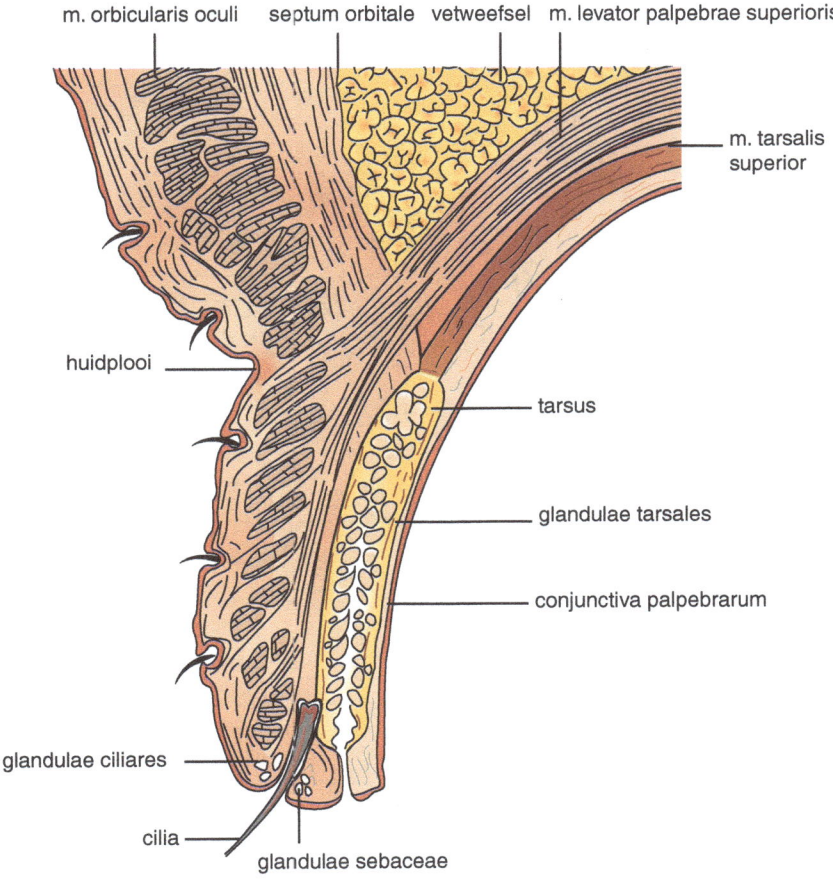

m. orbicularis oculi   septum orbitale   vetweefsel   m. levator palpebrae superioris

m. tarsalis superior

huidplooi

tarsus

glandulae tarsales

conjunctiva palpebrarum

glandulae ciliares

cilia

glandulae sebaceae

Figuur 17.4   Doorsnede door het bovenooglid.

17.5.3 Het traanapparaat en traanfilm

De traanklier (glandula lacrimalis) bestaat uit twee delen: het bovenste orbitale en het onderste palpebrale deel (☐ fig. 17.5). Het palpebrale deel is door het opklappen (ectropioneren) van het bovenooglid zichtbaar. De uitvoergangen van de beide delen van de traanklier bevinden zich in de bovenzijde van de fornix superior. De vascularisatie komt van de arteria lacrimalis, een tak van de a. ophthalmica. De zenuwvoorziening gebeurt door een tak van de n. facialis (VII) en sensibele n. lacrimalis (van n. VI).

Het traanvocht verspreidt zich over de cornea en conjunctiva door het knipperen van de oogleden, de zogenoemde lidslag. Traanvocht wordt afgevoerd bij de mediale ooghoek (zie ☐ fig. 17.5). Op beide lidranden bevindt zich een traanpuntje (punctum lacrimale) waar het traanvocht door de capillaire werking de traankanaaltjes in wordt gezogen. Vervolgens komt het in de traanzak (saccus lacrimalis) terecht en bereikt via het traanafvoerkanaal de neusholte. De traanzak ligt buiten de orbita in de fossa sacci lacrimalis. Het onderste traanpunt voert 70 % van het traanvocht af.

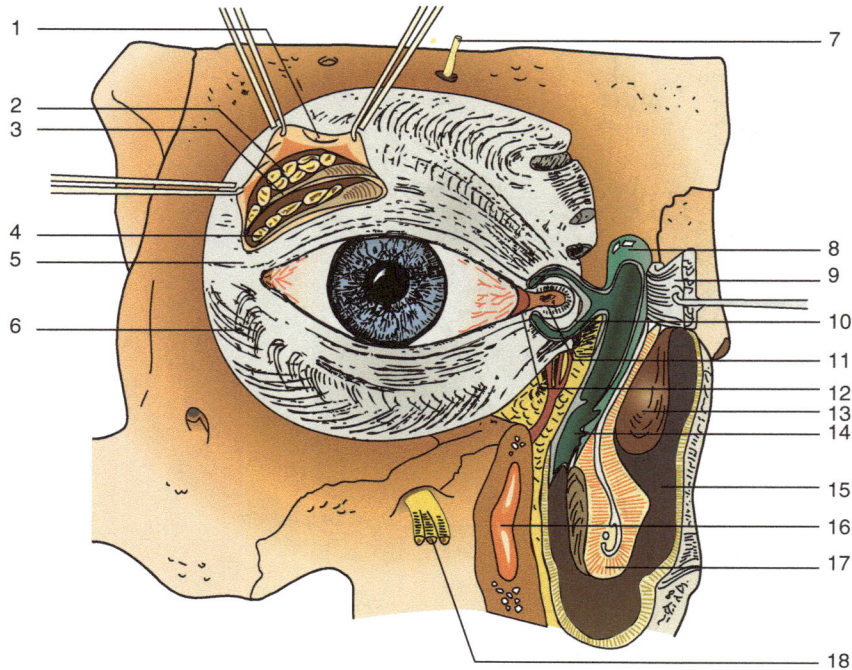

🔲 **Figuur 17.5** Traanklieren en traanwegen van het rechteroog. *1* septum orbitale (geopend en omgeklapt), *2* glandula lacrimalis (pars orbitalis), *3* aponeurose van de m. levator palpebrae superioris, *4* glandula lacrimalis (pars palpebralis), *5* ligamentum palpebrale laterale, *6* septum orbitale, *7* n. supraorbitalis, *8* saccus lacrimalis, *9* ligamentum palpebrale mediale, *10* canaliculus lacrimalis inferior, *11* caruncula lacrimalis, *12* plica semilunaris conjunctivae, *13* concha nasalis media, *14* ductus nasolacrimalis, *15* cavitas nasi, *16* sinus maxillaris, mucosa, *17* concha nasalis inferior, *18* n. infraorbitalis.

De precorneale en preconjunctivale traanfilm heeft de volgende functies:

- verbetering van de optische eigenschappen van de cornea;
- het vochtig houden van de conjunctivae en de cornea;
- spoelen en desinfectie;
- voeding van het cornea-epitheel;
- verdragen van contactlenzen.

De traanfilm bestaat uit drie lagen: de buitenste lipidenlaag, de middelste waterige laag en de binnenste mucinelaag (🔲 fig. 17.6).

De buitenste laag, de lipidenlaag (circa 0,1 μm), wordt geproduceerd door de klieren van Meibom en gedeeltelijk uit de klieren van Moll en Zeis van de oogleden. Deze laag stabiliseert de traanfilm. Door het hydrofobe karakter van deze transparante waslaag wordt snelle verdamping voorkomen.

De middelste waterige laag (circa 8 μm) wordt geproduceerd door de traanklier en de accessoire traanklieren. Deze laag reinigt en beschermt de cornea en zorgt ervoor dat de oogleden goed over de cornea kunnen glijden. Zo wordt ook een bijdrage geleverd aan een goede optische helderheid en vorm.

De binnenste mucinelaag (circa 0,8 μm) wordt door de slijmbekercellen van de conjunctiva geproduceerd. Deze laag speelt een rol bij de stabilisatie van de traanfilm en verhindert dat de

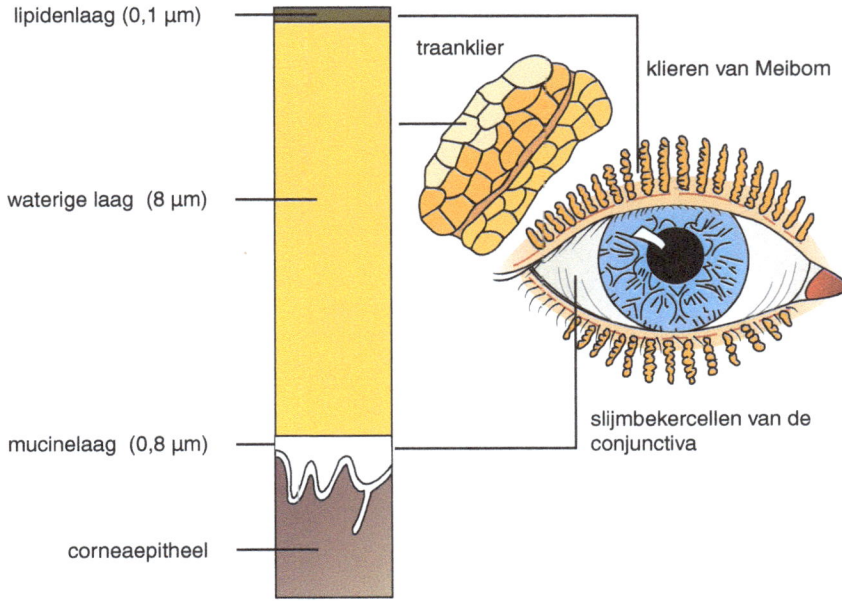

lipidenlaag (0,1 µm)

traanklier

klieren van Meibom

waterige laag (8 µm)

mucinelaag (0,8 µm)

slijmbekercellen van de
conjunctiva

corneaepitheel

Figuur 17.6 De opbouw van de traanfilm.

waterlaag als het ware van de cornea afloopt, waardoor die zou kunnen uitdrogen. De traanlaag verdwijnt ongeveer iedere 20 sec en wordt ververst door een knipperslag. Bij een instabiele traanfilm zal er een frequentere knipperslag plaatsvinden.

De functie en kwaliteit van de traanfilm wordt gemeten door middel van fluoresceïnekleuring, de tearfilm break-up time (TBUT), een Schirmer-proef (hoeveelheid tranen).

17.6 Orbita en uitwendige oogspieren

De vorm van de orbita (oogkas) doet denken aan een vierzijdige piramide. De basis hiervan bevindt zich aan de voorzijde en wordt omgeven door de stevige orbitarand. De punt bevindt zich aan de achterzijde bij de canalis opticus. Aan de voorzijde wordt de orbita begrensd door het septum orbitale, dat zich als een voortzetting van het periost van de orbitarand uitstrekt in de oogleden. De orbita grenst aan de neusbijholten en daarmee zijn de meeste wanden relatief dun en kwetsbaar, vooral de orbitabodem (boven de sinus maxillaris) en de mediale wand (naast etmoïdcellen). De inhoud van de orbita bestaat uit de oogbol en de n. opticus, het traanapparaat, de uitwendige oogspieren, de m. levator palpebrae superioris, diverse andere hersenzenuwen, bloedvaten en vet. Een groot deel van het orbitale vet bevindt zich achter de oogbol en is van belang voor het op de plaats houden van de oogbol.

17.6.1 Uitwendige oogspieren en hun werking

De oogbol heeft zes uitwendige oogspieren (fig. 17.7). Het betreft vier rechte spieren: m. rectus superior (RS), m. rectus inferior (RI), m. rectus medialis (RM) en m. rectus lateralis (RL), en

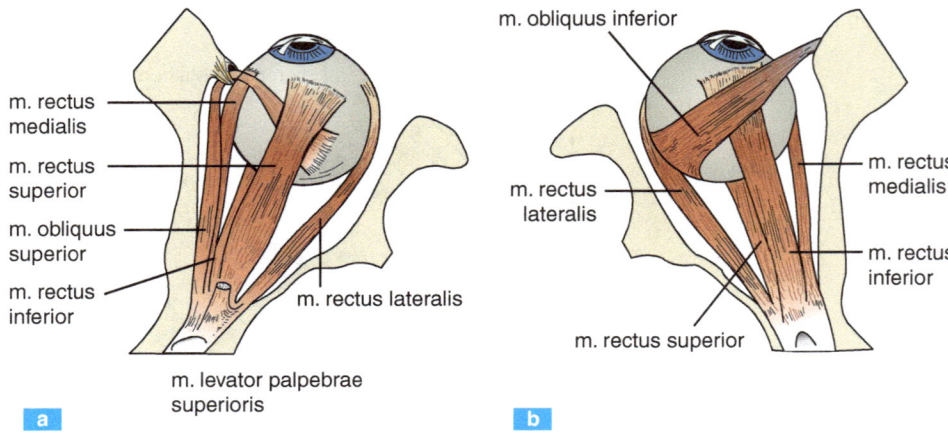

m. rectus medialis

m. rectus superior

m. obliquus superior

m. rectus inferior

m. rectus lateralis

m. levator palpebrae superioris

m. obliquus inferior

m. rectus lateralis

m. rectus superior

m. rectus medialis

m. rectus inferior

a   b

▪ **Figuur 17.7**   **a** Oogspieren van het rechteroog, van boven gezien. **b** Oogspieren van het rechteroog, van onderen gezien.

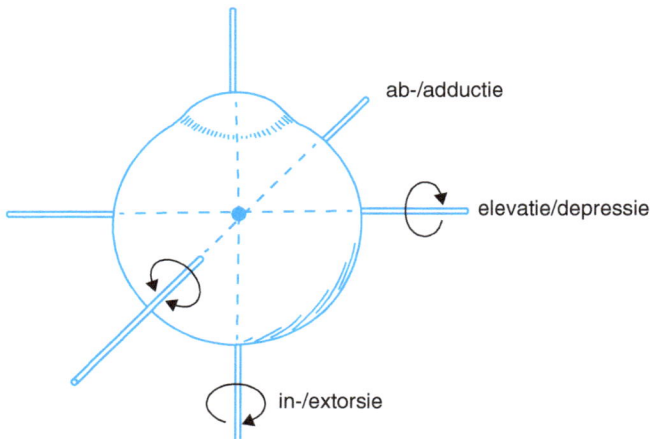

ab-/adductie

elevatie/depressie

in-/extorsie

▪ **Figuur 17.8**   Bovenaanzicht van de oogbol met de drie oogassen. De bewegingsmogelijkheden zijn: elevatie en depressie, adductie en abductie, intorsie (= endorotatie, de top van de cornea beweegt naar de neus) en extorsie (= exorotatie, de top van de cornea beweegt naar temporaal).

twee schuine spieren: m. obliquus superior (OS) en m. obliquus inferior (OI). De OI ontspringt in het voorste deel van de orbita, de overige vijf ontspringen achterin de orbita. De uitwendige oogspieren bewegen de oogbol in alle mogelijke richtingen. De bewegingsmogelijkheden kunnen worden gedefinieerd aan de hand van een assenstelsel door de oogbol (▪ fig. 17.8). Uitgaande van de neutrale positie zijn de bewegingsmogelijkheden van de individuele spieren (▪ fig. 17.9):

— RM: adductie;
— RL: abductie;
— RS: elevatie, adductie, intorsie;
— RI: depressie, adductie, extorsie;
— OS: depressie, abductie, intorsie;
— OI: elevatie, abductie, extorsie.

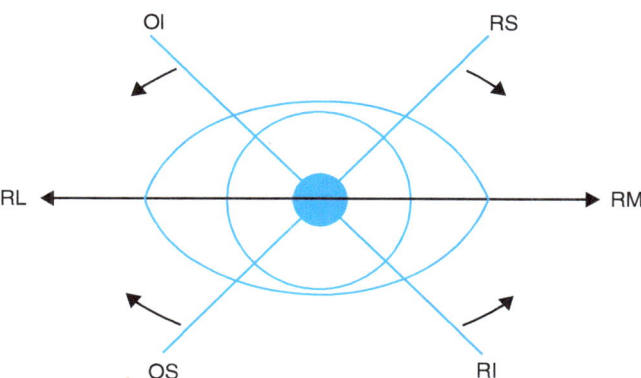

□ Figuur 17.9   Bewegingsmogelijkheden van de individuele spieren van het rechteroog, uitgaande van de neutrale positie van de oogbol. *OI* m. obliquus inferior; *RS* m. rectus superior; *RM* m. rectus medialis; *RI* m. rectus inferior, *OS* m. obliquus superior; *RL* m. rectus lateralis.

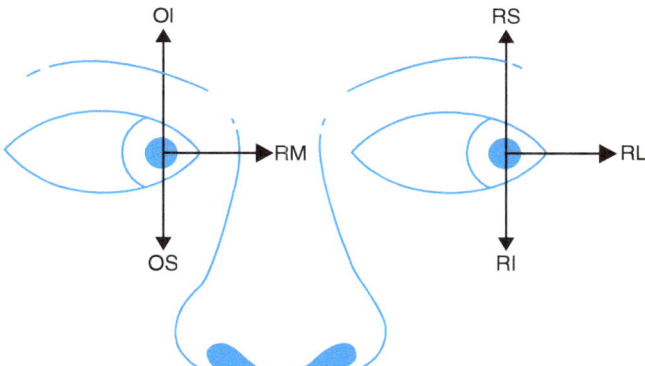

□ Figuur 17.10   Het testen van de oogspieren. Uitgaande van adductie is elevatie een functie van de m. obliquus inferior en depressie van de m. obliquus superior. In abductiestand geeft de m. rectus superior elevatie en de m. rectus inferior depressie.

In de klinische praktijk is het van belang de individuele spieren te testen op hun hoofdfuncties. Dit is relatief eenvoudig voor de RM en RL die primair verantwoordelijk zijn voor adductie en abductie. De overige vier spieren – RS, OI, RI en OS – zijn vooral van belang voor elevatie en depressie. Voor het individueel testen van deze vier spieren wordt uitgegaan van een gewijzigde uitgangspositie van de oogbol. Elevatie van de oogbol vanuit neutrale positie komt tot stand door de gecombineerde actie van de RS en de OI. Echter, brengt men het oog eerst in adductiestand (door contractie van de RM), dan is elevatie overwegend een functie van de OI, terwijl vanuit abductiestand (door contractie van de RL) de elevatie door de RS tot stand wordt gebracht. De verklaring ligt in de gewijzigde positie van deze spieren ten opzichte van de bewegingsas. In maximale adductiestand staat de OI optimaal voor elevatie terwijl de RS nu bijna parallel aan de elevatie-depressieas verloopt en dan vrijwel geen elevatie teweeg kan brengen. Als men de patiënt vanuit de adductiestand omhoog laat kijken (in de praktijk: de patiënt kijkt naar de neus en omhoog), test men de eleverende werking van de OI. Op deze manier doorredenerend komt men tot het schema van □ fig. 17.10, waarin wordt aangegeven hoe de elevatie- en depressiewerking van de OI, RS, OS en RI kunnen worden geïsoleerd en getest.

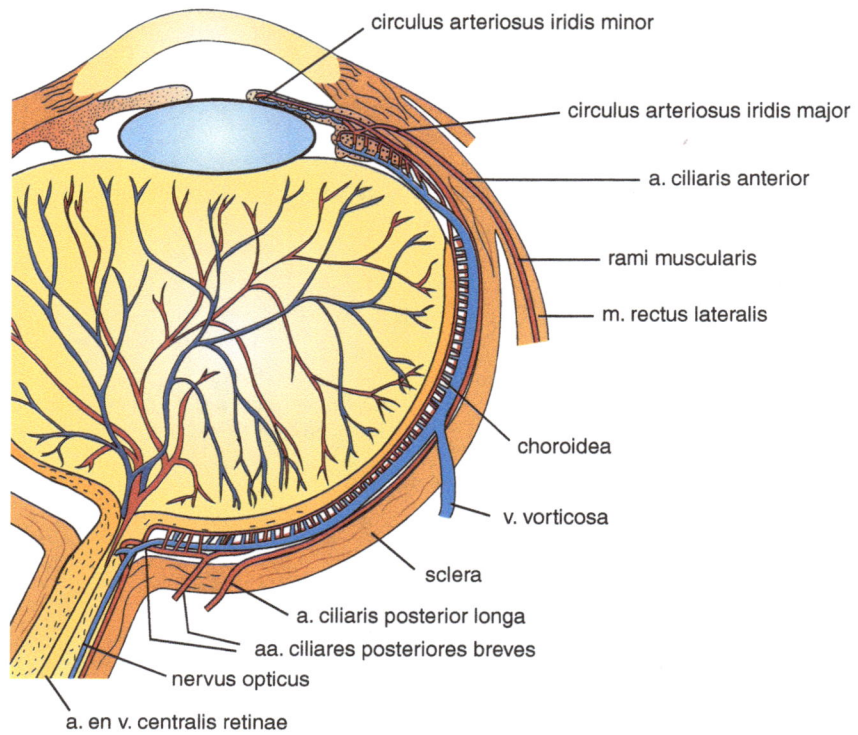

circulus arteriosus iridis minor

circulus arteriosus iridis major

a. ciliaris anterior

rami muscularis

m. rectus lateralis

choroidea

v. vorticosa

sclera

a. ciliaris posterior longa

aa. ciliares posteriores breves

nervus opticus

a. en v. centralis retinae

Figuur 17.11   Schema van de bloedvaten van het oog.

Het is dus van belang de werking van een geïsoleerde oogspier (■ fig. 17.9) te onderscheiden van de testsituatie (■ fig. 17.10). In het laatste geval gaat het erom een situatie te vinden waarin een spier optimaal werkt en de andere spier die dezelfde beweging kan geven, juist minimaal werkt; ■ fig. 17.9 en 17.10 zijn niet met elkaar in tegenspraak, maar geven verschillende situaties weer.

17.7   Vascularisatie en innervatie

17.7.1   Arteriële bloedvoorziening

De inhoud van de orbita, inclusief de oogbol, wordt voornamelijk van bloed voorzien door de a. ophthalmica, een tak van de a. carotis interna die via de canalis opticus de orbita bereikt. De a. ophthalmica geeft vele takken af (■ fig. 17.11), slechts de hoofdlijnen worden hier besproken.

De a. centralis retinae komt met de n. opticus het oog binnen en verzorgt de binnenste lagen van het netvlies. Het netvlies wordt ook voorzien vanuit de lamina choroidocapillaris van de choroidea. De uvea wordt van bloed voorzien door drie groepen ciliaire arteriën die op verschillende plaatsen de sclera doorboren. De bloedvoorziening van de sclera is gering en komt eveneens van de ciliaire arteriën, de cornea heeft in het geheel geen vaten.

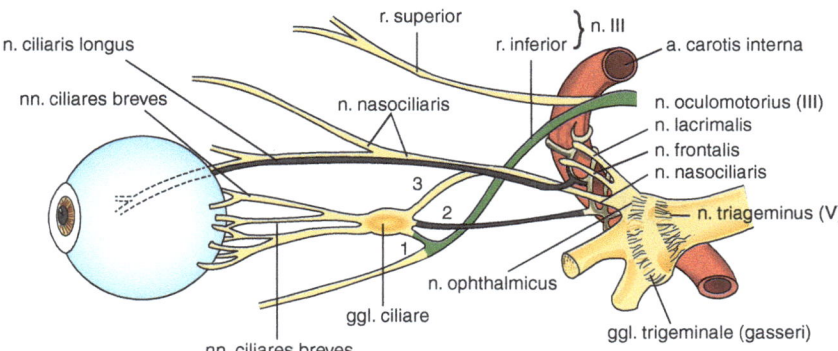

□ **Figuur 17.12**   De wortels van het ganglion ciliare. *1* radix parasympathica (parasympathische vezels; synaps in het ganglion ciliare), *2* radix sympathica (sympathische vezels van de plexus carotis internus, *3* radix sensoria (sensibele vezels van de n. nasociliaris).

17.7.2 Veneuze drainage

Bijna al het bloed van de uvea wordt afgevoerd door vier vv. vorticosae. Deze verlaten de oogbol achter de vier rechte oogspieren en draineren op de vv. ophthalmicae die naar de sinus cavernosus verlopen. Voorin de orbita hebben de vv. ophthalmicae verbindingen met de v. angularis. Bloed van het gelaat kan hierdoor in theorie de sinus cavernosus bereiken. Dit kan klinisch relevant worden bij infectieuze processen van het gelaat zoals furunkels.

17.7.3 Innervatie van de orbita-inhoud

Diverse hersenzenuwen zijn betrokken bij de innervatie van de oogbol en andere structuren in de orbita.

De n. opticus (n. II) geeft lichtprikkels vanaf de retina door aan de hersenen (zie ▶ par. 17.8).

De uitwendige oogspieren worden geïnnerveerd door de n. oculomotorius (n. III), de n. trochlearis (n. IV) en de n. abducens (n. VI). De N. trochlearis innerveert de m. obliquus superior, de n. abducens innerveert de m. rectus lateralis en de overige vier spieren worden evenals de m. levator palpebrae superioris door de n. oculomotorius geïnnerveerd.

De sensibele innervatie van de cornea, conjunctiva en huid van de oogleden gaat overwegend via de n. ophthalmicus (tak van de n. trigeminus, n. V). Deze zenuw verdeelt zich bij binnenkomst in de orbita in drie takken: de n. frontalis, de n. lacrimalis en de n. nasociliaris (□ fig. 17.12).

In de orbita bevinden zich diverse structuren die autonoom geïnnerveerd worden. Postganglionaire sympathische vezels komen van het ganglion cervicale superius en bereiken via de a. carotis interna de sinus cavernosus. Van hieruit worden de doelorganen in de orbita bereikt, hetzij via het ganglion ciliare (hier wordt niet geschakeld) of meeliftend met de n. nasociliaris (zie □ fig. 17.12). De doelorganen zijn de m. tarsalis superior en de m. dilator pupillae. Uitval van de sympathische innervatie leidt tot het syndroom van Horner, gekenmerkt door ptosis (neerhangend ooglid), miosis (vernauwde pupil) en anhidrosis (gestoorde zweetsecretie).

De parasympathische innervatie van orbitastructuren komt van de n. oculomotorius en de n. facialis (n. VII). Preganglionaire vezels van de n. oculomotorius schakelen in het ganglion

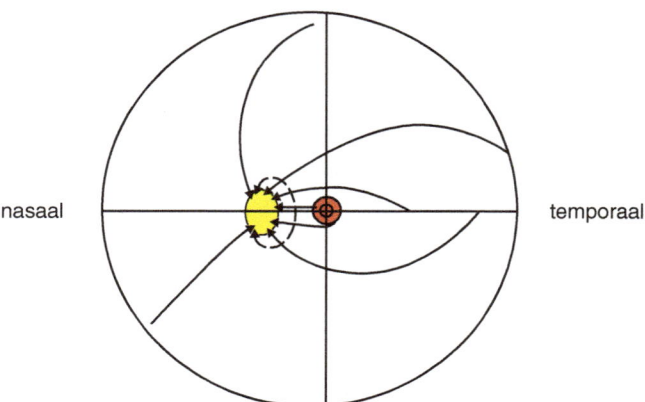

nasaal   temporaal

■ **Figuur 17.13**   Het zenuwvezelpatroon in het netvlies. De papilla n. optici is met geel en de macula lutea met rood aangegeven.

ciliare (zie ■ fig. 17.12) en bereiken de doelorganen, de m. ciliaris en m. sphincter pupillae, via de nn. ciliares breves. Vezels van de n. facialis schakelen in het ganglion pterygopalatinum en bereiken via de n. zygomaticus en de n. lacrimalis de glandula lacrimalis.

17.8   Het visuele systeem

17.8.1 Nervus opticus, chiasma opticum en tractus opticus

De uitlopers van de retinale ganglioncellen verlopen in de zenuwvezellaag (de binnenste laag van de retina) naar de papilla n. optici (■ fig. 17.13). Vanaf daar gaan ze als n. opticus (circa 1 miljoen vezels) naar de punt van de orbita en bereiken via de canalis opticus de schedelholte. De beide oogzenuwen komen boven de sella turcica bij elkaar in het chiasma opticum, van waaruit naar achteren toe weer twee bundels uittreden, de tractus optici. In het chiasma opticum kruist een deel van de optische vezels (■ fig. 17.14).

De zenuwvezels van de nasale retinahelften bevatten informatie over het temporale gezichtsveld. Deze vezels kruisen elkaar in het chiasma opticum en vervolgen hun weg in de contralaterale tractus opticus. De vezels die uit de beide temporale retinahelften komen en informatie over de nasale gezichtsvelden bevatten blijven ongekruist en zetten zich voort in de ipsilaterale tractus opticus. Het gevolg is dat vezels van de beide linker retinahelften (corresponderend met de beide rechter gezichtsveldhelften) in de linker tractus opticus verlopen en die van de beide rechter retinahelften (corresponderend met de linker gezichtsveldhelften) in de rechter tractus opticus. Deze verdeling van zenuwvezels geeft een sleutel voor de lokalisatie van bepaalde aandoeningen in de hersenen, indien deze gepaard gaan met beschadiging van de visuele baan. Uit de aard van de gezichtsvelddefecten is namelijk op te maken of een laesie zich vóór, ter plaatse van of achter het chiasma bevindt.

De meeste vezels van de tractus opticus verlopen naar het corpus geniculatum laterale en synapteren hier met het volgende neuron. Een klein aantal zenuwvezels buigt vóór het corpus geniculatum laterale af richting de colliculus superior en het hierbij gelegen pretectale gebied. Deze laatste vezels vormen het afferente deel van de pupilreflexbaan. De pupilreflex (of lichtreflex) is een reflectoire vernauwing van beide pupillen bij lichtinval. De vezels voor de pupilre-

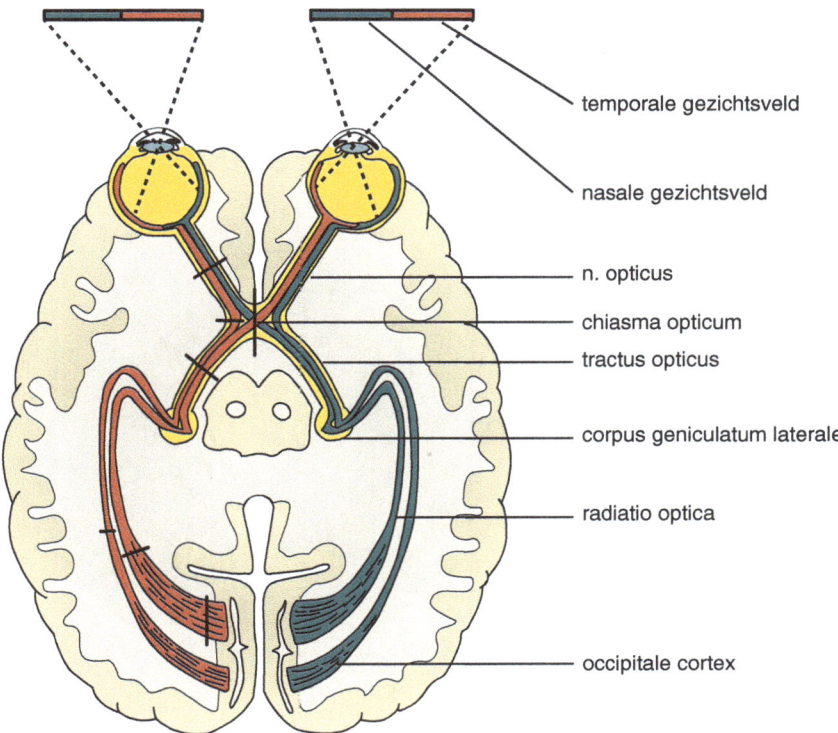

temporale gezichtsveld

nasale gezichtsveld

n. opticus

chiasma opticum

tractus opticus

corpus geniculatum laterale

radiatio optica

occipitale cortex

Figuur 17.14   Het verloop van de vezels van de nn. optici van de retina naar de occipitale schors.

flex gaan vanaf de pretectale kernen naar zowel de ipsi- als contralaterale nucleus van Edinger-Westphal (de parasympathische kern van de n. oculomotorius, ◘ fig. 17.15). Via de n. oculomotorius wordt vervolgens de m. sfincter pupillae aangezet tot contractie (zie ▶ par. 17.7.3), wat leidt tot pupilvernauwing. Doordat ook de contralaterale nucleus van Edinger-Westphal bij de pupilreflex is betrokken zal lichtinval op één retina leiden tot vernauwing van de ipsilaterale pupil (directe lichtreflex) en de contralaterale pupil (indirecte of consensuele lichtreflex). De pupilreactie is 0,2 tot 0,5 sec na lichtinval op de retina waarneembaar en is, afhankelijk van de intensiteit van het licht, na ongeveer 1 sec maximaal.

17.8.2 Visuele cortex

Vanuit de neuronen in het corpus geniculatum laterale bereikt de visuele informatie via de radiatio optica de primaire visuele cortex. Dit gebied bevindt zich in de naar elkaar toegekeerde (mediale) zijden van de occipitaalkwabben, boven en onder de sulcus calcarinus. In de primaire visuele cortex zijn de verschillende delen van de retina vertegenwoordigd waarbij de macula lutea met een buitengewoon groot deel van de visuele cortex correspondeert. Hieruit blijkt de enorme divergentie van de verbindingen van de kegeltjes van de fovea centralis, waarbij één kegeltje uiteindelijk met vele corticale cellen verbonden blijkt te zijn. Alle andere, meer perifeer gelegen kegeltjes en staafjes samen vertonen al in de retina een convergerende verbinding met bipolaire cellen en ganglioncellen, om uiteindelijk in de visuele schors op een veel kleiner aan-

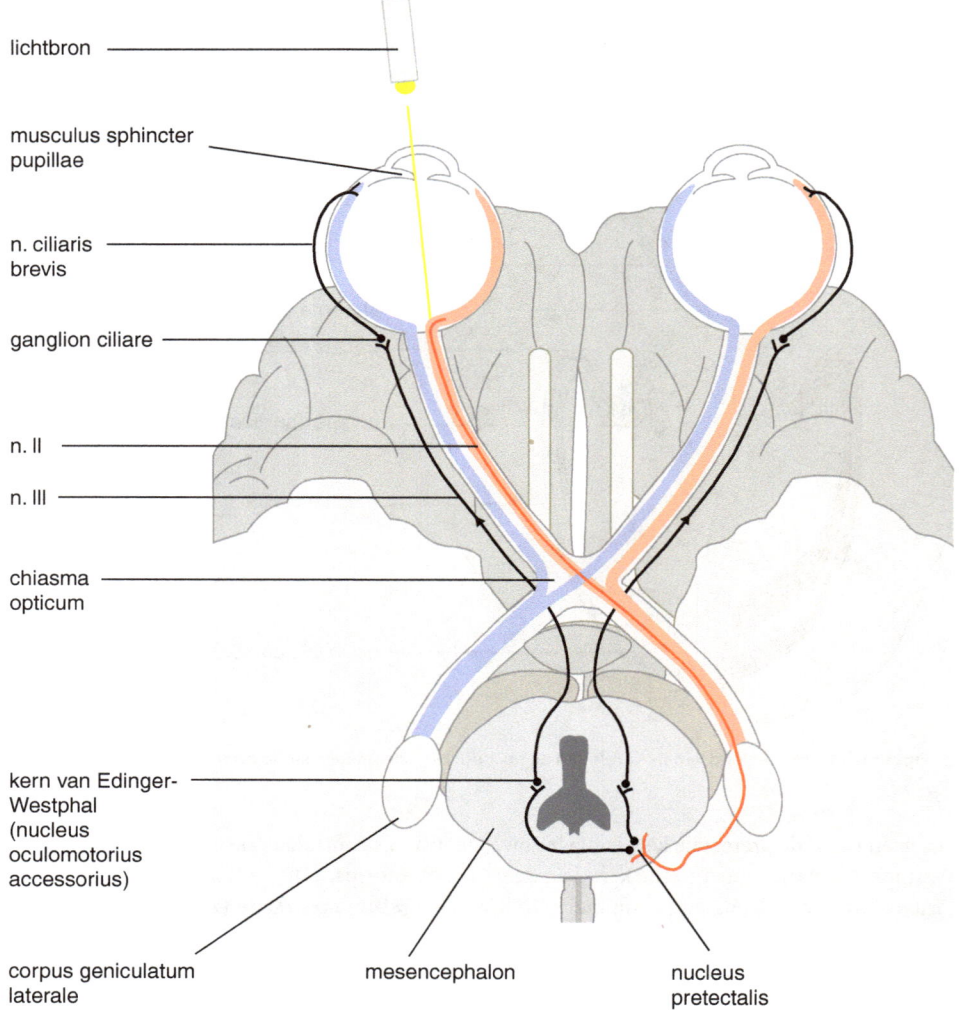

lichtbron

musculus sphincter
pupillae

n. ciliaris
brevis

ganglion ciliare

n. II

n. III

chiasma
opticum

kern van Edinger-
Westphal
(nucleus
oculomotorius
accessorius)

corpus geniculatum
laterale

mesencephalon

nucleus
pretectalis

■ **Figuur 17.15**   Directe en indirecte pupilreflex.

tal cellen te zijn aangesloten. Dit draagt bij aan een verhoging van het discriminatievermogen van de centrale netvlieskegeltjes, ten koste van dat van de perifere kegeltjes (■ fig. 17.16).

Door de partiële kruising van vezels in het chiasma opticum komt informatie van de corresponderende linker of rechter gezichtsveldhelften in één tractus opticus terecht. De fusie in de visuele cortex van corresponderende informatie uit twee ogen vormt de basis voor dieptezien. Buiten de primaire visuele cortex bevindt zich de visuele-associatiecortex. Deze is van belang voor de perceptie van kleur en diepte alsmede de herkenning en interpretatie van beelden.

Voor een optimale visus is het van belang dat de maculae luteae van beide ogen op één object gericht kunnen worden. Dit houdt in dat de bewegingen van beide ogen meestal geconjugeerd (in samenhang) verlopen. Bij het dichtbij zien dienen de oogbewegingen echter niet-geconjugeerd te zijn, aangezien een convergentie van de blikrichtingen nodig is om te fixeren op het dichtbij gelegen voorwerp. De convergentie vindt plaats door aanspanning van

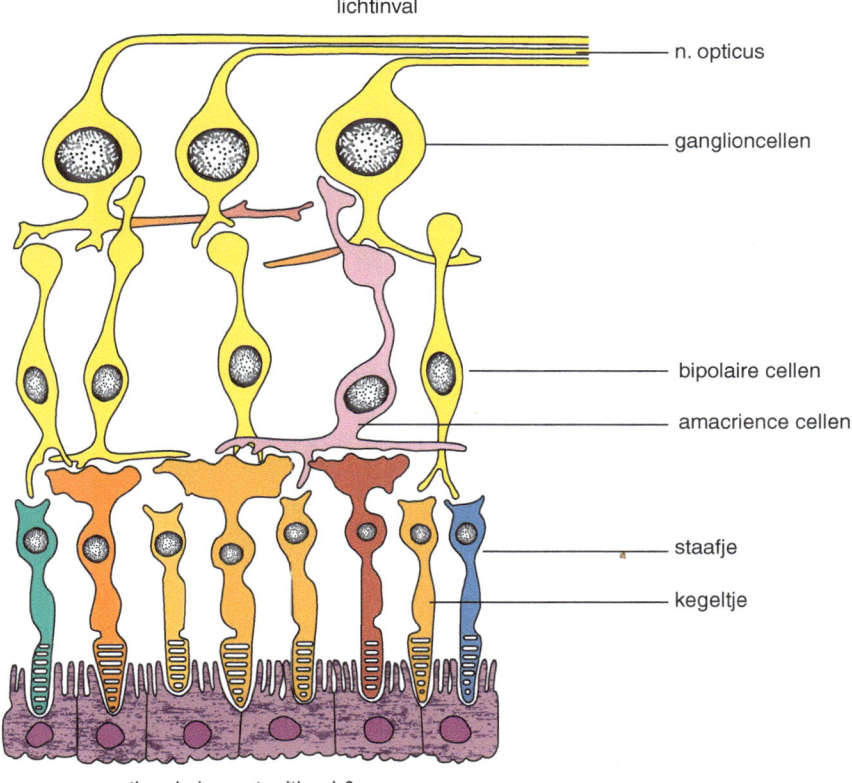

lichtinval

— n. opticus

— ganglioncellen

— bipolaire cellen
— amacrience cellen

— staafje
— kegeltje

retinaal pigmentepitheel &
membraan van Bruch

Figuur 17.16   Meer dan één lichtgevoelige cel (kegeltje of staafje) is – buiten de fovea centralis – geschakeld op het volgende neuron, de bipolaire cel. Verscheidene bipolaire cellen kunnen op één retinale ganglioncel zijn aangesloten.

beide mm. recti mediales en deze wordt door parasympathische activatie vergezeld van de accommodatiereflex (m. ciliaris) en de pupilreflex (m. sfincter pupillae). Deze vorm van de pupilreflex, niet teweeggebracht door lichtinval maar door nadering van een voorwerp, wordt de pupilreflex op convergentie genoemd.

Leesadvies

Drake RL, Vogl AW, Mitchell AWM. Orbit. Gray's anatomy for students. Philadelphia: Churchill Livingstone Elsevier; 2012. pp. 878–902.
Moore KL, Dalley AF, Agur AMR. Eye, orbit, orbital region and eyeball. Clinically oriented anatomy. Baltimore-Philadelphia: Lippincott Williams & Wilkins; 2010. pp. 889–914.

Bijlagen

Afkortingenlijst

Y. van Leeuwen et al. (Red.), *Oogheelkunde*, Praktische huisartsgeneeskunde,
DOI 10.1007/978-90-313-9926-0, © 2016 Bohn Stafleu van Loghum, onderdeel van Springer Media BV

a.	arteria, slagader
aa.	arteriae, slagaders
AC	anterior chamber, voorste oogkamer
AC/A	accommodatieve convergentie/accommodatieratio
AION	anterieure ischemische opticoneuropathie
AMD	age-related macular degeneration
ANVVB	Algemene Nederlandse Vereniging ter Voorkoming Van Blindheid
AOK	achterste oogkamer
AP-ROP	agressive posterior retinopathy of prematurity
ARN	acute retinale necrose
AV	acuitas visus, visual acuity
BCC	basaalcelcarcinoom
BCVA	best corrected visual acuity
BRAO	branch retinal artery occlusion, retinale arterietakocclusie
BRVO	branch retinal vein occlusion, retinale venetakocclusie
C	cylindrisch
C/D	cup/disc-ratio van de papil
CA	corpus alienum
CAR	cancer related retinopathy
cc	cum correctione, met correctie
ccl	cum contactlens, met contactlens
CE	cataractextractie
CL	contactlens
CME	cystoid macular edema
CNV	chorioidale neovascularisatie
CPEO	chronische progressieve externe ophthalmoplegie
CRAO	centrale retinale arteriële occlusie, arteria centralis retinae occlusie
CRVO	centrale retinale veneuze occlusie, vena centralis retinae occlusie
CV	corpus vitreum, glasvocht
CVI	cerebral visual impairment
D.	dioptrie
DA	donkeradaptatie
DALK	deep anterior lamellar keratoplasty
DCR	dacryocystorinostomie
dpt	dioptrie
DRP	diabetische retinopathie

DSAEK	Descemet's stripping automated endothelial keratoplasty
e	esoforie
ECCE	extracapsulaire cataractextractie
EOG	elektro-oculogram
ERG	elektroretinogram
et	esotropie
f	focus, brandpunt
Faco	faco-emulsificatie
FAG	fluorescentieangiografie
FAZ	foveale avasculaire zone
FDP/FDT	frequency doubling perimetry/technique (snelle, screenende gezichtsveldme-ting)
FOD	rechter fundus
FOS	linker fundus
GO	Graves-orbitopathie
gt.	gutta, druppel
gtt.	guttae, druppels
GV	gezichtsveld
HAGRO	huisartsengroep
HFA	Humphrey field analizer, Humphrey-apparaat voor automatische statische perimetrie
HOED	huisartsen onder eén dak
HSV	herpessimplexvirus
ICCE	intracapsulaire cataractextractie
ICF	International Classification of Functioning, Disability and Health
IOD	intraoculaire druk
IOL	intraoculaire lens, kunstlens
IOP	intraocular pressure
IRMA	intraretinale microvasculaire abnormaliteiten
JIA	juveniele idiopathische arthritis
KCS	keratoconjunctivitis sicca
KOV	kleuronderscheidingsvermogen, kleurenzien
KP's	keratitische precipitaten
LASEK	laser assisted sub-epithelial keratectomy
LASIK	laser assisted in situ keratomileusis
LHON	Leber's hereditary optic neuropathy
LMD	leeftijdgerelateerde maculadegeneratie

LP	lichtperceptie
LVA	low vision aid (hulpmiddelen voor slechtzienden)
m.	musculus, spier
mec	met eigen correctie
mm.	musculi, spieren
MD	maculadegeneratie
MGD	Meibomian Gland Dysfunction, Meibom-klierdisfunctie
mm Hg	millimeters kwikdruk
n.	nervus, zenuw
nn.	nervi, zenuwen
NAION	non-arteriitis arteriële ischemische opticoneuropathie
NF	neurofibromatose (Von Recklinghausen)
NOG	Nederlands Oogheelkundig Gezelschap
NPDRP	non-proliferatieve diabetische retinopathie
OCT	optical coherence tomography
OD	oculus dexter, rechter oog
ODS	oculus dexter et sinister, beide ogen
OHT	oculaire hypertensie
OS	oculus sinister, linker oog
PA	physician assistant
PC	posterior chamber, achterste oogkamer
PD	pupildistantie, afstand tussen beide pupillen
Pdpt.	prismadioptrie
PDRP	proliferative diabetische retinopathie
PDT	photodynamische therapie, fotodynamische laserbehandeling
PEL	pigmentepitheelloslating
PFV	persistent fetal vasculature
PH	pinhole, stenopeïsche opening
PHPV	persistent hyperplastic primary vitreous
PI	perifere iridotomie, perifere iridectomie
PKP	perforerende keratoplastiek
POAG	primary open angle glaucoma, primair openkamerhoekglaucoom
PPMS	progressive progressive multiple sclerosis
PPV	pars plana-vitrectomie
PRK	Photo Refractieve Keratectomie
PUK	perifere ulceratieve keratitis
PVD	posterior vitreous detachment, achterste glasvochtmembraanloslating

PVR	proliferative vitreoretinopathy
RAPD	relatief afferent pupildefect
RB	retinoblastoom
RG	roodgroen
ROP	retinopathy of prematurity
RP	retinitis pigmentosa
RRD	rhegmatogenous retinal detachment, rhegmatogene ablatio retinae (met retinadefect, -scheur)
RRMS	relapsing remittent multiple sclerosis
S	spherisch
SBS	shaken baby syndrome
sc	sine correctione, zonder correctie
SC	subconjunctivaal
SLT	selectieve lasertrabeculoplastiek
SPMS	secundary progressive multiple sclerosis
T	tonus, intraoculaire druk
TAC	Teller acuity cards
TBUT	tearfilm break-up time van de traanfilm
TE	trabeculectomie
TOA	technisch oogheelkundig assistent
TOD	druk in het rechter oog
TOS	druk in het linker oog
USG	ultrasonografie, echografie
V	visus
v.	vena, ader
vv.	venae, aderen
VEGF	vasculaire endotheliale groeifactor
VEP	visual evoked potentials
VKH	Vogt-Koyanagi-Harada/syndroom
VOD	visus van het rechter oog
VOK	voorste oogkamer
VOS	visus van het linker oog
VOV	vroegtijdige opsporing visuele stoornissen
Vx	vitrectomie
VZV	varicella-zostervirus
x	exoforie
xt	exotropie

Register

Y. van Leeuwen et al. (Red.), *Oogheelkunde*, Praktische huisartsgeneeskunde,
DOI 10.1007/978-90-313-9926-0, © 2016 Bohn Stafleu van Loghum, onderdeel van Springer Media BV

GPSR Compliance

The European Union's (EU) General Product Safety Regulation (GPSR) is a set of rules that requires consumer products to be safe and our obligations to ensure this.

If you have any concerns about our products, you can contact us on ProductSafety@springernature.com

In case Publisher is established outside the EU, the EU authorized representative is:

Springer Nature Customer Service Center GmbH
Europaplatz 3
69115 Heidelberg, Germany

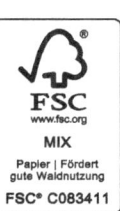

Zeitfracht Medien GmbH
Ferdinand-Jühlke-Straße 7
99095 Erfurt, Deutschland
produktsicherheit@kolibri360.de